BASTEI
LÜBBE

Frances I. Deitrick

Ich bin nicht verrückt

Aus dem Amerikanischen von
Michaela Rohn

BASTEI LÜBBE

BASTEI-LÜBBE-TASCHENBUCH
Band 61372

Deutsche Erstveröffentlichung

Die amerikanische Originalausgabe erschien unter dem Titel
I'M NOT CRAZY
bei New Horizon Press in Far Hills, New Jersey
Printed in Great Britain, August 1996
Einbandgestaltung: Manfred Peters
Titelbild: Denis Cooper, Köln
Satz: KCS GmbH, Buchholz/Hamburg
Druck und Bindung: Cox & Wyman Ltd.
ISBN 3-404-61372-4

Meiner Familie und Mr. John Charles gewidmet

Vorbemerkung der Autorin

Ich beschreibe hier meine wahren Erfahrungen. Die Personen, Begebenheiten und Gespräche sind nach Briefen, Interviews, persönlichen Aufzeichnungen und den Erinnerungen Beteiligter geschildert worden. Um die Privatsphäre bestimmter Personen zu schützen, habe ich ihre Namen geändert und in gewissen Fällen sowohl charakterliche Merkmale wie auch die Chronologie einigen Veränderungen unterzogen. Doch die Ereignisse haben so wie beschrieben stattgefunden; nur kleinere Details wurden verändert.

Danksagung

Es fiel mir sehr schwer, dieses Buch zu schreiben, denn alles, was ich hier schildere, ist wahr und ging mir sehr zu Herzen. Ich hatte nie die Absicht, irgend jemanden mit meinem Buch zu verletzen, aber ich weiß sehr wohl, daß ich es getan habe; dennoch – die Wahrheiten in diesem Buch mußten ausgesprochen werden. Vor allem drängte es mich, meiner Familie meine tiefe, ehrliche Dankbarkeit für ihre selbstlose Hilfe zu versichern.

Außerdem gibt es zwei Ärzte, denen ich meinen Dank aussprechen will: Dr. Mahar und Dr. Perrine. Sie waren die ersten, die mich als wirklichen Menschen gesehen und die meine Rechte verteidigt haben. Sie waren wie Funken, die mein Bewußtsein wieder entzündeten und die Licht in die Begleitumstände brachten. Immer wieder haben sie durch ihr Wissen unter Beweis gestellt, daß sie zu den Besten auf ihrem Gebiet zählen. Ich danke Gott, daß sie meine Ärzte waren und es immer noch sind. Obschon ich die ganze Zeit gegenüber den Ärzten und dem Personal in »Brookhollow« (Name geändert) nur Haß und Zorn verspüre, so begreife ich doch jetzt, daß Medizin eine sehr menschliche Wissenschaft ist und daß sie alle unter schwierigen und ungewöhnlichen Umständen ihr Bestes taten.

Bleibt noch eine Person, die nicht nur meinen tiefen Dank verdient hat, sondern die mir auch bei der Abfassung dieses Buches zur Seite stand: Mr. John H.J. Charles, mein Englischlehrer. Vor vielen Jahren verstand er es, ein höchst verunsichertes Mädchen zu motivieren. Er bewies mit Worten und Taten, daß er an meine Fähigkeit zu schreiben glaubte, und er bat mich, mein erstes Buch ihm zu widmen. Damals kam mir eine solche Bemerkung wie eine Phantasterei vor, doch nun, zehn Jahre später, möchte ich ihm danken: Vielen Dank, Mr. Charles.

1

Obschon ich entschlossen war, ihm gegenüberzutreten, haßte ich die enge vereiste Straße, die ich nehmen mußte, wenn ich zum Haus meines Exfreundes Steven fahren wollte.

Auf dem Weg lagen eine einspurige Brücke, zwei Bahnübergänge und eine Unmenge Kurven und Hügel. Allein bei dem Gedanken an die Hügel zog sich mein Magen zusammen. Ich riß mich zusammen und brachte die ersten Hindernisse hinter mich: die enge Brücke und die Bahnübergänge. Nun lag der steilste Berg auf der Strecke vor mir. Ich verringerte die Geschwindigkeit meines Wagens bis auf zwanzig Meilen in der Stunde, um an dem einzigen Stoppschild auf der Route zu halten.

Plötzlich wurde ich von den Scheinwerfern eines Trucks geblendet, die in meinem Rückspiegel reflektierten und wie aus dem Nichts aufgetaucht waren. Ich versuchte zu bremsen und hoffte, der Lastwagen würde mich überholen. Mein Wagen schien einen Satz nach vorne zu machen. »Die Bremsen funktionieren nicht«, flüsterte ich verzweifelt vor mich hin. Ich begann, wie wild auf das Bremspedal zu treten, aber der Wagen schien nicht langsamer zu werden.

Dann dröhnte der Lärm des Zusammenstoßes in meinen Ohren. Das Auto geriet ins Schleudern, schließlich drehte es sich mitten auf der Kreuzung und stand dem entgegenkommenden Verkehr gegenüber. Beim Zusammenstoß wurde mein Körper nach vorne gedrückt, und mein Kopf schlug auf das Lenkrad. Einige Minuten verstrichen. Ich war zwar bei Bewußtsein, aber wie erstarrt vor Schreck und konnte mich nicht von meinem Sitz lösen. Noch mehr Zeit verging. Wieviel Zeit genau verstrich, weiß ich nicht. Gedanken und Gefühle wirbelten mir durch den

Kopf. Sollte ich versuchen, mich zu bewegen, oder sollte ich still sitzen bleiben, bis jemand kam? Meine Augen zuckten hin und her, sie vermochten nichts wirklich in den Blick zu nehmen. War da Blut zu sehen? War ich verletzt? Was war mit dem anderen Mann? Was war passiert?

Ich vernahm nur eine tödliche Stille.

Als ich durch die Windschutzscheibe blickte, sah ich, daß sich ein Streifenwagen näherte. Tränen traten mir in die Augen, als ich zu sehen versuchte. Dann riß ich die Augen weit auf, um mehr zu erkennen. Der Streifenwagen sah sonderbar aus, wie ein Kinderspielzeug. Ich sprang aus meinem Wagen und wedelte wild mit den Armen, um die Aufmerksamkeit des Polizisten auf mich zu ziehen. Er hielt am Straßenrand und stieg aus. Erst dann bemerkte ich, daß es den Truck, mit dem ich zusammengestoßen war, auf einen nahen Parkplatz geschleudert hatte. Ich wandte mich um und schaute mir meinen eigenen Wagen an und stellte fest, daß der Kofferraum völlig eingedrückt war.

Der große dunkelhaarige Beamte sprach mich an.

»Fahren Sie den Wagen weg«, sagte er mit entschiedener Stimme.

»Ich werde auf keinen Fall wieder in den Wagen steigen«, widersprach ich ihm.

»Dann werde ich den Wagen wegfahren«, sagte er. Er langte nach dem Türgriff, dann blickte er in das Innere des Fahrzeugs und murmelte etwas vor sich hin.

»Sie haben die Tür verschlossen und den Schlüssel steckenlassen!« rief er. Ich stand da und begann zu zittern. O mein Gott, was sollte ich nun tun!

»Ich glaube, ich habe noch ein paar Ersatzschlüssel«, stotterte ich. Meine Hände zitterten so sehr, daß ich meine Handtasche kaum öffnen konnte. Nach ein paar Sekunden schaffte ich es jedoch, aber als ich hineinschaute, schienen alle Gegenstände zu verschwimmen.

Während ich nach dem Schlüssel suchte, begann ich einfach drauflos zu reden. »Mir ist immer gesagt worden, daß man den Wagen da stehen lassen soll, wo der Unfall passiert ist. Stimmt das nicht? Sollten Sie ihn nicht da stehen lassen?«

»Nicht mitten auf der Kreuzung«, erwiderte der Polizist höchst unfreundlich.

Durch seinen Tonfall bekam ich einen regelrechten Adrenalinstoß. Ich biß mir auf die Lippe. Ist dieser Mann wirklich ein Polizist? Polizisten sollten nicht in diesem Ton mit einem reden.

Schließlich zog ich die Schlüssel, die ich zunächst nicht finden konnte, aus meiner Handtasche und gab sie dem Beamten. Als er den Wagen an den Straßenrand fuhr, beobachtete ich jede kleinste Bewegung, die er machte. Nachdem er den Wagen abgestellt hatte, rief er mich zu sich und begann mir Fragen über den Unfall zu stellen. Als ich nicht antwortete, starrte er mich durchdringend an.

»Möchten Sie, daß ich einen Krankenwagen kommen lasse?«

Ich schüttelte den Kopf. »Dazu besteht kein Anlaß. Ich bin nicht verletzt und der andere Fahrer auch nicht.«

Der Polizist schritt zu seinem Streifenwagen hinüber und begann in sein Funkgerät zu sprechen. So stand ich also allein da und fing an, mit dem anderen Fahrer zu reden. Das heißt, ich plapperte einfach drauf los, während er vernünftig redete. Ich hatte keine Ahnung, was ich sagte. Ich sprang von einem Thema zum nächsten, ohne auch nur Luft zu holen. Ich erzählte dem anderen Fahrer: »Meine Reifen sind neu. Steve wohnt ein Stück die Straße hinauf. Meine Eltern sind auf einer Farm in Pennsylvania aufgewachsen. Mir ist gestern abend Blut abgenommen worden.« Ohne Unterlaß flossen die Worte aus meinem Mund. Wenn das Gespräch überhaupt keinen Sinn zu ergeben schien, fing ich an, hin und her zu gehen. Von Zeit zu Zeit schritt ich einen regelrechten Kreis ab, oder ich malte mit der Spitze meines Schuhs irgendwelche Dinge in die Erde.

Der Polizeibeamte riß mich aus meiner Träumerei. »Könnten Sie beide einmal zu meinem Wagen hinüberkommen?«

Er hatte noch kein Wort gesagt, als es aus mir herausplatzte: »Ich muß ein wenig zu heftig auf das Gaspedal getreten haben.« Dann fügte ich wie zu mir selbst hinzu: »Was rede ich denn da? Ich weiß überhaupt nicht, was passiert ist.«

Eine Frau kam vom Straßenrand herübergelaufen. Sie rief: »Ich habe gesehen, wie es passiert ist.«

Doch ich rief zurück: »Wir brauchen Sie hier nicht.« Warum sagte ich so etwas?

Der Polizist bat uns um unsere Führerscheine. Der andere Fahrer ging, um ihn aus seinem Wagen zu holen, während ich beim Streifenwagen zurückblieb.

»Könnten Sie bitte Steve für mich anrufen«, bat ich. Noch immer zitterte ich.

Der Beamte rief bei Steve an, aber er sagte, daß sich niemand meldete. Als nächstes bat ich ihn, es bei meiner Schwester Jackie zu versuchen. Wieder nahm niemand ab. Ich begann noch heftiger zu zittern. Ich mußte einfach ein Gesicht sehen, das ich kannte. Ich fragte den Polizisten, ob er es nicht unter einer anderen Nummer versuchen könnte, wo Steve sich aufhielt. Schließlich bat ich darum, bei meinen Eltern anzurufen. Wieder meldete sich niemand. Ich war völlig in Tränen aufgelöst.

Wo sind sie alle? Ich fing wieder an, hin und her zu gehen. Gelegentlich drehte ich mich im Kreis, oder ich scharrte mit den Füßen über den Boden.

Der andere Fahrer war mittlerweile zurückgekehrt. Der Beamte schaute sich seinen Führerschein an, dann wollte er meinen sehen. Meine Hände bebten, als ich versuchte, den Führerschein aus meiner Brieftasche zu ziehen. Da es mir nicht gelang, reichte ich dem Polizisten meine Brieftasche. Doch der Beamte wollte die Brieftasche nicht an sich nehmen; er schlug vor, daß ich mich setzen und versuchen sollte, den Führerschein selber herauszunehmen. Ich setzte mich in den Fond des Streifenwagens.

Schließlich reichte ich ihm mit einem Lächeln meinen Führerschein.

Der Polizist notierte sich einige Dinge aus unseren Führerscheinen, dann gab er uns Formulare, die wir ausfüllen sollten. Mein Kopf schmerzte so sehr, daß ich die Anweisungen auf dem Formular nicht verstehen konnte. »Hören Sie, ich brauche ein wenig frische Luft«, sagte ich. Keuchend stieg ich aus dem Wagen. Ich versuchte, tief einzuatmen, um mich ein wenig zu beruhigen, um das Formular ausfüllen zu können. Die Worte tanzten vor meinen Augen. Ich ging zu meinem Wagen und rief den Polizeibeamten herbei.

»Können Sie mir erklären, wie ich das hier ausfüllen muß?«

Während er auf die einzelnen Rubriken auf dem Papier deutete, sagte er: »Hier schreiben Sie Ihren Vornamen hin, dort Ihren Nachnamen. Ihre Anschrift kommt hierhin ...« Dann ging er zu seinem Streifenwagen zurück.

Bevor ich das Formular ausfüllen konnte, erfaßten sonderbare Gefühle meinen Körper. Ich fühlte mich schwach und mich schwindelte. Zuckungen überliefen meinen Rücken. Dann wurde ich plötzlich steif wie ein Brett, und mir wurde übel. Während ich mich zusammenkrümmte, schrie ich: »Was geschieht mit mir? Ich brauche Hilfe. Ich brauche Steve.« Ich drückte auf die Hupe, um Aufmerksamkeit zu erregen. Ein paar Augenblicke später steckte der Beamte seinen Kopf durch das Fenster.

»Hilfe!« war alles, was ich herausbringen konnte.

»Möchten Sie, daß ich einen Krankenwagen rufe?« fragte er.

»Ja!« schrie ich.

»Was geht hier vor?« fragte der andere Fahrer.

»Sie hat einen Schock«, erwiderte der Beamte.

2

Es schienen nur ein paar Minuten vergangen zu sein, als zwei Männer in Weiß Anstalten machten, in meinen Wagen zu steigen. Ihre Stimmen erschreckten mich; der eine Mann war vor mir, der andere hinter mir. Sie sprachen zu mir und nannten mir ihre Namen. Sie begannen alle möglichen Arten von Gurten um mich zu schnallen; ein Gurt um meinen Hals, einen anderen um meinen Kopf und einen dritten um meinen Rücken. Als nächstes erinnere ich mich daran, daß ich auf einer Trage aus dem Wagen gebracht wurde.

»Wohin komme ich?«

Einer der Männer strich mir über die Hand. »Alles wird gut werden. Wir bringen Sie ins Krankenhaus.«

Zeit verstrich. Ich lag flach auf dem Rücken; ich hatte keinen Mantel und keine Schuhe mehr an. Auch die Gurte hatte man mir abgenommen, bis auf den Riemen um meinen Hals. Es tat weh! Ich befand mich in einem Gebäude und lag auf einer Art Tisch. Der Raum war weiß und völlig steril. Ein Mann stand zu meinen Füßen, er strich mit einem Gegenstand über meine Fußsohle.

»Wo bin ich?« fragte ich heiser. »Ich muß hier raus!«

Ich versuchte, mich zu bewegen, aber ich konnte es nicht.

Dann kamen eine Frau und ein Mann herein. Beide trugen weiße Kittel. Der Mann fragte mich nach meinem Namen. Die Frau wollte wissen, ob ich schwanger sei. Dann stellten sie mir Fragen über das, was passiert war. Doch ich erwiderte ihnen lediglich, daß ich unbedingt auf die Toilette müsse. Die Frau verließ den Raum und kehrte mit einem sonderbaren Gefäß in der Hand zurück.

»Können Sie sich Ihre Hose herunterziehen?« fragte sie.

»Ich bin aufs College gegangen. Ich habe einen Abschluß in Wirtschaftslehre. Ich denke, das sollte ich schon schaffen«, entgegnete ich. Doch ich war nicht in der Lage, meine Finger zu bewegen.

Dann schob die Frau die Bettpfanne unter mich, und die beiden gingen.

Meine Blase drohte zu platzen, trotzdem konnte ich in diese Bettpfanne kein Wasser lassen. Wie ich halb bewußtlos dalag, kam der Mann in dem weißen Kittel wieder herein. Er befühlte meinen Bauch. Die Frau tat es ihm gleich.

»Können Sie mir Ihren Namen sagen?« fragte sie mich im Flüsterton.

»Frances I. Deitrick«, entgegnete ich schwerfällig.

»Sie sind im First Memorial«, antwortete sie.

»Wirklich?« Ich schüttelte meinen Kopf und versuchte, die Dinge genauer in den Blick zu nehmen. Ich bat die Frau, Steve anzurufen, und gab ihr seine Nummer.

»Er ist nicht da. Gibt es noch jemand anderen, den wir anrufen können?« fragte sie mich, nachdem sie zurückgekehrt war.

»Jackie! Rufen Sie meine Schwester Jackie an«, sagte ich. »Die Nummer lautet 230-0516.«

Auch meine Schwester war nicht da. Ich sagte der Frau, daß sie versuchen sollte, Jackie auf ihrer Arbeitsstelle zu erreichen. Doch da war Jackie auch nicht.

»Ich brauche sie. Sie wird dafür sorgen, daß alles in Ordnung kommt.«

Die Frau, die, wie sich herausstellte, eine Krankenschwester war, fragte mich dann, ob ich meine Eltern anrufen wollte.

»Nein!« erwiderte ich, ohne darüber nachzudenken.

Die Frau ging, und ich war allein. In meinem Kopf trieben die Gedanken dahin.

Als ich aufwachte, verspürte ich das dringende Bedürfnis, auf die Toilette zu gehen. Ich klingelte, und die Krankenschwester trat ein. Ich fragte: »Kann ich bitte auf die Toilette gehen?« Sie sagte nein, murmelte aber etwas über einen Katheter.

»Was ist das?«

Ich sollte bald herausfinden, was ein Katheter war, und es tat weh, obschon mein ganzer Körper völlig taub war.

Als nächstes wurde ich in einem Rollstuhl den Korridor hinuntergeschoben.

»Wo werde ich hingebracht?« fragte ich den Krankenpfleger. Steve, mein Exfreund lehnte an der Wand, aber schien in einen Nebel gehüllt zu sein. Dann verschwammen seine Umrisse. Der Krankenpfleger schob den Rollstuhl durch die Tür. Als ich meinen Arm nach ihm ausstreckte, hörte ich, wie Steve sagte: »Du wirst wieder gesund. Ich bin für dich da.«

Dieser Lügner, fiel mir ein, als ich über Steve nachdachte, dann verirrten sich meine Gedanken wieder.

Der Krankenpfleger stand am Ende eines langen Tisches und sagte mit blecherner Stimme: »Sie befinden sich im Röntgenlabor.« Dann entdeckte ich Aluminiumfolien, die die Decke auskleideten.

»Das kann kein Röntgenlabor sein«, schrie ich. »Ich bin schon einmal in einem Röntgenlabor gewesen, und das sah ganz anders aus.«

Meine Paranoia wurde immer größer. Ich konnte mich nicht bewegen. Ich konnte auch nichts denken.

Ein paar Minuten später kam eine grauhaarige Frau, die eine Metallbrille trug, zu uns in den Raum. Sie schien mehr Autorität zu besitzen als der Krankenpfleger. Die Frau hatte sich zu meinen Füßen postiert, der Pfleger an meinem Kopf.

»Was tun Sie da?« kreischte ich. »Wollen Sie mich umbringen?« Sie besprachen sich angeregt, aber ich konnte nur Fetzen ihres Gespräches ausmachen, Worte wie »Betäubungsmittel«, »Dosis«, »möglicher Mißbrauch« und »Schizophrenie«. Ich versuchte ihnen zu sagen, daß etwas mit mir nicht stimmte; ich war nicht verrückt. Aber niemand hörte mir zu. Ich verlor das Bewußtsein, dann erwachte ich wieder, dann döste ich erneut ein.

Als ich das nächste Mal wach wurde, befand ich mich wieder in meinem Krankenzimmer. Ich nahm die Wirklichkeit um mich herum wahr, dann trieb ich wieder davon, und ich sprach in kurzen abgehackten Sätzen. Als eine Krankenschwester mit roten Haaren, die ich zuvor noch nicht gesehen hatte, in mein Zimmer kam, verlangte ich, daß sie meine Eltern anriefe. Eine Minute später entschuldigte ich mich für meine unfreundlich vorgebrachte Forderung. Ich erklärte der Schwester, daß ich nicht wußte, was ich hier tat und was mit mir vor sich ging. Mein ganzer Körper tat mir weh, und in meinem Kopf dröhnte es, als würde jemand dort herumtrommeln.

Die Krankenschwester sagte mir, daß sie meine Eltern anrufen würden. Außerdem habe meine Schwester Jackie zurückgerufen, während ich geröntgt worden sei. Ich fühlte mich gleich besser, denn Jackie würde schon dafür sorgen, daß ich die bestmögliche Behandlung bekam. Die Krankenschwester ging, und ich döste wieder ein.

Ich war noch immer nur halb bei Verstand, als ich Vibrationen in meinem Kopf spürte. Die Erschütterungen wurden immer heftiger, wie ich so dalag. Mein Kopf schien sich auszudehnen und dann wieder zu schrumpfen. *Ich werde ihnen beweisen, daß ich nicht hierher gehöre.* Ich stieg aus dem Bett und lief zum Schwesternzimmer. »Ich habe Gehirnkrämpfe«, schrie ich. »Will mir niemand helfen?«

»Sie sollten wirklich nicht aus dem Bett aufstehen«, entgegnete eine desinteressierte Schwester seufzend. »Warum verhalten Sie sich nicht wie ein braves Mädchen und gehen in Ihr Zimmer zurück? Ich komme gleich nach und bringe Ihnen die Medizin, die der Doktor Ihnen zur Beruhigung verschrieben hat.«

Ich flehte sie an, mir zuzuhören und den Arzt zu holen. Doch sie stellte sich taub. Ich sagte ihr, daß sie ihre Medizin behalten könne. »Ich brauche diese Art von Medizin nicht.«

Dann ging ich zurück in mein Zimmer.

Alles schien immer schlimmer zu werden. Zuerst lag ich nur flach auf dem Rücken. Wellen von Schmerz glitten durch meinen Körper. Als die Schmerzen heftiger wurden, kauerte ich mich zusammen. Ich umklammerte meine Knie, und dann ließ ich mit einem Schlag los. So unvermittelt, wie die Schmerzen gekommen waren, verschwanden sie wieder.

Überrascht bemerkte ich: »Mein Gurt um den Hals ist verschwunden? Warum? Bin ich schon tot? Was schert es mich! Nun habe ich die Gelegenheit zu fliehen.«

Doch bevor ich wirklich die Möglichkeit zur Flucht hatte, tauchte ein anderer Doktor auf. Er schob mir eine Nadel in den Arm.

Völlig außer mir versuchte ich mir die Nadel wieder herauszureißen. Doch der Arzt hinderte mich daran.

»Warum? Was hat das zu bedeuten? Was machen Sie da? Sie werden mich nicht einfach so umbringen, ohne daß ich mich wehre«, entgegnete ich. »Irgendwie werde ich aus alledem hier herauskommen«, schrie ich.

Wieder wurde ich einen Gang heruntergeschoben. Als wir einmal anhalten mußten, hörte ich, wie jemand hinter mir nach dem Doktor rief. Der Name meiner Schwester Jackie wurde genannt.

»Ist meine Schwester hier? Ich brauche sie.« Ich blickte den Gang hinunter, aber sie war nicht da. *Hielt man sie mit Absicht von mir fern?*

Der Tisch, auf den man mich legte, wurde gegen eine Wand geschoben. Dann zog man einen Vorhang um den Tisch zu. Der Doktor und Steve traten hinter den Vorhang. Der Dunst aus meinem Zimmer drang auch in diesen Raum. Der Arzt begann zu sprechen; seine Stimme klang, als befänden wir uns im Innern einer Luftblase.

Werde ich vergast? Was stimmt hier nicht? Warum hat es ausgerechnet mich getroffen? Habe ich AIDS? Ich muß es wissen. Kann ich dem Arzt trauen, daß er mir ehrlich sagt, was hier vor sich geht? Es ist einen Versuch wert. Ich werde mit einer leichten

Frage beginnen. Wenn seine Antworten mich überzeugen, werde ich weiterfragen.

»Habe ich AIDS?« fragte ich und unterbrach den Arzt in seinem Wortschwall.

»Nein«, entgegnete er. »Physisch ist bei Ihnen alles in Ordnung, es liegt an Ihrer Psyche.«

Was? Ich glaubte ihm nicht.

»Ich brauche Jackie. Ihr vertraue ich.« Damit sie mir meinen Wunsch endlich erfüllten, begann ich mit den Fäusten auf den Tisch zu hämmern und zu schreien: »Ich will, daß Jackie herkommt!«

Der Doktor antwortete nicht, statt dessen begann er lediglich, mir über die Schläfen zu streichen.

»Warum gibt mir niemand eine Antwort?« fragte ich immer wieder, und die Tränen rannen mir aus den Augen.

Ich war allein. Wieder trug ich diesen Gurt um meinen Hals. Ich konnte mich kaum bewegen, und mein Rücken tat mir weh.

Dann kam jemand in das Zimmer. Ich konnte nur die Umrisse einer Gestalt ausmachen. Ich vermutete, daß es der Doktor war. »Ich werde immer schwächer«, keuchte ich. Doch der Mann antwortete nicht. Er fuhr mit den Fingern an meinem Rückgrat entlang. Als er eine bestimmte Stelle an meinem Hals erreicht hatte, drückte er heftiger und fragte: »Was spüren Sie da?«

Jede Faser in meinem Körper schien in Flammen zu stehen, als ich sarkastisch erwiderte: »Adrenalin.« Dann verlor ich das Bewußtsein.

Als ich wieder zu mir kam, strich ein Doktor über meine Schläfen und fragte: »Waren Sie angeschnallt, als der Unfall passierte?«

Was für ein Unfall?

»Ja«, erwiderte ich so schwerfällig, als wäre es das schwierigste Wort der Welt. *Warum sagte ich so etwas? Ich war mir nicht sicher, ob ich die Wahrheit sagte.*

Dann fragte der Mann mich: »Können Sie mir sagen, wie der

Unfall vor sich gegangen ist?« Ich blinzelte und öffnete meinen Mund, um etwas zu entgegnen.

Während ich mir über das Kinn strich, erwiderte ich: »Ich habe keine Ahnung.«

Meine Antwort schien dem Mann zu gefallen. »Es ist auch besser, wenn Sie von diesem Vorfall keine Ahnung haben.«

»Hören Sie zu«, empörte ich mich. »Ich habe furchtbare Schmerzen. Etwas ist mit Sicherheit nicht in Ordnung. Sagen Sie mir, was nicht in Ordnung ist. Ich kann es ertragen. Es ist viel schrecklicher, überhaupt nichts zu wissen.«

»Vielleicht hat es alles nur mit Ihrem Kopf zu tun«, erklärte er mit sanfter Stimme wie ein Buddhist.

»Zur Hölle!« kreischte ich und packte ihn am Hemd, um ihn zu schütteln, damit er mir endlich eine vernünftige Antwort gab. Ich kratzte ihn mit meinen langen Fingernägeln. Doch er riß sich los und lief aus dem Zimmer.

Flucht war nun mein wichtigstes Vorhaben. Schließlich stand ich auf und bewegte mich taumelnd bis zum Ausgang aus dem Gebäude. Ich stand da, blickte in die vom Sonnenschein erhellte Welt hinaus und überlegte, ob ich die Möglichkeit zur Flucht nutzen sollte oder nicht. Die Entscheidung fiel mir leicht. Ich öffnete die Tür und schritt geradewegs hinaus. Als ich auf den Gehsteig zusteuerte, hörte ich, daß jemand meinen Namen rief. Ich hielt inne und blickte mich um. Es war die Frau im weißen Kittel. Ich zögerte, und sie schloß zu mir auf. »Hören Sie auf, mich umbringen zu wollen«, sagte ich. »Holen Sie mir Hilfe.« Sie faßte mich am Arm und brachte mich zurück in das Gebäude.

Ich riß meinen Arm zurück und strebte wieder Richtung Freiheit. Diesmal schaffte ich es beinahe bis zum Ende des Gehsteigs, als ich von derselben Frau in die Enge getrieben wurde. Sie griff erneut nach meinem Arm und begann mit einschmeichelnder Stimme auf mich einzureden. Während wir zurückgingen, erzählte sie mir, daß da jemand sei, der in einem anderen

Gebäude des Krankenhauses mit mir sprechen wolle. Dann hielt ein Krankenwagen vor uns, und wir blieben stehen.

Zwei stämmige Pfleger stiegen aus und halfen mir, in den Wagen zu klettern. Die Frau folgte mir, während ich heftig protestierte: »Ich will das alles nicht.« Aber sie schoben mich hinein, und dann schlossen sich die Türen. »Ich muß hier heraus.« Ich versuchte es, doch sie hielten mich zurück. Nach kurzer Fahrt hielt der Wagen an. Die beiden Männer packten mich an den Armen und halfen mir aus dem Wagen, doch dann ließen sie meine Arme nicht wieder los. »Was soll das? Wo gehen wir hin? Ich will nicht mit Ihnen gehen«, schrie ich. Ich versuchte, mich von ihnen zu befreien. Die Männer verstärkten ihren Griff und gingen schneller. Bald hatten sie mich soweit in die Höhe gehoben, daß meine Füße nicht mehr den Boden berührten, während ich mich aber weiterhin wehrte und schrie. Sie brachten mich in ein rotes Backsteingebäude und führten mich durch einen langen Korridor. Wir hielten vor einer Tür. An der Wand hing ein Plakat auf dem stand: »Sie befinden sich auf der Krankenstation neun. Heute ist Samstag, der 12. Dezember 1987. Es ist Herbst.«

Die Männer hielten mich fest, und die Frau lief vor uns her. Sie schloß eine Tür auf und öffnete sie lange genug, so daß die Männer mich im wahrsten Sinne des Wortes hineinwerfen konnten. Es kam mir beinahe vor, als würde ich fliegen. Dann schloß sich die Tür hinter mir so schnell, wie sie sich geöffnet hatte. Ich hatte keine Ahnung, wo ich mich befand und warum man mich hierher gebracht hatte. Ich rüttelte an der Tür. Sie war verschlossen.

Da brach ich in Panik aus. Ich sank auf die Knie und schrie voller Entsetzen: »Nein! Nein! Nein!« Angst und Wut und Verwirrung drückten sich in diesem Schrei aus. Meine Schreie hallten in dem Gebäude wider, während ich langsam von der Tür zurückwich.

»Großer Gott, hilf mir!« Mein Rücken fühlte sich wie Gummi an. Ich verlor das Gleichgewicht und stürzte zu Boden.

3

Ich mußte das Bewußtsein verloren haben. Zitternd erwachte ich. Noch immer kauerte ich auf dem Boden. In meinem Kopf pochte es, mein Herz flatterte wie ein Blatt im Wind. Ich zwang mich dazu, mich umzusehen. Der Raum war beinahe völlig leer; die einzigen Möbel waren ein altes schäbiges Bett mit einem Eisengestell, zwei alte Holzstühle und eine kleine Kommode. Meine Augen suchten nach dem Fenster, durch das Licht ins Zimmer drang. Als ich das Fenster entdeckte, stöhnte ich auf: Es war vergittert.

Ich versuchte mich vom Boden zu erheben, aber mein Körper reagierte, als gehörte er einer neunzig Jahre alten Frau. Und, mein Gott, wie es in meinem Kopf hämmerte! Schließlich hatte ich es geschafft, mich aufzurichten, doch nach ein paar Schritten erlitt ich einen Schwächeanfall, und ich ließ mich da zu Boden sinken, wo ich mich befand. Ich hielt die Schmerzen nicht aus und konnte mich keinen Zentimeter mehr von der Stelle bewegen.

Sind das Lähmungserscheinungen? Ich führte meine Hand zu meinem Rücken und zu meinem Hals. *Es fühlt sich merkwürdig an.* Ich strich immer wieder mit meiner Hand über die Stelle.

Dann massierte ich meine Beine und hoffte, daß sie sich dadurch besser anfühlen würden. Ich bemerkte, wie geschwollen meine Beine waren. »Ich verstehe das nicht«, flüsterte ich vor mich hin. Tränen begannen mir über die Wangen zu laufen.

Obschon es mir etwas Linderung verschaffte, die Beine zu massieren, konnte ich meine Knie nicht durchdrücken, als ich versuchte, aufzustehen.

Von Angst wie erstarrt, blieb ich auf dem Boden sitzen. Nach ungefähr einer Viertelstunde fühlten sich meine Beine besser an, und ich schaffte es, aufzustehen. In meinem Kopf pochte es nach einem wilden, eigenen Rhythmus.

Ich stand endlich und hörte, daß mein Name gerufen wurde. Ich blickte mich um. Da war niemand hinter mir. Zu meiner Rechten aber war die Silhouette eines Mannes aufgetaucht. Ein Mann stand in der Türöffnung und rief mich.

»Darf ich hereinkommen, Fran?«

Ich öffnete vor Überraschung den Mund.

»Sie können mir vertrauen«, sagte er.

Ich rührte mich nicht vom Fleck. Der Mann trat ein und ließ die Tür offenstehen. Dann stellte er die beiden Stühle genau in die Türöffnung. Er rief mich.

»Kommen Sie her, Fran. Sie setzen sich hierhin, und wir sprechen miteinander.«

Er wirkte recht überzeugend.

»Ich hoffe, daß das kein Trick ist«, sagte ich, als ich zu dem Stuhl hinüber ging und mich setzte.

Nebeneinander saßen wir da. Der Mann nannte mir zuerst einmal seinen Namen: Dr. Irving. Mein Herz klopfte wie wild. Ich brauchte etwas zu trinken, um mich zu beruhigen.

»Kann ich ein Glas Milch trinken?«

Dr. Irving rief jemanden, der mir ein Glas Milch bringen sollte. Als die Milch kam, stürzte ich das halbe Glas herunter, dann bemerkte ich, daß es mir nicht bekam. Also bat ich um ein Glas Preiselbeersaft.

»Vielleicht liegt es an meiner Blase«, sagte ich.

Als ich den Saft bekam, trank ich schnell etwas, doch auch der Saft bekam mir nicht. Als nächstes wollte ich ein Glas Orangensaft trinken. Doch auch dieser Saft schmeckte mir nicht, daher stellte ich ihn neben den anderen auf dem Boden ab. Ich wollte um einen anderen Saft bitten, als Dr. Irving mich unterbrach.

»Aber Fran, Sie haben doch schon eine ganze Reihe von Säften probiert.«

»Aber kein Saft ist mir bekommen«, erwiderte ich.

Da bat der Mann um ein Glas Wasser für mich. *Warum will er, daß ich Wasser trinke?* Obschon mein eigenes Urteilsvermögen mich warnte, trank ich ganz vorsichtig von dem Wasser, und zu meiner Überraschung fühlte ich mich ruhiger.

Dann begann Dr. Irving mit mir in einem sehr ruhigen Tonfall zu sprechen.

»Wollen Sie nicht mit mir ein wenig im Zimmer umhergehen?«

Ich zögerte einen Moment, dann erhob ich mich, um mit ihm umherzugehen. Mitten im Raum hielt ich inne und blickte zur Tür.

»Sie ist noch nicht geschlossen«, sagte ich.

»Das ist richtig.« Er nickte und führte mich zu dem Bett.

»Das ist *Ihr* Bett, Fran.«

Ich blickte zur Tür. *Sie war noch nicht geschlossen.*

Dann führte er mich zur Kommode.

»Das ist *Ihre* Kommode, Fran«.

Ich antwortete auf nichts, was er sagte. Ich behielt nur die Tür im Auge. Er öffnete die Schublade.

»Das ist *Ihr* Kram.«

Voller Angst fragte ich: »Ist die Tür schon geschlossen?«

»Das ist Ihr Bad«, sagte er. Wir hatten beinahe wieder die Tür erreicht, und sie war noch nicht geschlossen. Dr. Irving nahm die beiden Stühle, er stellte sie weiter in den Raum hinein und setzte sich. Ich folgte ihm.

»Sehen Sie, Sie können mir vertrauen«, sagte er.

»Ich vertraue Ihnen aber nicht«, sagte ich zitternd.

Während wir dasaßen, begann es in meinem Magen zu rumoren. »Könnte ich etwas zu essen bekommen?« fragte ich schüchtern.

»Wann haben Sie zuletzt etwas gegessen?« fragte der Doktor.

Ich konnte mich nicht erinnern. Ich wußte nicht einmal, wie spät es war oder welcher Tag heute war. Ich erwiderte nichts, aber ich hörte, wie er nach einem Tablett rief. Man stellte es auf einen Tisch ganz in der Nähe. Ich eilte hinüber und machte mich über das Essen her.

»Warum schmeckt alles wie Bananen?« fragte ich ihn. Er schüttelte den Kopf. Als ich meine Gabel ablegte, bemerkte ich in den Augenwinkeln, daß jemand durch die Tür kam. Ich blickte hinüber und wich voller Panik zurück.

Da stand ein Mädchen, das einen Helm trug, der mit einem Gurt unter ihrem Kinn befestigt war. Sie hielt eine Puppe im Arm. Das Mädchen war klein und fett. Ihre Augen waren ein wenig nach oben verdreht, was mit Sicherheit nicht seine Richtigkeit hatte. Sie kam näher. Sie hatte einen schiefen Gang, und ein Arm hing kraftlos herab. Die ganze Zeit redete sie irgendwelchen Unsinn vor sich hin.

»Verschwinde«, schrie ich.

Als ich den Schrei ausstieß, ließ ich das Tablett fallen. Alles fiel zu Boden und flog durch den Raum.

Ich begann zu weinen.

»Machen Sie sich keine Sorgen, Frances. Das war nur ein kleines Mißgeschick. Wir können Ihnen ein anderes Tablett holen«, sagte Dr. Irving mit sanfter Stimme.

Meine Augen ruhten auf dem Mädchen. Der Hysterie nahe schrie ich: »Verschwinde von hier!«

Dr. Irving deutete dem Mädchen an, daß es gehen sollte.

»Ich gehöre hier nicht hin«, rief ich verzweifelt.

Dr. Irving kam an meine Seite. »Das tut mir leid. Das Mädchen wollte nur ihre Freundin werden.«

»Was ist mit ihr passiert?«

»Sie hatte einen Autounfall. Seitdem ist sie nie mehr die alte geworden«, erwiderte er.

»Ein Autounfall! Ich hatte auch einen Autounfall. Wird so etwas vielleicht auch mit mir geschehen?«

Der Doktor schüttelte den Kopf. »Nein, Frances.«

Ich beugte mich zu Dr. Irving herüber und fragte ihn: »Kann ich duschen und mir die Zähne putzen?«

»Sie können duschen, aber Sie dürfen sich nicht die Zähne putzen«, sagte er.

Warum? Ich wunderte mich, aber ich stellte ihm keine Frage.

Dr. Irving rief einen Namen, und eine kleine, mollige, spanisch aussehende Frau trat ein. Ich wandte mich von ihr ab.

»Ich brauche sie nicht.«

Der Arzt drehte sich zu mir herum und sagte: »Sie muß mit Ihnen zu den Duschen gehen.«

»Wie peinlich und entwürdigend. Ich will nicht mit ihr gehen. Ich kann es allein tun«, bat ich den Doktor.

»Wenn sie nicht mitgeht, können Sie nicht duschen, Frances«, erwiderte er.

Ich hatte keine Wahl. Ich wollte unbedingt duschen, also mußte die Frau mit mir gehen. Ich bekam ein einziges Handtuch, das obendrein noch winzig war, dazu Seife und Shampoo. Dann ging ich mit der Frau zu den Duschen.

Ich erwartete eine heiße, wohltuende Dusche, doch als ich die Tür zu den Duschräumen öffnete, sanken meine Hoffnungen beträchtlich. Ich entdeckte eine kleine, schäbige Dusche, die man mit der Hand festhalten mußte. Das Wasser tröpfelte nur spärlich heraus und war allenfalls lauwarm.

Vorsichtig ließ ich das Wasser über mich strömen. Als ich fertig war, begann die Frau mich zu untersuchen. Sie fing mit dem Mund an und arbeitete sich dann abwärts.

»Warum muß ich all das über mich ergehen lassen?« fragte ich mit kläglicher Stimme.

Nach dem Duschbad fühlte ich mich nicht so wohl, wie ich es mir erhofft hatte. Mein Kopf tat mir noch immer weh; ich war vollkommen lethargisch.

»Was stimmt mit mir nicht?« fragte ich die Krankenschwester. Sie gab mir keine Antwort. Ich war noch immer entschlossen herauszufinden, wo ich mich befand und warum ich hier war. Ich lief den Korridor hinunter; an dessen Ende stand Dr. Irving.

Genau die Person, die ich jetzt sehen wollte, dachte ich.

»Sie sehen jetzt viel besser aus«, bemerkte er, als ich noch ein

Stück von ihm entfernt war. Da ich beschlossen hatte, sofort zur Sache zu kommen, ignorierte ich diese Bemerkung.

Aber bevor ich die Möglichkeit hatte, meine ersten Fragen zu stellen, hatte Dr. Irving die Situation unter Kontrolle und führte mich in meinen Raum zurück.

»Wir werden diese Tür nun unverschlossen lassen, Frances«, sagte er gönnerhaft, als würde er zu einem Kind sprechen.

»Hören Sie«, sagte ich zu Dr. Irving, als wir wieder in meinem Raum waren. »Ich bin ganz furchtbar krank. Ich weiß, daß ich hier nicht in einem normalen Krankenhaus bin. Sie müssen mir sagen, wo ich bin und warum.«

Seine Augen musterten mich.

»Wir sind hier im First Memorial Hospital. Wir haben Sie in die Abteilung eingewiesen, in der sich die seelisch kranken Patienten befinden.«

»Aber ich bin nicht seelisch krank«, unterbrach ich ihn.

»Wir glauben, daß Sie seelisch krank sind«, entgegnete Dr. Irving überzeugt. »Aus diesem Grund sind Sie auch hier.«

»Ich kenne meine Rechte«, widersetzte ich mich. »Sie können mich hier nicht festhalten.«

Ohne darauf zu antworten, entschuldigte Dr. Irving sich und erklärte, er müsse noch andere Patienten aufsuchen.

Ich ging zu dem Bett hinüber und legte mich hin, doch ich hatte Angst, meine Augen zu schließen, falls sie dann wieder die Tür verriegeln würden. Gedanken wirbelten mir durch den Kopf. Ich konnte nicht mehr ruhig daliegen. Ich erhob mich und ging durch die Tür.

An der Wand hing ein Plakat, an das ich mich erinnerte, darauf stand: »Sie sind auf der Krankenstation 9.« Darunter war zu lesen: »Heute ist Samstag, der 12. Dezember 1987. Es ist Herbst.«

Meine Augen füllten sich mit Tränen.

»Ich gehöre hier nicht hin«, sagte ich entschlossen zu mir selbst.

Ich blickte den Korridor hinunter und entdeckte ein Telefon. Erleichtert atmete ich auf. Ich eilte hinüber, hob den Hörer ab und wählte die Nummer meiner Eltern, die auch die Nummer meiner Kreditkarte war. Das Telefon klingelte …einmal …zweimal …ein Dutzend mal. Niemand hob ab, dann endlich sprang der Anrufbeantworter an. Entmutigt hinterließ ich eine Nachricht und hoffte, meine Eltern würden sie verstehen.

Dann kehrte ich in mein Zimmer zurück.

Als ich auf dem Bett lag, hämmerte es in meinem Kopf ununterbrochen. Tränen traten mir in die Augen. *Vielleicht bin ich verrückt*, dachte ich verzweifelt. Mit diesem letzten Gedanken schlief ich ein.

Am nächsten Morgen um sechs Uhr weckte Dr. Irving mich.

»Ihre Mutter und Ihre Schwester Eileen sind da«, sagte er unfreundlich zu mir. »Ich habe eine halbe Stunde lang versucht, sie zu überreden, daß Sie zu Ihrem eigenen Besten hierbleiben sollten, aber sie wollen Sie unbedingt mitnehmen.«

»Ich bin gerettet«, sagte ich dankbar, als meine Schwester Eileen gefolgt von meiner Mutter hereinkam. Sie starrten mich ungläubig mit großen Augen an.

»Mom«, schluchzte ich und richtete mich auf. »Mom, wo bin ich hier?«

Meine Mutter kam zu meinem Bett herüber und nahm meinen Arm.

»Komm mein Kleines, komm, wir gehen jetzt nach Hause.«

4

Nie waren mir mein Zuhause und meine Familie so wundervoll vorgekommen. Ich war so froh, hier zu sein. In den ersten Tagen legten meine Eltern, meine Schwestern Eileen und Connie (die die ganze Zeit zu Besuch da war) sowie ich selbst eine richtige Urlaubsstimmung an den Tag. Wir fragten uns, wie all das hatte passieren können, und wir freuten uns, daß wir so schnell wieder zusammengekommen waren.

Wie das in den meisten Familien so geht, nahmen aber nach kurzer Zeit die Probleme des Alltags wieder überhand.

»Bitte bleibe nicht die ganze Zeit oben in deinem Zimmer, Fran«, bat mich meine Mutter.

»Mom, bitte«, erwiderte ich. Es war mir nie der Gedanke gekommen, daß jeder in meiner Familie nun meinte, ich würde mich in mein Zimmer zurückziehen, um über einen Selbstmord nachzudenken. Natürlich achtete ich auch nicht auf Hinweise dafür.

Ich wußte allerdings, wie besorgt sie alle um mich waren. Besonders in diesen Tagen. Eine Menge war passiert: Ich hatte mich von meinem Freund getrennt, meinen Job verloren, dann hatte ich einen Unfall gehabt und hatte diesen furchtbaren Aufenthalt im Krankenhaus über mich ergehen lassen müssen. Solche Ereignisse waren für jeden traumatisch. Aber ich hielt mich für stark genug, all das zu überwinden und zu meinem normalen Selbst zurückzukehren.

Schließlich hatte man mich immer für charakterlich stark, unverwüstlich und ständig gut gelaunt gehalten. Meine Eltern und Lehrer nannten mich ein »golden girl« – weil ich immer anderen gefallen wollte und stets freundlich und gehorsam war. Ich liebte das Leben. Ich war 25, groß, attraktiv und hatte einen College-Abschluß. Obschon mein Exfreund ständig meinte, ich wäre als Daddys und Mommys kleines Mädchen immer zu sehr behütet worden, gab es eine Menge Jungs, die gern mit mir ausgegangen wären.

Doch während die Tage verstrichen, fühlte ich mich immer elender. Morgens konnte ich nicht aufstehen und schlief den ganzen Tag. Und wenn ich dann schließlich aufstand, wollte ich niemanden sehen.

Dann begann ich – ganz abgesehen von meiner Familie – Änderungen in meinem Verhalten zu bemerken. Meine »unterhaltsame Wesensart« schien sich in ihr genaues Gegenteil zu verkehren. Mein Bruder, der zwar in New York lebte, aber regelmäßig anrief, begann mich schon als Miststück zu bezeichnen. Ich hatte keine Ahnung, woher diese Veränderungen kamen, aber ich wußte, daß ich diese Empfindungen haßte und etwas dagegen unternehmen mußte.

Eines Tages, als ich in einen Spiegel lächelte, bemerkte ich, daß sich einer meiner Backenzähne schwarz färbte. Eigentlich sollte ein Besuch beim Zahnarzt dieses Problem lösen – aber nicht dieses Mal. Ich wurde hysterisch und schluchzte, als wäre meine beste Freundin gestorben. Ich war nicht mehr ich. Immer wieder sagte ich mir: *Reiß dich zusammen, Fran*. Ich versuchte mir das einzureden, was alle sagten: »Mit der Zeit wird es vergehen; die Zeit heilt alle Wunden.«

Dann geschah es – mein Exfreund rief an. Steve wollte mich noch am selben Tag sehen. Ich war voller Freude und gleichzeitig wie versteinert. Wir gingen zusammen Essen, und wir entschuldigten uns gegenseitig, wobei uns die Tränen über die Wangen liefen. Ich kam mir beinahe wieder normal vor. Die Art, wie wir miteinander sprachen, ließ meine Hoffnungen wieder in den Himmel wachsen. In meinem Herzen wußte ich, es wäre nur eine Frage der Zeit, daß ich Mrs. Steven Sanders werden würde. In dieser Nacht schlief ich besser als jemals in den Monaten zuvor.

In den nächsten Tagen ließ ich mich in einen wunderschönen Tagtraum treiben. Ich war im siebten Himmel, und, was das beste war, ich war wieder die alte Fran. Tage später holte mich die

Wirklichkeit wieder ein. Steve hatte nicht angerufen. *Warum nicht?* fragte ich mich. *Hatte er Angst, meine Eltern würden an den Apparat gehen?* Ich wußte, daß sie ihn nicht ausstehen konnten. Unsere Beziehung war stets recht unausgeglichen gewesen, und manchmal war sein Temperament mit Steve durchgegangen. Er hatte mich sogar ein paarmal geschlagen – und meine Eltern wußten davon. Doch ich mochte ihn noch immer. Ich begann, ihn anzurufen. Aber jedesmal, wenn ich es versuchte, hob entweder keiner ab, oder er war nicht zu Hause. Meine Gefühle fuhren Achterbahn. *Warum rief er nicht an? Warum nur?* Ich spürte, wie ich mehr und mehr in Depressionen versank.

Mehr als eine Woche war vergangen, und er hatte noch immer nicht angerufen. Mit jedem Tag, der verstrich, kam ich dem wirren Zustand, den ich gerade bewältigt hatte, immer näher.

»Das ist unter deiner Würde, Fran«, rief meine Schwester erregt. Ich hatte nicht nur begonnen, über meine aufgelöste Beziehung nachzudenken, es hatten sich auch andere sonderbare Dinge ereignet.

Mein Körper schien sich zu verändern. Wenn ich aufstand, konnte ich das Gleichgewicht nicht halten. Meine Finger und Knie waren schwach, die Gelenke steif. Meine Augen vermochten sich auf nichts zu konzentrieren. Meine Kehle war ständig trocken und wie eingeschnürt. Als ich meinen Eltern und meinen Schwestern von diesen Beschwerden erzählte, lachten sie und sagten: »Wir finden, daß du gut aussiehst«.

Ich dachte viel darüber nach, was wohl mit mir nicht stimmen konnte. Eines wußte ich: Es war mehr als nur eine Depression wegen Steve. Dennoch konnte kein Zweifel daran bestehen, daß mir sein Verlust zu schaffen machte. Weihnachten stand bevor; das erste Fest seit sechs Jahren ohne Steve.

Es war ziemlich schwer, die Gedanken an Steve beiseite zu schieben und mich auf mich selbst zu konzentrieren, aber mir war klar, daß ich keine andere Wahl hatte. Der furchtbare Aufenthalt im Krankenhaus lag hinter mir, doch die erschreckenden Symptome verschlimmerten sich zusehends. An diesem Nachmittag rief ich meinen Arzt an und verabredete zum nächstmöglichen Zeitpunkt einen Termin – in eineinhalb Wochen.

»Es kann eigentlich nichts Ernstes sein«, sagte ich leise zu mir. »Wahrscheinlich liegt es an meiner Ernährung«.

Am Abend entschloß ich mich, mich selbst zu heilen und meinen Arzt dadurch zu überraschen, daß ich meine Ernährung änderte und ein gesunder Mensch werden würde. Ich war keine besonders gute Esserin. Ich sorgte auch nicht für eine ausgewogene Ernährung; häufig aß ich an einem Tag nur Fleisch und am nächsten nur Obst.

Ein paar Minuten später verkündete ich, ohne mich an eine bestimmte Person zu wenden: »Ich werde einkaufen gehen und mir die nahrhaftesten Lebensmittel besorgen.« Ich beschloß, sofort loszugehen, obwohl es ein Uhr in der Nacht war. Doch eine Meile entfernt gab es ein Lebensmittelgeschäft, daß rund um die Uhr geöffnet hatte.

Daß es schon so spät war, scherte mich nicht. Es war das schönste Gefühl zu wissen, daß ich dabei war, alle meine Probleme zu lösen. Ich war voller Energie.

Als ich die Treppe erreicht hatte, hörte ich, wie meine Mutter rief: »Wohin gehst du?«

Soll ich es ihr sagen? fragte ich mich. *Nein.*

»Ich gehe spazieren. Ich kann nicht schlafen«, rief ich zurück.

In dem Lebensmittelgeschäft sah ich nur die Lehrjungen und die Kassiererinnen. Ich nahm einen Einkaufskorb und ging los.

»Zuerst die Naturkost. Alles muß unbedingt frisch sein«, flüsterte ich vor mich hin. Der Einkaufskorb quoll bald von makrobiotischen Produkten über.

»So komme ich nicht weit«, sagte ich zu mir selbst.

Ich nahm einen größeren Einkaufswagen. Nun war ich gewappnet, den ganzen Laden zu durchstreifen. Als nächstes ging ich zu den Milcherzeugnissen hinüber, wo ich jedes Haltbarkeitsdatum überprüfte.

Ich durchstöberte die anderen Gänge und nahm mehr und mehr Dinge aus den Regalen. Je mehr ich kaufte, desto freier fühlte ich mich. Es war das schönste Gefühl der Welt; so etwas hatte ich noch nie zuvor erlebt. Ich wollte, daß meine Stimmung sich nicht änderte, und nahm mir noch mehr Sachen. Als ich den Wagen die Gänge hinunterschob, tanzte ich wie eine Ballerina.

Schließlich entschied ich, genug Lebensmittel eingekauft zu haben und begab mich zum Ausgang. Abgesehen von meiner Käseauswahl war ich mit meinen Einkäufen sehr zufrieden. Drei verschiedene Käsesorten schienen mir nicht genug zu sein. Sollte ich vielleicht zurückgehen und mehr Käse kaufen? dachte ich. Doch dann schob ich den Gedanken beiseite, die Kassiererin hatte bereits begonnen, die Preise einzutippen.

Als ich mich über meine Einkaufswagen beugte, um die letzten Dinge herauszuholen, überkam mich ein prickelndes Gefühl. Es war auf eine sonderbare Art und Weise angenehm, und ich blieb über dem Wagen gebeugt stehen, um dieses Gefühl zu genießen. Selbst als das Gefühl verging, beugte ich mich noch immer über den Karren und begann hysterisch zu lachen, weil ich mich so großartig fühlte. Widerwillig legte ich dann die letzten Sachen auf das Förderband.

Mit einem breiten Grinsen im Gesicht schrie ich dann: »Ich bin frei.«

Ich nahm meine Umgebung überhaupt nicht mehr wahr, bis die Kassiererin alle Preise eingetippt hatte; die Summe belief sich auf einhundertdreißig Dollar. Ohne mit der Wimper zu zucken bezahlte ich die Rechnung und tanzte davon.

Als ich wieder zu Hause war, verstaute ich alle Dinge, die ich eingekauft hatte. Voller Zufriedenheit ging ich ins Bett. In dem Moment, als ich unter der Bettdecke lag, fiel mir ein, daß ich das Wichtigste vergessen hatte: Olivenöl. »Olivenöl ist gesünder als Pflanzenöl. Ich muß Olivenöl haben!« rief ich aus. Also sprang ich wieder auf.

Draußen vor meinem Zimmer stand meine Mutter. »Wo gehst du hin?« fragte sie.

»Zu dem Geschäft«, entgegnete ich.

»Warum erzählst du das nicht deinem Vater? Er macht sich Sorgen«, forderte sie mich auf.

»Ich bin zu sehr in Eile«, sagte ich.

Ich ging nicht in sein Zimmer. Um so schnell wie möglich zu dem Geschäft zu kommen, rief ich, wohin ich gehen wollte, während ich schon die Treppe hinunterlief.

Im Geschäft beschloß ich, außer dem Olivenöl auch noch mehr Käse zu kaufen. Dann stand ich vor der Käsetheke und konnte mich nicht entscheiden. Schließlich nahm ich von jedem Käse ein Stück.

»Das sollte eine Weile reichen.«

Auf dem Weg zu den Regalen mit dem Öl tanzte ich durch die Gänge. Ich nahm mir eine Gallone vom besten Olivenöl. Diesmal fiel mir die Wahl leicht. Es war so schwer, daß ich meinen ganzen Körper einschließlich Kinn einsetzen mußte, um alles zu tragen.

Dann entdeckte ich noch Mandarinen, Kiwis und andere exotische Früchte. »Davon muß ich auch etwas haben«, beschloß ich. Während ich mir das Obst ansah, wollte ich plötzlich alles haben, aber ich konnte kaum noch etwas tragen und nahm nur ein paar Früchte.

Dann fragte jemand hinter mir, ob ich Hilfe benötigte. Ich wandte mich um und sah einen großen, ziemlich behaarten Mann, der ein rotes, sportliches Hemd trug. Ich gab ihm keine Antwort, sondern warf ihm nur einen Seitenblick zu und zog weiter zur Kasse. Einmal blickte ich hinter mich, und da war der Mann noch immer hinter mir. Dann stellte ich mich an der Kasse an; der Mann postierte sich hinter mich.

Ich begann zu zittern. *Wird er mich auch draußen noch verfolgen und mich angreifen?* fragte ich mich.

»Das macht 46 Dollar 72, Misses. 46 Dollar, Misses. Misses …« rief die Kassiererin.

»Bitte, Misses«, bat mich die Kassiererin und sah mich merkwürdig an. Dann fragte sie mich, ob ich Angst hatte, nicht genug Geld bei mir zu haben. Ich antwortete nicht. Ich blickte noch immer den Mann hinter mir an.

»Misses, Sie halten den ganzen Betrieb auf«, bemerkte sie unvermittelt.

»Was meint sie?« wunderte ich mich. »Sie hat nur meine Sachen eingetippt.«

Eine andere Stimme meldete sich aus dem Hintergrund; jemand bot sich an, meine Rechnung zu bezahlen.

Ich gab der Kassiererin das Geld und verließ das Geschäft. Ohne Schwierigkeiten gelangte ich zu meinem Wagen. Während ich die Lebensmittel im Kofferraum verstaute, fuhr ein Auto langsam heran und hielt direkt hinter mir. Der Mann aus dem Geschäft streckte seinen Kopf zum Fenster heraus. Ich erstarrte.

»Oh verdammt«, murmelte ich. »Das bedeutet Ärger.«

Der Mann schüttelte den Kopf, wünschte mir frohe Weihnachten und fuhr davon. Ich stieg in meinen Wagen und fuhr nach Hause.

Als ich meine letzten Einkäufe ausgepackt hatte, war der Kühlschrank ebenso gefüllt wie die Gefriertruhe und sämtliche Schränke.

Leise wie eine Maus huschte ich zu meinem Zimmer hinauf. Noch leiser öffnete ich die Tür. Ich entdeckte, daß jemand in meinem Bett lag und machte einen Satz zurück. Es war meine Mutter.

»Was tust du hier?« fragte ich.

Sie schüttelte den Kopf. »Oh mein Gott, Fran. Was ist los mit dir? Bist du verrückt geworden?« Sie stürzte aus dem Zimmer.

Ich barg mein Gesicht in meinen Händen, während mir ihre Fragen durch den Kopf gingen. Unwillkürlich stellten sich weitere Fragen ein. *Warum haßt mich jeder? Warum hat mich Steve so gequält? Warum ist mein Leben nichts mehr wert?*

Mein Herz pochte immer schneller, und meine Hände zerrten

immer heftiger an meinen Haaren. Ich war vollkommen verloren. Ich dachte an meinen neuen Gesundheitstick und vergaß die Worte meiner Mutter. Dann änderten sich meine Gedanken mit einem Schlag, und ich lief in die Küche hinunter, um meine Einkäufe zu überprüfen.

Meine Mutter und mein Vater erwarteten mich. »Was hat das alles zu bedeuten?« rief meine Mutter und starrte auf die Lebensmittel, die sich überall türmten. Ich erwiderte nichts. Außerdem war es keine richtige Frage gewesen.

Ich wunderte mich, warum sie so früh aufgestanden waren; es war halb sechs. Das bedeutete, daß ich viereinhalb Stunden in dem Lebensmittelgeschäft verbracht hatte. Es war mir nicht so lange vorgekommen.

Wir drei standen uns in der Küche in völligem Schweigen gegenüber. Mein Vater war der erste, der etwas sagte: »Bist du verrückt geworden? Wir können uns all dieses teure Zeug nicht leisten.«

Dann war meine Mutter an der Reihe. »Du bringst das alles sofort zurück.« Dann stürzte sie atemlos hinaus und führte ein Telefongespräch. Als sie zurückkehrte, sagte sie zu mir: »Ich habe gerade das Geschäft angerufen. Ich habe ihnen gesagt, das du Lebensmittel für mich gekauft hast, die ich überhaupt nicht gebrauchen kann, und ich will, daß du sie zurückbringst. Auf der Stelle!«

Ich konnte kein Wort sagen. Ich drehte mich herum und stürzte wütend hinaus. »Es war ein Geschenk«, schrie ich ihnen zu.

Beschämt ging ich in das Geschäft. Ich mußte warten, bis jemand kam, der die ganzen Sachen zurücknehmen konnte. Ich stand an der Kasse und beugte mich mit hängendem Kopf über meinen Einkaufswagen. Meine Augen fühlten sich an, als würden sie tief in meinen Kopf sinken. Alles war wie in einen Schleier gehüllt, als wäre alles ein Traum. Ich schien gar nicht wirklich da zu sein. Ich stand vor einem Tunnel und schaute zu, was am anderen Ende vor sich ging. Schließlich kam ein Angestellter und nahm die Lebensmittel zurück.

Ich wollte nicht nach Hause gehen, aber ich tat es trotzdem. Sobald ich einen Fuß in die Tür gesetzt hatte, begann ein großer Krach, bei dem mein Einkauf der wichtigste Punkt war.

Meine Mutter drängte mich den Korridor hinunter und sagte mir: »Ich bin furchtbar wütend.«

»Warum?« entgegnete ich.

Eine unheimliche Stille trat ein. Ich wollte etwas sagen, aber sie schnitt mir das Wort ab. »Frances, sei bitte still.«

Wieder herrschte Stille. Ein Stöhnen drang von meinem Vater in der Küche. Immer wieder sagte er mit schriller Stimme vor sich hin: »Was ist nur mit unserer Tochter? Sie war immer ein wunderbares Kind. So fürsorglich, so folgsam. Ich halte es nicht mehr aus.«

Meine Augen sahen plötzlich wieder klar, und meine Ohren schienen wieder zu funktionieren. Mein Körper begann zu zittern. »Was stimmt mit mir nicht? Ich verstehe das alles nicht«, sagte ich und lief die Treppe in mein Zimmer hinauf.

»Wir verstehen es auch nicht«, rief meine Mutter.

Obschon ich alle meine gesundheitlichen und psychischen Probleme meiner Ernährung zuzuschreiben versuchte, geschahen noch andere besorgniserregende Dinge. Ich ertappte mich dabei, daß ich die erstbesten Sätze aussprach, die mir in den Sinn kamen, gleichgültig, worum es gerade ging. Ich lief völlig benommen umher, antwortete auf keine Fragen, ja, ich vernahm sie nicht einmal. Da steckte keine Absicht dahinter; ich schien keine Kontrolle über mich zu haben.

Die Situation verschlechterte sich zusehends. Meine Eltern, die nicht verstehen konnten, was ich tat, hackten ständig auf mir herum. »Suche dir einen Job, Fran. Fang wieder an zu leben, Fran.« Solche Bemerkungen machten den ohnehin schon ungefestigten Zustand, in dem ich mich befand, noch schlimmer.

Ich wollte mich nur auf eine Sache konzentrieren: Ich wollte mich besser fühlen. Alles andere mußte warten. Aber meine Eltern konnten offensichtlich nicht begreifen, wie krank ich mich fühlte und wie elend alles war, was mir widerfuhr. Die Verwirrung, die ihre ständigen Anforderungen obendrein bei mir hervorriefen, konnte ich überhaupt nicht gebrauchen.

Ich versuchte ihnen zu erklären, daß ich erst meine Gesundheit wiederhergestellt haben müßte, bevor ich einen neuen Job annahm oder ein neues Leben begann. Aber da sie sich ständig mit mir abquälten, stießen meine Erklärungen auf taube Ohren. Zuvor waren wir prima miteinander ausgekommen, nun stritten wir über Kleinigkeiten. Darüber hinaus hatte ich ein permanentes Gefühl der Schuld – ebenso wie sie, denn, obschon sie mich liebten, waren sie immer überfürsorglich gewesen, und ich hatte mich stets als unterwürfiges Kind gezeigt.

Eines Abends, als ich nach einem weiteren Streit das Zimmer verließ, verflog mein Zorn, den ich Minuten zuvor noch gespürt hatte, und verkehrte sich in sein Gegenteil. Ich dachte, wie dankbar ich meinen Eltern für das sein sollte, was sie für mich getan hatten. Ich ging zurück, postierte mich vor meinen Vater und brüllte: »Dad, ich lieb dich, und ich weiß alles sehr zu schätzen, was du und Mom für mich tun und getan haben.«

Als ich geendet hatte, lief ich weg und setzte mich wieder auf meine Couch. In meinem Kopf hatte sich ein richtiges Gespräch abgespielt. Ich hatte meinen Vater auf meine Seite gezogen, und nun würde er die Dinge so wie ich sehen. Doch während ich da saß, wurde ich immer unzufriedener. *Ich muß noch andere Dinge tun, aber darüber muß ich erst nachdenken.*

Ich beschloß, ein Spaziergang würde mir sicherlich beim Nachdenken helfen. Ich stand auf und ging aus dem Haus, ohne ein Wort zu sagen. Nach einer Weile fand ich mich vor dem Haus meiner Schwester Connie wieder. Als ich es erreichte, hatte ich ganz vergessen, warum ich hergekommen war. *Das sieht mir überhaupt nicht ähnlich. Ich habe immer ein Gedächtnis wie ein*

Elefant gehabt. Doch ich beruhigte mich: *Es ist nur meine Ernährung. Wenn ich meine Ernährung in Ordnung gebracht habe, dann wird auch mein Gedächtnis wieder bestens funktionieren.* Ich mußte etwas sagen, also begann ich Connie von Briefen zu erzählen, die ich Steve geschrieben hatte.

»Hat Mom die Briefe abgefangen?« war alles, was sie entgegnete.

Dieser Gedanke beunruhigte mich.

»Wie könnte sie es wagen?« erwiderte ich.

»Warum fragst du Mom nicht?« sagte Connie.

Sie hatte ihren Vorschlag noch nicht richtig ausgesprochen, da befand ich mich auf dem Weg nach Hause, um meine Mutter zu fragen. Sie lag im Bett, als ich zurückkehrte. Das kümmerte mich aber nicht. Ich ging geradewegs zum Zimmer meiner Eltern und riß die Tür auf.

In einem herausfordernden Tonfall rief ich: »Mom, fängst du meine Briefe an Steve ab?«

Sie war vollkommen entsetzt. Sie riß ihre Augen auf und stotterte etwas, und bevor sie eine vernünftige Antwort geben konnte, schlug ich die Tür zu und ging.

In meinem Zimmer lag ich eine Weile auf dem Bett. Wieder dachte ich daran, wieviel meine Eltern für mich getan hatten – und wie wenig ich ihnen meine Zuneigung zeigte. Auf einer Party von Innenarchitekten hatte ich kürzlich zwei hübsche Wandbehänge erstanden, auf denen jeweils ein netter Spruch zu lesen war. Ich überlegte, daß die Behänge ein perfektes Geschenk wären, und sprang aus dem Bett auf, um mit diesen Zeichen meiner Zuneigung zum Zimmer meiner Eltern hinüberzugehen. Diesmal klopfte ich an, bevor ich eintrat.

Lächelnd und voller Stolz zeigte ich ihnen meine Geschenke, als wären sie die wertvollsten Edelsteine der Welt. Und dann sagte ich ehrlichen Herzens: »Ich liebe euch beide.«

Meine Eltern starrten mich wortlos an; sie hatten keine Ahnung, aus welchem Grund sich meine Stimmung so abrupt verändert hatte. Ich ließ mich durch ihre abwehrende Haltung nicht durcheinanderbringen. Ich lächelte, drehte mich dann um und ging hinaus. Als ich in meinem Zimmer war, beschäftigten mich schon ganz andere Dinge.

Obschon ich mich sofort hinlegte, konnte ich nicht schlafen. Meine Brust tat mir weh, und dann bekam ich Schwierigkeiten beim Atmen. Es scherte mich nicht, was die anderen zu mir sagten: Etwas stimmte nicht mit mir. Ich verstand nur nicht, warum mir niemand half. Ich fühlte mich vollkommen alleine gelassen; niemand hörte mir zu.

Plötzlich wußte ich, wer der Richtige war, mir zu helfen – Steve. Ich konnte kaum erwarten, daß es Morgen wurde. Irgendwie schaffte ich es, durch die Nacht zu kommen. Meine Eltern und meine Schwestern gingen, um Lebensmittel einzukaufen.

Nachdem sie das Haus verlassen hatten, rief ich Steve an und ließ das Telefon ein Dutzend mal klingeln. Niemand meldete sich. Schließlich kehrte ich ins Bett zurück und fiel in einen unruhigen Schlaf. Erst gegen Mittag erwachte ich, und dann verging der Tag ereignislos.

Am nächsten Morgen hatte ich wieder Kopfschmerzen. Ich beschloß spazierenzugehen, weil frische Luft meinem dröhnenden Kopf guttun würde.

Gegen zehn Uhr kehrte ich nach Hause zurück. Als ich ins Haus trat, hoffte ich, daß Steve nicht angerufen hatte. Ich mußte zuerst am Telefon sein. Wenn meine Eltern hörten, daß er am Telefon war, würden sie auflegen. Zum Glück war niemand zu Hause.

Die Zeit verstrich. Ich mußte eingeschlafen sein und den Anruf verpaßt haben, wenn es überhaupt einen Anruf gegeben hatte. Das nächste, was ich hörte, war das Piepen des Rauchmelders.

Mein Rücken tat höllisch weh, und obschon ich mich kaum rühren konnte, zwang ich mich auf. Ich schleppte mich die Treppe hinunter und schaute mich um. Der ganze Raum lag in Dunst gehüllt. Ich versuchte, ruhig zu bleiben, und erreichte das Telefon in der Küche. Ich rief die Feuerwehr an und lief so schnell ich konnte aus dem Haus. Mein ganzer Körper zitterte, als ich hinausstürzte.

Binnen weniger Minuten waren die Polizei und die Feuerwehr da.

»Wir können kein Feuer entdecken«, versicherte mir ein großer, dunkelhaariger Feuerwehrmann. »Ihr Rauchmelder braucht neue Batterien.«

»Nun, ich gehe jedenfalls nicht wieder ins Haus«, schrie ich.

Plötzlich begann sich etwas in meinem Kopf zu verkrampfen. Ich legte meine Hände auf den Kopf, damit der Krampf aufhören sollte.

»Ich habe Gehirnkrämpfe«, rief ich immer und immer wieder.

Ein Polizist kam zu mir herüber.

»Möchten Sie ins Krankenhaus gebracht werden?« fragte er.

»Ja, bitte«, entgegnete ich.

Ich kroch in den Fond eines Streifenwagens. Mir war es unmöglich, aufrecht zu sitzen. Mein Kopf wog eine Tonne. Langsam rutschte ich tiefer und tiefer, bis ich schließlich flach auf dem Rücken lag. Ich wußte nicht, wo ich war oder wohin ich fuhr.

Als sich mein Kopf von links nach rechts drehte, begann ich mir eine Million Fragen zu stellen, auf die ich aber keine Antwort hatte. Ich hatte keine Ahnung, warum ich mir selbst vernünftig vorkam. Ich begann mir weitere Fragen zu stelle, über alles mögliche, was meine Neugier befriedigen konnte. Doch ich fand keine Antwort.

Wir befanden uns in einem großen Backsteingebäude. Ich stand da und wußte wieder einmal nicht, wo ich mich aufhielt und wer die Leute um mich herum waren. Ich vermochte lediglich die Umrisse einiger Gestalten zu erkennen. Das versetzte mich in Angst. Mein Herz begann schneller zu schlagen, und meine Gehirnkrämpfe kehrten zurück. Mein Kopf fühlte sich an, als würde er jeden Moment herunterfallen. Ich legte mir die Hände ins Genick, um die Krämpfe zu lindern und dafür zu sorgen, daß ich meinen Kopf weiter aufrecht hielt.

Dann begann ich hin und her zu gehen und rief: »Mein Kopf, mein Kopf explodiert!«

Ich wanderte von einer Gestalt zur nächsten, und erklärte, was mit meinem Kopf vor sich ging. Dann entdeckte ich meine Schwester und meine Mutter. Sie hatten einen Koffer bei sich. Ich lief zu ihnen; ein Polizist blieb ständig an meiner Seite.

»Laß dich einweisen«, bat meine Mutter mich.

Ich verstand nicht, was sie meinte.

»Bitte, Fran, laß dich einweisen.«

Der Polizist packte meinen Arm. Ich befreite mich aus seinem Griff und steuerte auf den Raum zu, aus dem ich eben erst herausgekommen war. In dem Raum saßen eine Menge Leute.

Wo bin ich? Was tun all diese Leute hier? Ich lehnte mich gegen die Wand und starrte gelangweilt vor mich hin. Plötzlich machte ich mich wieder auf. Ich lief zurück ins Untersuchungszimmer, konnte mich aber nicht mehr erinnern, wo es lag.

Ich hielt an den verschiedenen Türen inne. Manchmal öffnete ich eine Tür, um hineinzuspähen; manchmal blieb ich vor einer Tür stehen, um zu sehen, ob es die richtige war. Ich befand mich in einem Labyrinth. Je verzweifelter ich suchte, desto mehr verlor ich die Orientierung.

Dann kam jemand zu mir und hielt mich am Arm fest. Es war meine Schwester Eileen. Sie führte mich in einen winzigen Raum, in dem zwei Stühle, ein kleiner Tisch und eine Bank standen. Mein Kopf tat mir weh. Sofort legte ich mich auf die Bank und machte es mir bequem. Eileen und meine Mutter nahmen auf den Stühlen Platz. Niemand sagte ein Wort.

»Was tun wir hier?« fragte ich Eileen.

»Wir warten auf den Arzt«, entgegnete sie.

Fünf Minuten später fragte ich wieder: »Was tun wir hier?« Ich erhielt dieselbe Antwort.

Wenig später fragte ich wieder. Diesmal wandten meine Mutter und Eileen sich mir zu und sagten langsam und bedächtig: »Wir warten auf den Arzt.«

Ich erhob mich und entkleidete mich. Dann zog ich ein zerknittertes Krankenhemd an. Wieder legte ich mich auf die Bank. Mein Gehirn begann sich wieder zu verkrampfen.

Stille trat ein. Meine Mutter saß auf einem Klappstuhl in der Ecke und weinte leise. In der Ferne hörte ich Sirenen. Das Heulen ließ meinen Körper erzittern. Dann trat ein Arzt in einem weißen Kittel ein; er wirkte sehr aristokratisch und forderte meine Mutter und Eileen mit schroffer Stimme Stimme auf, den Raum zu verlassen.

5

Ich setzte mich auf, als der Arzt mich ansprach. Er begann, mich mit Fragen zu bombardieren. Verzerrte und endlos gedehnte Worte vernahm ich. Ich hatte keine Ahnung, wovon er sprach, und wartete ungeduldig darauf, daß er mich untersuchte. Doch er berührte mich gar nicht.

»Ich habe gedacht, Sie würden meinen Kopf untersuchen«, sagte ich wütend.

Er stellte weiter seine Fragen.

»Hören Sie Stimmen? Sehen Sie Farben und sonderbare Formen? Haben Sie einen Psychiater aufgesucht?«

Ich starrte ihn an; Tränen standen mir in den Augen. *Offenbar denkt er, daß ich verrückt bin. Was soll das für einen Zweck haben?* Ich drehte meinen Kopf zur Wand herum und weigerte mich zu antworten. Er stellte weiterhin seine Fragen, doch ich sagte nichts.

»Ich bin gleich wieder da«, erklärte er dann verärgert und verließ den Raum.

Nachdem er gegangen war, legte ich mich auf den Rücken. Ich hatte das Gefühl, als wimmelte es von Würmern in meinem Bauch, die alle hinaus wollten. Ich durfte nicht zulassen, daß das jemand sah. Ich floh in das Badezimmer. Ich hatte Angst, in die Schüssel zu blicken, als ich auf der Toilette saß. Als ich es dennoch tat, war nichts zu sehen. Als ich versuchte, zu dem Raum zurückzukehren, in dem ich gewesen war, bemerkte ich ein anderes Zimmer, wo eine Menge Leute saßen. *Wo bin ich?* dachte ich, plötzlich vollkommen verwirrt. *Was tun all diese Leute hier?* Ich lehnte mich gegen die Wand und starrte vor mich hin. Dann machte ich abrupt Anstalten, zu den Behandlungsräumen zurückzugehen.

Alle Türen sahen gleich aus. Ich konnte mich nicht mehr erinnern, welche ich öffnen wollte. Ich hielt vor verschiedenen Türen inne. Manchmal öffnete ich eine Tür, um hineinzuschauen, dann wieder blieb ich lediglich vor der Tür stehen und betrachtete sie eingehend. Wieder hatte ich das Gefühl, mich in einem Labyrinth zu befinden.

Als ich um eine Ecke bog, bemerkte ich einen Raum voller Leute, den ich offenbar schon zuvor gesehen hatte. Diesmal jedoch hatten alle graue Haare und Falten im Gesicht. Auch die Wände hatten eine andere Farbe. »Die Zeit ist ohne mich vorangeschritten«, flüsterte ich.

»Wir sind in der Zukunft.«

Während ich den Korridor hinunterging, kam ein Mädchen auf mich zu. »Die kenn' ich!« Als das Mädchen näher kam, entdeckte ich, daß es Liz war, meine Freundin seit vielen Jahren. Sie sah viel älter aus. Das überzeugte mich davon, daß wir uns etliche Jahre in der Zukunft befanden.

Als sie direkt vor mir stand, konnte ich nur fragen: »Welches Jahr haben wir?«

Mit einem mißglückten Lächeln antwortete sie: »1987, Fran.«

Dann fragte sie: »Bist du in Ordnung?«

Ich nickte.

»Ich bin spät dran, muß mich beeilen. Wir reden später miteinander.« Sie hastete davon.

Ich war noch verwirrter als zuvor. *Was ist in meiner Abwesenheit geschehen? Werde ich mich jemals wieder einfügen können?*

Sehr langsam, wobei ich mir meinen Weg an der Wand ertastete, versuchte ich zu den Behandlungsräumen zurückzugelangen. Es war, als wäre ich in einen Nebel geraten; ein Zombie im Nebel. Isoliert. Allein. Ich fühlte mich über alle Maßen müde und schwach. Daher verschwanden meine Sorgen sehr schnell, und ich bewegte mich weiter, um einen Platz zu finden, wo ich ausruhen konnte.

Ich ging weiter, bis ich schließlich gegen eine Reihe von Tischen stieß, die einer nach dem anderen an der Wand aufgestellt waren. Die Tische waren durch Vorhänge voneinander getrennt. Ich hatte keine Ahnung, wo ich war, aber es kümmerte mich auch nicht.

Ich hatte nur einen Gedanken: Ich wollte mich ausruhen. Ich stieg auf einen der Tische und legte mich hin. Ich hatte das Gefühl, gar nicht richtig da zu sein. Ich nahm nichts und niemanden um mich wahr. Mein Verstand war meiner Kontrolle vollkommen entzogen. Gedanken wirbelten zügellos herum.

Gemurmel drang an mein Ohr. »Es gibt so wenige Ärzte. Man muß stundenlang warten, bis einer kommt. Wenn überhaupt jemand kommt.«

Das Warten zog sich endlos hin. Niemand untersuchte meinen Kopf, der furchtbar schmerzte. Ich blickte mich um. *Vielleicht gibt es heutzutage so viele Kranke, daß sie sich hintereinander aufstellen müssen. Vielleicht hat meine Familie meinen Körper nach meinem Tod eingefroren, in der Hoffnung, daß man eines Tages einen Weg ins Leben zurückfindet. Vielleicht bin ich noch immer eingefroren, und man wartet darauf, Teile meines Körpers zu entnehmen.* Ich versuchte, diese sonderbaren Gedanken abzuschütteln, die mir durch den Kopf wirbelten.

Als nächstes bemerkte ich, daß meine Mutter und meine Schwestern an meiner Seite standen.

»Ich bin schrecklich durstig«, sagte ich. Mutter half mir, von dem Tisch aufzustehen, und führte mich irgendwohin. Während ich ging, sah ich absolut nichts; es war, als schliefe ich tief und fest. Plötzlich war da ein Wasserhahn, und ich versuchte zu trinken. Das Wasser war eiskalt und schmeckte besser als jedes Wasser, das ich zuvor getrunken hatte. Ich sagte das auch meiner Mutter und meinen Schwestern.

Meine Mutter schüttelte fragend den Kopf. »Natürlich schmeckt das Wasser hier gut. Warum auch nicht?« Sie führte mich weiter und machte meinen Schwestern ein Zeichen zu folgen. Ohne zu begreifen, was ich tat, ging ich mit. Ich hatte das Gefühl, als gäbe es nicht einen Muskel in meinem Körper, der entspannt war. Ich bewegte mich, als wäre ich in einem Rausch.

Dann waren wir wieder in dem Behandlungszimmer. Ich steuerte erneut auf die Bank zu. Eine Weile war es vollkommen still in dem Raum. Dann plötzlich wurde die Stille von dem Arzt und einer anderen Frau unterbrochen.

Sie begannen sich angeregt mit meiner Mutter zu unterhalten. Obschon ich nahe bei ihnen saß, konnte ich kein Wort von dem hören, was sie sagten. Dann stand meine Mutter auf und verließ mit dem Doktor den Raum. Als sie zurückkehrte, erhob sich meine Schwester Connie und ging. Nach einer Weile kam Connie, und Eileen ging.

Ich beobachtete das Ganze, ohne eine Frage zu stellen. Dennoch dachte ich bei mir: *Ich frage mich, was hier vor sich geht? Warum werde ich an alledem nicht beteiligt?*

Als Eileen wieder auftauchte, stand ein anderer Mann in einem weißen Kittel bei ihr. Als er den Raum betrat, verließen alle anderen ihn. Ich verstand das alles nicht. Er half mir aufzustehen und bat mich, mich neben ihn zu setzen. Als ich mich setzte, begann er mir Fragen zu stellen; Fragen, die ich nicht verstand. Nachdem ich mehrmals »Ich weiß nicht« oder »Wie?« gesagt hatte, hörte er auf, mich mit Fragen zu bombardieren.

Plötzlich spürte ich einen heftigen Schmerz hinter den Rippen. Ich preßte mir die Hände auf die Brust. Dann empfand ich einen schmerzvollen Stich in meinem Arm. Ich hatte keine Ahnung, was da mit mir geschah. Ich saß lediglich völlig betäubt da, während der Schmerz immer intensiver wurde. Dann setzten die Krämpfe in meinem Kopf ein. Sie währten solange, bis ich zu schreien begann: »Hilfe, ich glaube, ich habe einen Herzanfall!«

Der Doktor lief auf den Gang hinaus. Er kehrte mit zwei Schwestern und einer fahrbaren Trage zurück. Sie schlossen mich an ein EKG-Gerät an und maßen meinen Blutdruck. Als ich nach den Werten fragte, bekam ich nur die Antwort, daß er hoch sei.

Diese Antwort versetzte mich noch mehr in Angst. »Was bedeutet das?« schrie ich.

»Angstgefühle höchstwahrscheinlich«, entgegnete der Arzt, der den Monitor des EKG-Gerätes ablas. Alle schienen mich nur anzustarren. Ich schüttelte müde den Kopf. »Nein, da steckt mehr dahinter. Bitte, helfen Sie mir«, rief ich hysterisch.

Der Arzt begann meinen Bauch abzutasten. »Ist es vielleicht der Blinddarm?« fragte ich. Aber er antwortete lediglich, daß ich nur Blähungen hätte. Ich glaubte ihm nicht.

Dann fragte er, ob ich rauchen würde. Ich entgegnete, daß ich in den letzten drei Tagen keine Zigarette geraucht hatte, aber vorher hatte ich beinahe eine Schachtel am Tag geraucht.

Er meinte, daß das der Grund für meine derzeitigen Probleme sein sollte. Wenn ich weniger rauchte, dann würde ich so etwas nicht noch einmal erleben. Dann begann er über die Kinder von Katholiken zu reden. Ich versank in meine eigenen Gedanken und hörte nicht mehr, was er dann noch sagte.

Ich spürte, wie meine Finger und Knie aus den Gelenken sprangen. Ich begann sogar zu bemerken, daß meine Augen sich in Richtungen bewegten, in die sie sich noch nie bewegt hatten. Dann fühlte sich meine Kehle so sonderbar an, als würde sie anschwellen. Ich legte meine Hand auf meinen Hals, um den Unterschied zu spüren. Alle möglichen Gedanken darüber, was mit mir nicht stimmte, wirbelten mir durch den Kopf. »Habe ich AIDS? Ist es eine Schilddrüsenkrankheit? Liegt es an meiner Ernährung?« fragte ich mich. Ich schüttelte den Kopf. »Stimmt etwas mit meinem Kopf nicht?«

Der Arzt schaute mich durchdringend an. »Haben Sie Probleme mit Ihrer Familie?« fragte er mich.

Ich schüttelte meinen von Schmerzen geplagten Kopf. »Ich weiß nicht. Wir streiten uns sehr häufig.«

Der Doktor schaute mich sonderbar an, dann führte er meine Mutter aus dem Zimmer. Als sie gegangen waren, begann sich etwas in meinem Hinterkopf wieder zu verkrampfen. Mein ganzer Körper bebte, meine Augen weiteten sich, und ich atmete sehr unregelmäßig. Es fühlte sich an, als würde mein Kopf explodieren. Ich begann hysterisch zu schreien. Sie stürzten zurück in das Zimmer.

»Ihr müßt mir helfen«, flehte ich sie an.

Meine Mutter, meine Schwestern, die Ärzte und Krankenschwestern, sie alle standen um mich herum. Eine Schwester beugte sich über mich und gab mir eine Spritze.

Der grauhaarige Arzt, der zuvor meinen Kopf nicht untersucht hatte, sagte: »Frances, wir werden Sie zur Beobachtung ein paar Tage hierbehalten.« Sein autoritärer Tonfall jagte mir Angst ein.

Ich wollte widersprechen, aber mein Kopf schien nicht mehr zu arbeiten; es war als wäre alles darin zum Stillstand gekommen. Weder mein Kopf noch mein Körper funktionierte. Es wurde eine Trage gebracht, auf die ich geschnallt wurde. Ich fühlte mich immer schläfriger.

Ein paar Stunden später erwachte ich in einem fremden Bett. Im Raum war es sehr kalt. Ich rollte mich ganz in die Decke ein, doch mir wurde nicht wärmer. Ich zitterte und klapperte mit den Zähnen. Die Tür zu meinem Zimmer stand offen.

Ich rief, daß jemand mir weitere Decken bringen sollte. Aber niemand reagierte. Ich rief noch einmal. Diesmal kamen zwei Krankenschwestern ins Zimmer geeilt. »Ich werde überhaupt nicht warm. Ich brauche mehr Decken«, stammelte ich.

»Es ist über dreißig Grad Celsius«, sagte die eine Schwester zur anderen.

»Hypothermie«, entgegnete die andere.

Sie zerrten an den Decken, wechselten meine Kleidung und legten andere Laken auf. Das alles geschah in Windeseile. Ich konnte nicht nur kaum wahrnehmen, was sie da taten, ich verstand auch den Grund nicht. *Was habe ich getan, daß ich eine solche Behandlung verdiene? Was bedeutet Hypothermie?* Als die Schwestern mit ihrer Arbeit fertig waren und den Raum verlassen hatten, fühlte ich mich viel besser und konnte weiterschlafen.

Doch ich schlief nicht sehr lange, dann wurde ich von den

Krämpfen in meinem Kopf geweckt. Die Krämpfe wurden immer heftiger, während ich so dalag. In meinem Kopf dröhnte es. Ich drückte auf den Knopf neben meinem Kopf und sprach in die Lautsprecheranlage.

»Bitte, ich habe Krämpfe in meinem Kopf. Helfen Sie mir bitte.«

»Wir kommen gleich«, entgegnete eine monotone Stimme. Ich begann die Schwester anzuflehen, mir zuzuhören und den Arzt zu rufen. Ein paar Minuten später tauchte die Schwester mit einer Spritze in der Hand auf und stieß mir die Nadel in den Arm, obschon ich heftig protestierte.

Um sechs Uhr am Morgen erwachte ich und begann mich in dem Zimmer umzusehen. Mein Kopf tat weh. *Wo zum Teufel bin ich hier?* dachte ich voller Angst. Dann erinnerte ich mich: Ich war im Krankenhaus. Hier würde man mir helfen.

Ich versuchte mich zu beruhigen. Zitternd setzt ich mich auf und versuchte mich zu orientieren. Zuerst tastete ich meinen Kopf ab. Er fühlte sich ziemlich normal an. *Doch wie mag mein Kopf aussehen?* fragte ich mich. Langsam schleppte ich mich aus dem Bett zu der Kommode hinüber. Ich hielt mich an der Kommode fest und blickte in den Spiegel. Mein Kopf sah ganz normal aus.

Ich versuchte mich zu entspannen und betrachtete das Zimmer. Außer einem Bett, einem Nachttisch und einem Tischchen für das Essen gab es keine Möbel.

Eine Krankenschwester kam herein und hielt mir eine Speisekarte hin. »Wählen Sie bitte Ihr Frühstück aus. Machen Sie einen Kreis um die Dinge, die Sie haben wollen«, sagte sie.

Ich legte die Speisekarte auf die Kommode und begann sie zu lesen. Alle Worte schienen sich ineinander zu schieben. Ich konnte kein einziges Wort lesen. *Sollte ich irgend etwas sagen?* fragte ich mich. Ich entschied mich, nichts zu sagen. Ich machte einfach irgendwelche Kreise. Ohne ein Wort zu sprechen, gab ich die Speisekarte der Krankenschwester.

»Könnte ich duschen?« fragte ich dann.

»Nicht vor dem Frühstück«, entgegnete sie. »Ich komme und hole Sie dann.« Die Art, wie sie das sagte, jagte mir einen Schauer über den Rücken, und ich dachte an meinen letzten Aufenthalt im Krankenhaus.

Ich wartete, bis sie gegangen war, dann begab ich mich zur Tür. Ich blickte auf den Gang hinaus und entdeckte das Schild. Großer Gott, ich befand mich wieder auf der Station neun. Ich begann zu toben und zu schreien und drückte schließlich auf den Klingelknopf.

Die Krankenschwester kehrte zurück. »Sie müssen sich hier ordentlich benehmen«, erklärte sie ernst, »oder Sie werden Weihnachten nicht nach Hause kommen.«

6

»Oder Sie werden Weihnachten nicht nach Hause kommen.« Diese Worte klangen mir in den Ohren. *Was meinte die Schwester damit? Was geschah mit mir? Warum hielt man mich hier fest? Wofür wurde ich bestraft?*

Gedanken an Ereignisse, die im Sommer passiert waren, gingen mir durch den Kopf. Ich begann loszuplappern, ohne mich in der Gewalt zu haben. »Da hat Steve mich geschlagen, und ich habe die Polizei gerufen. Vielleicht hat das alles mit Steve zu tun«, murmelte ich. »Er rächt sich an mir.«

»Vielleicht hat es doch nichts mit Steve zu tun.« Ich schüttelte den Kopf.

»Vielleicht liegt es an meiner Familie. Es könnte sein, daß sich meine Schwester Connie wegen der vielen Streitigkeiten rächt, die wir miteinander gehabt haben.« Der letzte Streit hatte die ganze Familie in Aufruhr gebracht. »Vielleicht haßt mich meine ganze Familie.« Ich begann wieder zu zittern. Die Krankenschwester stand an der Tür und beobachtete mich. Ungeduldig trommelte sie mit den Fingern auf den Papieren herum, die sie in der Hand hielt.

Ich wurde wütend und wollte etwas Unfreundliches sagen, aber dann riß ich mich zusammen, und kurz danach verschwand die Schwester.

Über den Lautsprecher wurde mitgeteilt, daß das Frühstück fertig war. Ich hatte keine Ahnung, wo es serviert wurde. Ich trat aus der Tür in den Gang und beschloß zu warten und zu beobachten, in welche Richtungen die anderen Patienten sich wandten. Ich konnte niemanden fragen; vielleicht war ich ja schon einmal zum Frühstück gegangen. Ich mußte normal wirken.

Ich wartete und sah zu, wie die Leute vorbeigingen. »Da ist das Mädchen mit dem Helm. So werde ich auch bald aussehen.«

Bei diesem Gedanken jagte mir ein Schauer über den Rücken. Dann liefen ein paar Leute den Korridor hinunter und bogen in einen Raum am Ende des Ganges ein. »Da muß es das Frühstück geben«, murmelte ich.

Ich folgte den Leuten in einen kleinen Raum. Auf zwei Karren türmten sich Tabletts. Neben jedem Karren stand ein Mann und rief bei jedem Tablett, das er aufnahm, einen Namen. Ich wartete in einer Reihe von Leuten und hörte zu. »Sloan, Hagen, Andrews, von Beuren, Deitrick.« *Das bin ich. Was tue ich jetzt?*

Ich tat das, was alle anderen auch taten, und ging in den Speisesaal. Am Eingang blieb ich stehen und schaute mich nach einem Platz suchend um. Die meisten Patienten waren schon älter; viele sahen ungepflegt und ungewaschen aus.

Ich setzte mich allein an einen Tisch und hob den Deckel von meinem Tablett ab. Dann lachte ich. Mein Frühstück bestand aus Pfeffer, Getreideflocken, heißem Wasser und einer Gabel! Ich setzte den Deckel wieder über das Tablett und lehnte mich voller Verachtung für dieses Essen zurück. *Das kann nicht wahr sein. Mit mir stimmt doch alles.*

Ich bemerkte eine Speisekarte neben mir und beschloß, es noch einmal zu versuchen. Die Karte war nicht leichter zu lesen als die Speisekarte für das Frühstück, doch irgendwie schaffte ich es. Als ich die Karte zurückstellte, kam ein dunkelhaariger Mann, dem Speichel im Mund hing, an meinen Tisch und nahm Platz. Unfähig ein Wort zu sagen, hockte ich da, starrte ihn an und wußte nicht, wie ich ihn wieder loswerden konnte. *Was will er?* fragte ich mich.

Er sah aus, als hätte er wochenlang weder geschlafen noch gebadet oder sich rasiert. Schweigend begann er sein Frühstück zu essen. Das Essen tropfte ihm so schnell aus dem Mund, wie er es hineinschaufelte. Es lief ihm am Kinn entlang bis auf sein Hemd. Mir wurde übel und ich ging.

Als ich zurück in meinem Zimmer war, legte ich mich auf das Bett. Dann wurde es mir zu langweilig, und ich beschloß, mein neues Zuhause genauer zu erforschen. Ein Ausflug durch die Flure überzeugte mich davon, daß es hier nicht viel zu sehen gab. Alles befand sich auf einer Etage; ein Raum war verschlossen, ein anderer war zum Lesen gedacht, in einem dritten stand ein Fernsehgerät. In einem weiteren Raum sah ich nur ein paar Stühle, dann entdeckte ich die Duschen, die Cafeteria und einen Wäscheraum.

Schließlich kehrte ich in mein Zimmer zurück, um mich auszuruhen. Der Tag verstrich, und ich lag einfach nur da. Ich war völlig verängstigt. Ich verließ mein Zimmer nur, um auf die Toilette zu gehen. Am Abend kam eine Krankenschwester und sagte mir, daß jemand für mich am Telefon sei. *Jemand wird mich retten*, dachte ich; Tränen standen mir in den Augen.

Connie war am Apparat. Sie redete die ganze Zeit. Ich verstand sie überhaupt nicht. Sie erzählte mir, daß sie versuchten, mich aus dem Krankenhaus herauszuholen und in eine private psychiatrische Klinik zu bringen.

»Warum muß ich in eine solche Klinik gehen?« fragte ich mit flehender Stimme. »Was macht ihr mit mir? Mit meinem Verstand ist alles in Ordnung. Warum muß ich in eine psychiatrische Klinik? Ich brauche einen Arzt, keinen Psychiater.«

»Du kannst das Krankenhaus nicht verlassen, wenn du nicht woanders hingehst. Wir versuchen dir zu helfen«, sagte sie. Ich verstand sie zwar nicht genau, aber ich erklärte, ich würde gehen, wenn sie mich hier nur herausholten.

»Es wird ein paar Tage dauern, bis alles arrangiert ist. Halte bis dahin durch«, fügte sie hinzu und legte auf.

Worüber redete sie eigentlich? Warum hatte sie angefangen, mich zu hassen? Hatte ich denn keine Familie mehr? Ich war zu nervös, um Ruhe zu finden. Statt in mein Zimmer zurückzukehren, ging ich in den Leseraum und blätterte ein paar Bücher durch. Es gab nicht viel zu lesen, so daß ich beschloß, etwas anderes zu tun.

Ich schob mich von Zimmer zu Zimmer. Manche waren voller seltsam aussehender Leute. Um nichts in der Welt hätte ich eines dieser Zimmer betreten; die Leute jagten mir Angst ein. Sie saßen mit furchterregenden Gesichtern da; einige hatten sich in den Ecken zusammengekauert. Andere Räume waren leer und wirkten bedrohlich. Ich versuchte, nicht darüber nachzudenken, was sich wohl in ihnen abgespielt hatte. Dann begab ich mich zurück in mein Zimmer.

Das Mittagessen wurde serviert. Diesmal hatte ich keine so schlechte Wahl getroffen. Ich starb beinahe vor Hunger und aß alles auf. Dann hörte ich, daß man uns nach dem Mittagessen Plätzchen backen ließ. »Endlich etwas zu tun«, murmelte ich voller Freude vor mich hin

Ich war eine der ersten, die mit dem Mehl hantierte. Einige andere Patienten gesellten sich hinzu. Es wurde nicht viel gesprochen. Niemand außer mir wußte allerdings, wie man Plätzchen backt. Die Unfähigkeit der anderen entmutigte mich, und ich ging in mein Zimmer zurück. *Ich gehöre hier nicht hin.*

Stunden verstrichen, in denen ich nur an die Decke starrte und versuchte, nicht daran zu denken, wo ich war. Ich vegetierte lediglich noch. Die Uhr schlug neun. Ich dankte Gott dafür, denn wenigstens hatte ich jetzt etwas zu tun: Ich konnte schlafen gehen.

In der Nacht erwachte ich frierend. Außerdem hatte ich wieder Krämpfe. Ich hüllte meinen Kopf in die schwere Decke ein, versuchte mich zu wärmen und die Krämpfe zu lindern, so daß sie aufhörten. Dann hatte ich das Gefühl, als würde ich schrumpfen. In meinem Magen begann es zu rumoren, als würde ich alles von mir geben.

Ich drückte auf den Klingelknopf und schrie um Hilfe. Während ich auf die Schwester wartete, bewegten sich meine Augen unruhig hin und her. Ich hatte keine Beherrschung mehr über mich. Ich dachte, ich würde ersticken. Eine magere, blonde Nachtschwester tauchte auf.

»Ich fühle mich nicht wohl«, sagte ich völlig außer Atem. »Ich brauche eine Medizin vom Arzt.« Die Schwester nickte; sie ging, kehrte aber nach ein paar Minuten wieder zurück.

»Hier ist Ihre Tablette«, sagte sie. »Aber zuerst beschreiben Sie mir einmal, wie Sie sich fühlen.« Sie sah mich an, als machte sie sich wirklich Sorgen um mich. Und ich dachte: *Wenn ich es ihnen sage, werden sie mich niemals gehen lassen.*

»Ich fühle mich einfach nicht wohl«, entgegnete ich zögernd.

»Nun, setzen Sie sich auf und nehmen Sie die Tablette«, erklärte die Schwester.

Ich konnte mich nicht bewegen. »Könnten Sie mir die Tablette in die Hand legen?« fragte ich mit stockender Stimme. Ich reckte meinen Arm empor. Als sie mir die Tablette in die Hand legte, rutschte sie mir durch die Finger.

»Hören Sie«, sagte die Schwester. »Das haben Sie mit Absicht getan, damit Sie die Tablette verstecken können. Ich muß über diese Tablette Rechenschaft ablegen, und ich möchte, daß Sie sie mir zurückgeben.«

»Was sagen Sie da?« fragte ich unter Tränen. »Ich habe das nicht mit Absicht getan. Ich fühle mich einfach nicht wohl. Ich will diese Tablette nehmen. Ich weiß aber nicht, wo sie ist.« Da verschwand die Schwester.

Als sie zurückkehrte, wurde sie von einer korpulenten Schwester begleitet, die einen Haarknoten trug.

»Nun, Miss Deitrick, geben Sie mir die Tablette zurück«, sagte die korpulente Schwester. Ich antwortete ihr genauso wie ihrer Kollegin. »Dann stehen Sie aus dem Bett auf«, befahl die Schwester. »Wir werden das Bett durchsuchen.«

»Bitte lassen Sie mich nicht aufstehen. Ich fühle mich schrecklich unwohl.« Aber meine Bitte half nichts. Sie packten mich und hoben mich aus dem Bett. Dann nahmen sie buchstäblich das Bett auseinander. Sie schauten in jedem Winkel und jeder Ritze nach, aber sie konnten die Tablette nicht finden.

»Ziehen Sie sich aus«, befahl die korpulente Schwester mir.

Tränen rollten mir die Wangen herab. »Ich habe überhaupt nichts getan«, erwiderte ich.

»Wenn Sie sich nicht schleunigst ausziehen, werden wir jemanden holen, der das für Sie erledigen kann«, drohte mir die Schwester.

»Wen?« fragte ich und begann mich zu entkleiden. Sie durchsuchten mich gründlich, konnten jedoch keine Tablette finden. Dann gingen sie. Ich kroch ins Bett zurück und schluchzte: »*Warum ich*?«

Ich konnte nicht wieder einschlafen. Ich hatte mich so sehr aufgeregt, daß mein Genick völlig verspannt war. Dadurch wurden meine Schmerzen, die ich ohnehin schon hatte, noch schlimmer. Dann begann mein Verstand verrückt zu spielen. Ich glaubte zu sehen, wie Steve hereinkam. Die Wände begannen sich zu bewegen.

Schließlich fing auch noch das Bett an, sich zu heben und zu senken. Ich glaubte, daß sich irgend jemand unter dem Bett versteckt hatte, der nur darauf wartete, mich zu ergreifen. Ich war über mich selbst verwirrt. Die Knochen in meinen Füßen taten mir weh. Ich stemmte meine Beine gegen die Wand in die Höhe. *Die Füße hochzuhalten wird mir guttun*. Da begannen meine Füße an der Wand hinaufzulaufen, gefolgt von der unteren Hälfte meines Körpers.

Schließlich sank ich auf den Rücken zurück, doch dann schob ich wieder meine Beine gegen die Wand und machte ein paar Schritte. Das tat ich einige Male. Es lief völlig unwillkürlich ab, ohne daß ich etwas dazu tat. Später lag ich wieder flach auf dem Rücken und schief ein.

Am frühen Morgen kam die blonde Schwester in mein Zimmer, um meinen Blutdruck zu messen. Doch ich untersagte ihr, mich anzufassen. *Ich kann hier niemandem mehr trauen*. Nachdem die Schwester gegangen war, versuchte ich aufzustehen, um ins Bad zu gelangen. Mein Kopf schien eine Tonne zu wiegen, und ich hatte keine Kraft in meinen Armen und Beinen. Schließlich gab ich den Versuch auf, mich zu erheben. Doch ich spürte einen starken Drang auf die Toilette zu gehen.

Ich wälzte mich aus dem Bett und schleppte mich schwerfällig ins Bad. Als ich die Tür öffnete, bekam ich den Schreck meines Lebens. Da stand ein Mann, der gerade seinen Reißverschluß hochzog. Er war groß und hager und machte einen ausgemergelten Eindruck. Als er mich sah, grinste er. Er hatte keine Zähne mehr im Mund.

Ich schlug die Tür zu und lehnte mich dagegen. *Was macht dieser Mann in meinem Badezimmer*? Doch ich hatte keine Kraft, das herauszufinden. Also stand ich nur da und wartete darauf, daß etwas geschah. Nach einiger Zeit öffnete ich die Tür einen Spalt, um nachzuschauen, was in der Toilette vor sich ging. Der Mann war nicht mehr da! *Wo ist er hingegangen*?

Ich ging zur Toilette. *Ich weiß, daß er da war*. Ich schaute mich in dem ganzen Raum um und versuchte, mich zu beruhigen. *Mach dir darüber keine Gedanken, Frances. Benutze das Badezimmer und dann gehe wieder*. Ich achtete darauf, daß ich mich nicht auf die Toilette setzte. *Vielleicht hat der Mann ja AIDS*, dachte ich. Dann kehrte ich zum Bett zurück und legte mich wieder hin. Der vornehme Arzt, der mich in dem Behandlungszimmer untersucht hatte, kam herein; er nahm sich einen Stuhl und setzte sich neben mein Bett.

»Ich bin Doktor Holden«, sagte er. »Wie fühlen Sie sich heute morgen?«

»Gut. Und wie geht es Ihnen?« entgegnete ich. *Wie konnte ich etwas über den Mann herausfinden, den ich gesehen hatte*? »Kann jeder, der will, mein Bad benutzen?« fragte ich den Arzt.

»Nein, die einzige Person, die noch dieses Bad benutzt, wohnt im Raum nebenan«, erwiderte er.

»Also habe ich mir diesen furchtbaren Mann nicht nur eingebildet«, sagte ich. »Ich muß mit so einer Person mein Bad teilen?«

Der Arzt wechselte das Thema. »Sie wissen ja, daß Sie uns morgen verlassen werden«, sagte er.

»Ich gehe nach Hause?« fragte ich.

»Nein, Ihre Familie ist zu dem Schluß gekommen, daß Sie in einer Privatklinik, die sich Brookhollow nennt, besser aufgehoben sind. Ich habe Ihnen ja gesagt, daß Sie nur wenige Tage hier sein werden.«

»Kann ich nicht morgen gehen und nach Hause fahren?« fragte ich.

»Nein. Sie können nicht morgen gehen; es sei denn, Sie gehen nach Brookhollow. Aber Sie werden dort nur freiwillig hingehen«, erwiderte der Arzt.

»Was soll das heißen? Bin ich hier nicht freiwillig?«

Der Arzt erhob sich, stellte seinen Stuhl beiseite und sagte: »Ich sehe Sie später noch.«

Als ich mein Zimmer verließ, um zum Mittagessen zu gehen, prallte ich mit einem Mann zusammen, der genau wie Burt Reynolds aussah. Er verlangte von mir, daß ich mich auf einen Stuhl setzte, damit er meinen Blutdruck messen könnte. Ich setzte mich. Er griff nach meinem Arm, doch ich riß meine Hand zurück. *Was will er mit mir machen*?

Mit sanfter Stimme sagte der Mann: »Alles wird gut. Ich möchte nur Ihren Blutdruck messen.« Ich ließ zu, daß er mein Handgelenk umfaßte. Dann versuchte er mir die Handtasche abzunehmen, die ich unter meinem Arm festhielt. Ich ergriff die Tasche und preßte sie gegen meine Brust.

»Ich muß das ins Büro bringen«, sagte er. Er maß meinen Blutdruck und ließ mich gehen.

Nach dem Mittagessen schlenderte ich stundenlang durch die Gänge. Schließlich legte ich mich auf das Bett. *Das ist doch lächerlich. Was mache ich hier? Weihnachten steht bevor. Ich sollte eigentlich einkaufen gehen. Warum halten sie mich hier fest?* Ich erhob mich wieder und ging zur Tür, um aus dem Fenster zu schauen. Das war das beste, wenn ich schon nicht draußen sein konnte. Wie ich dastand, trat Dr. Holden neben mich.

»Was denken Sie die ganze Zeit?« fragte er mich.

»Wenn ich draußen wäre«, sagte ich und blickte zum Fenster, »dann würde es mir viel besser gehen.« Dann rollten mir Tränen über die Wangen.

»Warum erzählen Sie mir nicht, was Ihnen durch den Kopf geht«, schlug Dr. Holden vor.

Sofort kamen mir eine Menge Gedanken in den Sinn.

»Ich habe geglaubt, das alles ist mir nur wegen des Unfalls passiert, aber nun denke ich, meine Familie steckt dahinter. Sie halten mich unter Kontrolle. Ich hasse sie. Ich will nicht nach Brookhollow gehen. Ich will auch nicht hier bleiben. Mit mir ist alles in Ordnung. Sie bestrafen mich. Verstehen Sie?«

»Sie wollen nicht nach Brookhollow gehen?« fragte der Arzt.

Will er mich hier behalten? »Ich will gehen. Nein, ich will nicht gehen. Ach, ich weiß nicht!« erwiderte ich wütend. »Verdammt, es ist meine eigene Angelegenheit, wohin ich gehe und mit wem. Sie wollen nicht, daß ich mit Steve zusammen bin. Also halten sie mich hier fest, damit ich Steve nicht sehen kann.«

Ich begann wieder aus dem Fenster zu starren. Der Arzt blieb an meiner Seite.

Bald lag ich dann wieder auf dem Bett. Ich konnte es nicht erwarten, daß der nächste Tag anbrach. Ich würde diesen Ort schnell vergessen. *In dem neuen Krankenhaus würde mir jemand glauben. Jemand würde mir helfen.* Ich hoffte das inständig und dann schlief ich endlich ein und erwachte nicht vor dem nächsten Morgen.

Unmittelbar nach dem Frühstück war eine Gruppentherapie angesetzt worden. *Was sollte das sein?* Man versammelte sich in einem Raum, wo man die Stühle in einem Kreis zusammenstellen sollte. Die Frau, die die Stunde leitete, sprach einen rothaarigen jungen Mann mit Sommersprossen an, der ihr gegenübersaß.

»Nennen Sie uns doch Ihren Namen und erzählen Sie uns etwas von sich«, sagte sie.

»Mein Name ist Donny. Ich glaube, daß ich Leute umbringe«, entgegnete er.

Mehr brauchte ich nicht zu hören. Ich erhob mich und steuerte auf die Tür zu. Die Frau versuchte mich aufzuhalten, doch ich hatte die Tür schon erreicht, bevor sie sich mir in den Weg stellen konnte. Ich lief in mein Zimmer zurück.

»Diese Leute sind alle verrückt. Ich gehöre hier nicht hin. Ich bin nicht verrückt«, schrie ich.

Ein Krankenpfleger, der sich mir als Burt vorstellte, hielt mich auf, um mir zu sagen, daß jemand für mich am Telefon sei. Es war wieder meine Schwester Connie. Sie wollte meine Sozialversicherungsnummer haben und sagte mir, daß sie um vier Uhr im Krankenhaus sein würde.

Als ich aufgelegt hatte, tauchte Dr. Holden auf. Er sagte mir, daß ich nun eine Patientin mit besonderen Privilegien sei und ein neues Zimmer zugewiesen bekommen habe. Er führte mich in dieses Zimmer. Ich war erstaunt. Es gab keine schwere Metalltür. Ein großes Fenster wies auf einen Blumengarten hinaus. Ich hatte sogar eine Zimmergenossin. Und mein neues Bett war bequem und hatte ein sauberes, weiches Kissen.

Ich hatte mich noch nicht lange in dem Zimmer aufgehalten, als ich wieder ans Telefon gerufen wurde. Ich nahm den Hörer am Münztelefon, aber es war niemand in der Leitung. Dann sah ich, daß Burt mich zu dem Telefon am Schreibtisch winkte. *Oh, das muß wichtig sein; ich darf sein Telefon benutzen.* Es war jemand von der Aufnahme in Brookhollow.

»Können Sie mir sagen, was passiert ist?« fragte der Mann.

»Ich weiß nicht«, antwortete ich voller Verwirrung.

»Ich weiß nicht, warum ich hier bin. Ich habe versucht, den Leuten hier zu sagen, daß ich krank bin.«

»Ich muß ein paar Formulare ausfüllen. Dafür benötige ich von Ihnen einige Informationen«, unterbrach er mich. »Denken Sie einen Moment nach.«

Schweigen trat ein.

»Ich glaube, ich bin im First Memorial, aber ich bin mir nicht sicher.«

Der Mann sagte hastig: »Ich notiere mir hier desorientiert und verwirrt.« Dann fügte er hinzu: »Wir werden Sie bald bei uns sehen«, und legte auf.

Mir blieben noch zwei Stunden, bevor ich das Krankenhaus verließ. Ich begann die Sachen zusammenzupacken, die meine Mutter mir gebracht hatte. Während ich packte kam eine Frau mit einer Mappe in mein Zimmer. Sie bezeichnete sich als Sozialarbeiterin. *Ich bekomme eine Sozialhilfe. Was will sie von mir?*

Sie begann, mir alle möglichen Fragen zu stellen. Ich war verärgert, trotzdem antwortete ich. *Wenn ich dann hier schneller wegkomme, werde ich eben alles beantworten.* Ich legte mich auf das Bett, während wir miteinander redeten und schob das Kissen hinter meinen Kopf.

Plötzlich verschwamm alles vor meinen Augen, so als wäre ich in einem Traum. Ich konnte noch immer die Stimme der Frau hören, aber ich sah sie nicht mehr. Ich gab ihr keine Antworten mehr.

Wie ich still da lag, hörte ich sie sagen: »Es spricht nichts dagegen, daß Sie dort nicht auch draußen arbeiten könnten.«

»Ich bin nicht verrückt«, schrie ich. »Warum macht man das alles mit mir? Warum?«

Die Frau ging, und Dr. Holden kam. Ich konzentrierte mich auf die Gründe, warum ich nicht gehen sollte, als er sich näherte. Er hielt mitten im Zimmer inne.

»Ich will nicht nach Brookhollow gehen«, erklärte ich. »Meine Familie will, daß ich dorthin gehe. Sie wollen, daß ich verrückt werde. Dabei ist mit mir alles in Ordnung.«

»Es ist schon alles arrangiert. Ich glaube, es ist auch das beste, wenn Sie gehen. Ihre Familie wird gleich kommen. Ich muß Sie noch in mein Büro bitten, damit Sie mir ein paar Fragen beantworten.«

Ich erhob mich und folgte ihm in sein Büro. Am Eingang standen meine Schwestern Eileen und Connie. Hinter uns traten auch sie in das Büro. Ich setzte mich so nah wie ich konnte zu Dr. Holden. Eileen und Connie nahmen uns gegenüber Platz.

Eileens Hände zitterten, als sie sprach. »Wir glauben, daß es das beste für Frances ist. Wir haben keine Ahnung, was mit ihr nicht in Ordnung ist.« Auch ihre Stimme bebte.

»Ich glaube nicht, daß es das beste für mich ist«, kreischte ich.

Dr. Holden achtete nicht auf meinen Ausbruch. »Ihre Schwester fühlt sich von Ihnen manipuliert«, sagte er zu meinen Schwestern. Dann wandte er sich mir zu und sagte: »Wie es scheint, haben Sie eine nette Familie. Wenn Sie Ihrer Familie nicht mehr trauen können, wem dann?«

Ich blickte in eine andere Richtung. *Er ist auf ihrer Seite. Er steckt mit ihnen unter einer Decke*. Ich unterschrieb ein paar Formulare, nahm meinen Koffer und ging auf die Tür zu.

7

Eine Fahrt von 40 Minuten nach Brookhollow lag vor uns. Meine Schwestern und ich quasselten, als würden wir zum Einkaufen fahren und nicht in eine psychiatrische Klinik. Die letzten Tage hatte ich aus meinem Gedächtnis verbannt. Ich war glücklich, bis wir unser Ziel erreichten, ein häßliches graues Gebäude aus gesprenkelten grauen Steinen. Vor den Fenstern waren Gitter. Ich lehnte mich zurück und starrte dieses Gebäude an, voller Entsetzen, daß ich dort hineingehen mußte.

»Das ist verrückt«, sagte ich und schaute meine beiden Schwestern an. »Warum bringt Ihr mich hierher?«

Eileen sah erschöpft aus und zitterte. »Wir müssen Dich hierher bringen, Fran. Das war die einzige Möglichkeit, Dich aus dem anderen Krankenhaus herauszubekommen. Hör zu, wir wollen doch nur, daß es Dir besser geht. Wir wissen nicht, was mit Dir nicht stimmt. Wir müssen den Ärzten vertrauen.«

Ich tat alles, um das Unvermeidliche möglichst lange hinauszuschieben. Doch schließlich standen wir vor zwei großen Doppeltüren. Die erste Tür passierten wir ohne Schwierigkeiten. Die nächste jedoch war verschlossen. Wir mußten auf eine dunkelhaarige Frau vom Empfang warten, damit sie uns öffnete. Es gab keinen Schlüssel; die Frau betätigte irgendeinen Mechanismus hinter ihrem Pult. Ich sah, wie sie sich ein wenig vorbeugte, dann hörten wir ein schreckliches Summen und konnten eintreten.

Wir machen es uns in der Halle bequem, wo wir warten mußten. Die Frau am Empfang wies mit rotlackierten Fingern auf uns und machte Zeichen, uns einzutragen. Einer nach dem anderen trug sich ein.

Als ich wieder in meinem Sessel saß, fühlte ich mich plötzlich ganz leicht im Kopf, während mein Körper zu ermatten schien. Es war, als wäre ich gar nicht wirklich hier. *Ich werde überhaupt nichts sagen; sie werden denken, ich bin verrückt*! Ich sank immer weiter in meinen Sessel. Ich glaubte schon, auf den Boden zu fallen, als mich eine heisere Männerstimme anrief.

»Ich heiße John Slattery«, stellte er sich vor. »Ich bin hier in der Aufnahme tätig. Würden Sie diese Formulare ausfüllen? Leider haben Sie länger warten müssen als erwartet, aber Ihr Arzt ist noch nicht da.«

»Mein Arzt?« fragte ich.

Ich nahm die Formulare und begann die Fragen eine nach der anderen durchzugehen. Ich war in der Lage, meinen Namen und das Datum einzutragen. Die anderen Fragen verwirrten mich. Ich verstand ihren Sinn nicht, also beantwortete ich sie nicht.

Dann blätterte ich die Illustrierten in dem Warteraum durch. Slattery kehrte zurück, er nahm mir die Formulare ab, warf einen Blick darauf und fragte: »Wer hat die Formulare ausgefüllt?«

»Ich habe das getan«, antwortete ich, doch es klang beinahe wie eine Frage.

»Sehr gut!« entgegnete er, als hätte ich soeben eine Meisterleistung vollbracht. Ich musterte ihn. Er war ungefähr 35, groß und mager. Über seine alberne Entgegnung schüttelte ich den Kopf. *Wofür hält er mich*?

Während er noch dastand und seine Papiere durchging, wies er uns zu einem Raum die Treppe hinauf, wo der Doktor mich erwarten würde. »Der Arzt heißt Dr. Kamari.«

Als wir den Gang hinunterschritten, versuchte Eileen mich zu beruhigen, indem sie eine Bemerkung über den vornehmen und fremdländisch klingenden Namen des Arztes machte. Sie sagte: »Bei solch einem Namen wird er ein netter, vielleicht sogar mitfühlender Arzt sein, der genau weiß, was er tut.«

Während sie redete, dachte ich die ganze Zeit: *Wozu brauche ich einen Psychiater? Ich bin physisch krank. Warum hört mir denn niemand zu? Meine Schwester weiß gar nicht, wovon sie redet. Der Arzt wird genauso wie alle anderen sein, wenn nicht schlechter*.

»Wieso kann dir sein Name so etwas verraten?« fragte ich.

»Er wird mir nicht zuhören, und er wird mich nicht nach Hause gehen lassen. Ich hasse ihn schon jetzt.«

Als wir uns gerade gesetzt hatten, kam der Arzt herein. Er war gar nicht so, wie ich es erwartet hatte. Er war groß und dunkelhaarig, mit grauen Schläfen, und er trug eine Brille aus Metall. Seine Stimme klang angenehm und beruhigend, und seine Art war offen und herzlich – das völlige Gegenteil von dem, was ich mir vorgestellt hatte.

Er setzte sich an einen Tisch neben meinen Stuhl und begann, mir Fragen zu stellen. Eileen unterbrach mich einmal, um ihren eigenen Standpunkt darzulegen. »Bitte, Eileen kümmere dich um deine eigenen Angelegenheiten«, herrschte ich sie an und forderte sie auf, sich herauszuhalten. Doch sie hörte mir nicht zu, sondern redete einfach weiter.

Ich konnte es nicht länger ertragen. Sie verstanden überhaupt nichts, und nun würde auch der Arzt nichts verstehen. Ich sprang von meinem Stuhl auf und begann mich heftig mit Eileen zu streiten. Dann mischte sich auch Connie ein. Wir drei standen da und schrien uns an. Schließlich erhob sich auch Dr. Kamari. Er meinte, das sei wohl ein Problem innerhalb der Familie, und verließ den Raum. Eileen und Connie folgten ihm.

Als ich allein im Raum war, konnte ich nur daran denken, daß ich unbedingt eine Zigarette brauchte. Ich ging auf den Korridor hinaus und suchte nach meinen Zigaretten. Als ich mich umschaute, lief ich einer Aufseherin über den Weg und fragte sie, ob ich eine Zigarette bekommen könnte.

»In diesem Teil der Station ist Rauchen nicht gestattet«, sagte sie.

Wieder geriet ich in Wut. Die Frau entschied, daß ich doch eine Zigarette haben könnte, also schloß sie das Bad in dem Zimmer auf, das ich gerade verlassen hatte. Als ich dastand und meine Zigarette rauchte, kehrten Connie, Eileen und Dr. Kamari zurück. Ein paar Schritte hinter ihnen ging ein glatzköpfiger Mann, der eine Tafel Schokolade in der Hand hielt.

»Möchten Sie eine Stück?« fragte er mich freundlich.

Mein Zorn verflog, als ich ein Stück Schokolade nahm. Nachdem ich mich bedankt hatte, setzte ich mich wieder. Der Mann und Dr. Kamari nahmen neben mir Platz, der eine rechts, der andere links. *Was haben sie mit mir vor*? fragte ich mich und bekam es mit der Angst zu tun.

Der andere Mann stellte sich mir als Dr. Keogan vor. Er begann mir von seinem Sohn zu erzählen, der auch einen Autounfall gehabt hatte. Obschon man seinen Kopf geröntgt hatte, war ein kleiner Riß in seinem Schädel erst später durch eine Computertomographie entdeckt worden.

»Ist es das, was mit mir nicht stimmt? Habe ich einen Riß in meinem Schädel? Bin ich deswegen hier?« fragte ich mit flehender Stimme.

Der Mann schüttelte den Kopf; er begann mir zu erklären, was ein Computertomograph ist, und baute sich vor mir auf. Schließlich kniete er vor mir und bat mich, die Schokolade auf seinem Finger anzuschauen. Er bewegte seinen Finger nach rechts und links, nach oben und unten. Ich folgte jeder seiner Bewegung mit den Augen. Was soll das? Nun, solange es ihm gefällt und ich hier herauskomme, mache ich, was er sagt, dachte ich.

Dann war Dr. Keogan mit seinem Spielchen fertig, und Dr. Kamari ließ mich ein paar Papiere unterschreiben. Ich hatte keine Ahnung, was ich da unterschrieb. Dann gingen Eileen und Connie, und Dr. Keogan sagte, er würde mich zu meinem Zimmer führen. Schweigend liefen wir einen langen, leeren Korridor hinunter, dann bogen wir nach rechts in einen großen Raum ab, der durch eine schwere Metalltür gesichert wurde. Die Tür wies nur ein winziges Fenster auf. Mein Mut sank.

»Was ist hinter der Tür? Warum bringen Sie mich hierher?« fragte ich mit kläglicher Stimme.

Dr. Keogan schloß die Tür auf und ließ mich eintreten. In der Tür stand eine groteske Gestalt, ein alter Mann mit blutunterlaufenen Augen, die aus seinem Kopf zu quellen schienen. *O mein*

Gott! Wird so etwas auch mit mir passieren? Mein Herz schlug wild. Dann, als ich immer noch schockiert dastand, kam eine gelangweilt aussehende Schwester mittleren Alters auf mich zu.

»Ich zeige Ihnen Ihr Zimmer«, sagte sie.

Wir gingen an drei anderen Räumen vorbei, bevor wir vor einer Tür innehielten. Als ich eingetreten war, blieb ich voller Entsetzen mitten im Zimmer stehen. Ich entdeckte zwei einzelne Betten; auf einem lag nur eine Matratze ohne Laken; auf das andere hatte man einen durchscheinenden blauen Fetzen als Bettuch gespannt. Die Wände waren aus Beton und hätten dringend einen neuen Anstrich gebraucht. Die Vorhänge, die man aufs Geratewohl aufgehängt hatte, paßten zu den schäbigen, wahllos ausgesuchten Kleiderschränken.

Ich sah nach, wie das Bad aussehen mochte. Es gab keinen Spiegel, aber man konnte noch helle Flecken an der Wand entdecken, wo einmal ein Spiegel gehangen hatte. Ich kehrte ins Zimmer zurück und setzte mich auf das Bett. Ich berührte nichts, aus Angst, mir irgendeine Krankheit zu holen. Ein seltsamer Geruch hing in der Luft. Ich hockte da, atmete tief ein, bis ich den Geruch erkannte. Es war der Geruch von Urin. Mich ekelte. *Ich muß hier raus.*

Die Schwester griff nach meiner Handtasche und sagte, sie müsse die Tasche untersuchen, bevor ich sie behalten dürfte. Sie wühlte darin herum. Ich wurde immer zorniger, während ich dastand und ihr zusah. Dann fing sie an, meine Brieftasche zu durchsuchen. Sie zerrte daran herum wie an einem störrischen Esel.

»He, Vorsicht«, rief ich. »Die Brieftasche ist nagelneu und war nicht gerade billig.«

»Sie sind in einer psychiatrischen Klinik«, entgegnete die Schwester, »da sollten Sie nichts anderes erwarten.«

Ich schüttelte den Kopf. Tränen traten mir in die Augen. Schweigend wich ich zurück. Ich hatte Angst vor dem, was vor mir lag. Die Schwester kippte die meisten Dinge auf dem Bett aus. Sie behielt meine Nagelfeile und meinen Spiegel und sagte: »Solche Dinge dürfen Sie nicht behalten.«

»Warum nicht? Solche Sachen habe ich immer gehabt.«

Ohne eine Antwort zu geben, verschwand sie. Alleingelassen begann ich nachzudenken. *Ich muß hier raus. Ich gehöre hier nicht hin. Aber niemand glaubt mir. Selbst meine Familie hält mich für verrückt. Wie komme ich hier jemals raus?*

Der Bereich, in dem man mich eingesperrt hatte, bestand aus einem Flur, der ungefähr zehn Meter lang war und von dem da und dort Räume abgingen. Ich lief und fand die Schwester, die mich in mein Zimmer geführt hatte. Hysterisch bat ich sie: »Bitte rufen Sie den Doktor für mich.«

»Das werde ich tun«, entgegnete sie, »wenn Sie in Ihr Zimmer zurückkehren.«

Ich gehorchte und wenig später kam Dr. Kamari herein. Er sah anders aus als bei unserer ersten Begegnung. Diesmal trug er nicht seine hübsche kleine Brille. Er setzte sich auf das Bett.

»Was kann ich für Sie tun?« fragte er mit leiser Stimme.

»Ich will hier raus!« schrie ich. »Wie können Sie so ruhig bleiben?« Ich begann hin und her zu laufen und trat gegen die Wand. »Werden Sie mich nicht nach Hause gehen lassen? Ich gehöre hier nicht hin!« Ich trat wieder gegen die Wand und hielt inne.

»Ich verstehe«, bemerkte er kühl. »Wir werden morgen darüber sprechen.« Dann erhob er sich, um zu gehen.

»Ich will jetzt gehen. Wir haben bald Weihnachten!« schrie ich.

Er nickte, ohne eine Antwort zu geben.

Nachdem Dr. Kamari gegangen war, begab ich mich in das Fernsehzimmer. Ich saß da, starrte auf den Fernseher, aber eigentlich stierte ich ins Nichts. Ich war mit den Nerven am Ende. Ich saß in der Falle, und niemand hörte mir zu. Ich rauchte eine Zigarette nach der anderen.

Kurz darauf tauchte ein Mann mit einem seltsamen jugendlichen Gesicht auf. Er machte einen Mordskrach. Er warf Aschenbecher und andere Dinge um. Ich hatte auch noch niemanden so schnell und atemlos sprechen hören. Er hockte sich auf die Couch mir gegenüber und begann mir von einem Unfall zu erzählen, in den er verwickelt worden war.

»Ich werde dadurch reich werden«, sagte er. Er betonte das letzte Wort und blinzelte.

»Was soll das heißen?« fragte ich ahnungslos.

Während er weiterredete, übte er Karateschläge. Er schlug mit Armen und Beinen um sich und war drauf und dran, mich ein paarmal zu treffen. Er jagte mir Angst ein. Er redete unaufhörlich weiter, aber es war nur noch sinnloses Zeug. Ich stand auf und rannte hinaus. Ich eilte in mein Zimmer zurück und schlief ein.

Am nächsten Morgen stand ich auf, um zu duschen; ich hatte aber überhaupt keine Sachen dazu. Also begab ich mich zu der Schwester, die Dienst tat, einer kleinen, dicken, rotgesichtigen Frau.

»Ich kann Ihnen zur Pflege alle Dinge geben, außer einem Rasierer«, erklärte sie mit einem Lächeln. »Einen Rasierer dürfen Sie hier nicht haben.«

Ich fragte sie nach dem Grund, doch sie gab mir keine Antwort, sondern wandte sich wieder ihrer Arbeit zu. Es tat mir schon leid, daß ich sie gefragt hatte. Auch das Duschbad begann ich zu bedauern. Das Wasser war eiskalt. Danach lief ich herum, bis ich auf die Schwester traf, die meine Handtasche durchsucht hatte. Sie war sehr freundlich zu mir und fragte, ob sie etwas für mich tun könnte.

»Können Sie mich nicht hier rausbringen?« fragte ich.

Ihre Freundlichkeit verblich, und ihre Stimme nahm einen eisigen Tonfall an. Also fragte ich sie, ob es irgend etwas für sie zu tun gäbe.

»Ich muß nachprüfen, ob Sie irgendwelche Stationsvergünstigungen haben«, sagte sie.

»Was soll das sein?« fragte ich ahnungslos.

Nach einer Minute war sie zurückgekehrt. »Sie haben keinerlei Vorrecht, also bleiben Sie auf der geschlossenen, bis Ihnen solche Rechte gewährt werden.«

»Was für Rechte?« fragte ich, aber die Schwester wandte sich schon wieder ab.

Ich ging zurück in das Fernsehzimmer und blieb dort ein paar Stunden. Ich schaute mir irgendwelche Wiederholungen an, als eine Frau, die ein blaues Kleid trug, zu mir herüberkam, um mit mir zu reden. Sie begann mir Fragen darüber zu stellen, wieviel ich rauchte, wie ich schlief, ob ich Drogen nahm und ob mit meiner Familie alles in Ordnung war. Alle meine Antworten schrieb sie sich auf.

Mir gefiel das alles nicht. *Das ging die Frau nichts an*. Ich log das Blaue vom Himmel herunter. Mit mir war alles in Ordnung; ich rauchte nur ein wenig, und ich schief wie eine Bär. Dann stellte die Frau Fragen, ob ich etwa Stimmen hörte oder ob ich in meinem Kopf ein Klingeln wahrnahm. Darauf antwortete ich wahrheitsgemäß mit nein. Als die Frau fertig war, kam eine andere in einem gestärkten, weißen Kittel.

»Ich muß Ihnen Blut abnehmen und Sie untersuchen«, sagte die Frau.

Wir gingen in mein Zimmer. Sie ließ mich auf die Kante eines Stuhles knien und fuhr mir dann mit den Fingern über das Rückgrat. Ich wußte nicht, warum sie das tat, und fragte auch nicht danach. Sie untersuchte mich gründlich und ging.

Dann kam eine Krankenschwester mit einem Tablett herein und erklärte, daß es nun das Mittagessen gebe. Ich setzte mich im Schneidersitz auf das Bett und ließ sie das Tablett vor mich hinstellen. Ein wenig später trat eine attraktive, dunkelhaarige Frau ein.

»Sie sind wunderschön«, sagte ich voller Bewunderung. »Mir gefällt, wie Sie aussehen.«

Die Frau lächelte. »Ich bin Dr. Michele Lee. Ich werde Sie als Ihre Psychotherapeutin betreuen«, erklärte sie und zog sich einen Stuhl heran, um sich vor mich hinzusetzen.

»Warum erzählen Sie nicht, was mit Ihnen passiert ist?« schlug sie mir freundlich vor.

Ich hatte angefangen, meine Spaghetti um die Gabel zu drehen, und blickte auf. Ich fragte: »Wissen Sie, was für ein Käse das ist?«

Sie beugte sich vor und sagte: »Sieht wie Parmesan aus?«

Ich drehte weiter mit meiner Gabel.

Wieder fragte sie mich: »Was ist mit Ihnen passiert, Fran?«

Ich seufzte. »Ich weiß es wirklich nicht. Ich glaube nach meinem Autounfall war ich im First Memorial. Dann bin ich irgendwie hierhin gekommen.«

Sie blickte in die Mappe, die sie bei sich trug, und sagte: »Gewiß, Sie waren zuerst im First Memorial. Und wie ich es sehe, hat man dort gute Arbeit geleistet.«

»War ich verletzt?« fragte ich.

»Hier steht, daß Sie keine physischen Verletzungen hatten«, antwortete Dr. Lee.

»Wenn ich nicht verletzt war, was mache ich dann in einer Klinik?« Ich war ziemlich verwirrt. »Und warum fühle ich mich so krank? Ich verstehe das alles nicht.«

»Nun, das reicht für heute«, sagte die Frau und lächelte. »Warum essen Sie nicht weiter? Wir werden uns mittwochs und samstags treffen. Das heißt aber nicht, daß Sie mich nicht an den anderen Tagen sprechen können, wenn es notwendig sein sollte.« Die Frau berührte mich an der Schulter und ging.

Ich saß da und wartete darauf, daß jemand anderes hereinkam. Es war ungefähr drei Uhr am Nachmittag, als wieder jemand mein Zimmer betrat. Eine vielleicht 40jährige Frau in einem blauen Kleid mit einem weißen Kragen kam herein und erklärte, daß die Gesprächsgruppe sich in einer Minute treffen würde. Ich sei herzlich eingeladen.

Eine andere Gruppe. Ich stand auf und ging. Diese Gruppe war nicht so schlimm wie die Gruppe im First Memorial. Ich gesellte mich für eine halbe Stunde dazu, dann blieb ich noch eine Weile da, um fernzusehen. Der Rest des Tages verlief ereignislos und so langsam, als würden die Minuten zu Stunden.

Endlich war der nächste Morgen gekommen. Mir wurde erklärt, daß man mir die Stationsprivilegien gewähren würde. Ich war ganz aufgeregt, obschon ich keine Ahnung hatte, was diese »Privilegien« für eine Bedeutung hatten.

Ich fand es bald heraus. Man schloß die Tür für mich auf und ließ mich einen anderen Teil der Station betreten.

Dieser Bereich der Station war viel größer. Es herrschte dort auch mehr Betrieb. Ich ging in den Gesellschaftsraum, wo ich ungefähr ein Dutzend Leute entdeckte. Mit ein paar schloß ich sofort Freundschaft. Als wir miteinander redeten, kamen wir sofort darauf, in einem Brief um unsere Entlassung zu bitten. Innerhalb von drei Tagen mußte man entlassen werden, wenn man sich freiwillig in der Klinik aufhielt.

»Was heißt denn das?« fragte ich. Niemand schien wirklich zu wissen, was das bedeutete, aber für mich klang es recht verlockend, einen Brief zu schreiben und dann entlassen zu werden. Ich versuchte, mehr darüber in Erfahrung zu bringen. Doch man sprach jetzt schon über das Mittagessen. Ich erwartete, daß Tabletts hereingebracht wurden, aber nichts dergleichen geschah. Mit irgend jemandem begab ich mich eine Etage tiefer in den Speisesaal. Dieses kurze Gefühl der Freiheit kam mir wunderbar vor, und ich saß da und genoß es.

An meinem Tisch saßen drei meiner neuen Freunde: Dave, Jeremy und Nancy. Sie kamen mir ziemlich normal vor. Nancy bot mir eine von ihren Zigaretten an.

»Die Zigaretten, die sie raucht, könnten einen Cowboy umbringen. Wie hält sie das nur aus?« sagte Dave.

Ich lehnte Nancys Zigaretten ab und erklärte, ich hätte meine eigenen. Ich suchte in meiner Tasche. Ich hatte zwar Zigaretten, aber keine Streichhölzer. Ich bat um Feuer, ohne mich an jemand bestimmtes zu wenden. Die drei starrten mich an, als wollten Sie sagen: »Du machst wohl Witze!«

»Du mußt die Wand küssen«, sagte Dave.

»Wie bitte?« fragte ich.

Er deutete auf einen kleinen Metallkasten an der Wand. »Da ist dein Feuer, Schätzchen. Daran mußt du dich gewöhnen.«

Ich erhob mich, ging zu dem Metallkasten und drückte auf einen Knopf. Ein rotes Glühen war zu sehen. Ich drückte meine Zigarette auf diesen glühenden Punkt.

»Das ist unglaublich«, sagte ich langsam. »Ich darf nicht einmal Streichhölzer haben.«

Ich kehrte zum Tisch zurück und setzte mich. »Wenigstens bekommt man hier ein wenig Bewegung.«

Diese Bemerkung brachte Nancy zum Lachen, aber es war kein normales Lachen. Es war so laut, daß mehrere Leute an den anderen Tischen sich umwandten und zu uns herüberstarrten. Ich wurde verlegen. Nancy lachte Tränen, sie war beinahe hysterisch und wälzte sich auf dem Boden.

»Ich mag dich. Was hast du gesagt, wie war dein Name?« fragte sie keuchend vor Lachen.

»Fran,« antwortete ich ängstlich.

»Ich kenne dich nicht mehr«, sagte Nancy und wurde plötzlich zornig. »Das ist der Name meiner Mutter«, sagte Nancy mit einem drohenden Unterton in der Stimme.

Ich mußte schlucken. *Was hat das alles zu bedeuten*? fragte ich mich und bekam es mit der Angst zu tun. *Ist diese Nancy verrückt*? Ich begann mich mit Dave und Jeremy zu unterhalten und achtete nicht mehr auf Nancy.

Dann gingen wir wieder hinauf und kehrten in den Gesellschaftsraum zurück. Dave, Jeremy und ich setzten uns an einen Tisch, während Nancy zum Fernseher hinüberlief und den Sender MTV auf volle Lautstärke drehte. In all dem Lärm fingen wir an, uns über Karate zu unterhalten. Ich wollte von Dave und Jeremy einige Bewegungsabläufe beigebracht bekommen.

Schließlich waren sie einverstanden, und wir standen eine Weile da, lockerten unsere Muskeln und lachten. Nancy stellte sich hinter mich und trat nach meinem Kopf. Sie verfehlte ihn nur um Haaresbreite. Ohne ein Wort zu sagen, rannte ich aus dem Raum. Dave und Jeremy folgten mir.

Auf dem Flur sagte Jeremy zu mir: »Schade, daß du Fran heißt.«

Ich verstand sein Gerede nicht und ging nicht darauf ein.

»Wir beenden deine Lektion im anderen, ruhigen Aufenthaltsraum«, sagte Jeremy.

Dieser Raum beeindruckte mich. Er sah wie ein unpersönliches Wohnzimmer aus. An der Wand hing ein wunderschönes, graublaues Bild von einer Frau. Wir machten es uns bequem und unterhielten uns. Wir sprachen über die Gründe, warum wir in der Klinik waren. Dave sagte, er wäre eingeliefert worden, weil er versucht hatte, seine Frau umzubringen. Jeremy hatte zuviel Heroin genommen.

Ich stöhnte auf. Solche Erfahrungen waren mir völlig fremd. Ich dachte erst, sie würden sich etwas ausdenken, aber ich fand schnell heraus, daß sie es ernst meinten. Jeremy zeigte mir seine Einstiche. Als ich an der Reihe war zu erklären, warum man mich in die Klinik eingewiesen hatte, war ich sprachlos. Ich hatte keine Ahnung, warum ich hier war. Schließlich begann ich von dem Autounfall zu erzählen und gab dieses Mißgeschick als Grund an. Sie schienen mir nicht zu glauben und redeten weiter über sich. Während ich dasaß und zuhörte, wuchs meine Angst.

Ich mußte hier heraus. Ich gehörte nicht zu solchen Menschen. Aber wie sollte ich das anstellen? Es gab keinen Weg, nach draußen zu kommen. Ich beschloß, das Beste aus dieser Situation zu machen, obschon es die schwerste Prüfung war, die man mir in meinem Leben je auferlegt hatte.

»Ich habe Kopfschmerzen«, sagte ich langsam. »Ich muß mich ein wenig hinlegen.« Ich schlug an die Tür der geschlossenen Station und wartete, daß eine Krankenschwester sie öffnete. Dann steuerte ich auf den Fernsehraum zu.

Wie ich dasaß, schlurfte der Mann herein, der in einen Unfall verwickelt worden war, und setzte sich. Er begann wirr über den Unfall, über seine Frau und darüber, was er bald alles tun würde, zu reden. Währenddessen schlug er die ganze Zeit mit der Faust auf den Tisch.

Meine Angst wuchs ins Unermeßliche. Das war der Tropfen, der das Faß zum Überlaufen brachte. Ich spürte, daß ich Brookhollow keine Minute länger ertragen konnte. Ich stand auf und ging zur Tür. Ich schlug dagegen, damit man mich in den anderen Teil der Station ließe.

Ich begab mich unverzüglich zum Telefon und rief meine Schwester Eileen an. »Du mußt mich hier rausholen. Diese Leute sind alle verrückt! Ich fühle mich in dieser Klinik nicht sicher.« Ich begann in dem Moment zu weinen, als ich ihre Stimme vernahm.

»Warte einen Augenblick. Was ist denn eigentlich geschehen?« fragte sie völlig verwirrt.

Ich erklärte ihr alles lang und breit. Eileen erwiderte, daß sie mit der Krankenschwester sprechen und nachforschen würde, ob ich in Sicherheit war. Dann würde sie mich zurückrufen. Ich wartete am Telefon auf ihren Anruf. Als sie dann endlich anrief, bekam ich nicht das zu hören, was ich eigentlich hören wollte. Die Krankenschwester hatte Eileen gegenüber erklärt, daß mir nichts geschehen und daß sie selbst auf mich achtgeben würde. Eileen sagte, sie könnte mich nicht aus der Klinik holen, aber sie würde anrufen und die Dinge überprüfen.

Ich hatte Angst, und mein Herz klopfte wie wild. »Warum hört mir niemand zu?« schrie ich.

Jemand tippte mir auf die Schulter und holte mich aus meinen Gedanken. Ich wandte mich um und entdeckte Dr. Kamari hinter mir.

»Würden Sie mitkommen, um mit mir zu reden?« fragte er mit seinem seltsamen Akzent.

»Ich habe den ganzen Tag gewartet, um mit Ihnen zu sprechen«, erwiderte ich und ging mit ihm. Schweigend liefen wir nebeneinander den leeren Gang hinunter. Am Ende des Ganges hielten wir vor einer verschlossenen Tür inne. Dr. Kamari schloß sie auf und ließ mich vor ihm eintreten. *Will er die Tür hinter mir wieder abschließen*? fragte ich mich. Er folgte mir aber.

Als er die Tür geschlossen hatte und wir uns gegenüber saßen, fragte ich: »Bin ich freiwillig oder gezwungenermaßen hier?«

»Freiwillig«, entgegnete er. »Wie geht es Ihnen denn?«

»Gut. Und wie geht es Ihnen?« sagte ich. Ich hatte keine Ahnung, worüber wir überhaupt redeten. Mein Puls raste, und ich saß da und versuchte, herauszukriegen, was für einen Zweck unser Treffen hatte. Dadurch raste mein Puls aber nur noch mehr – und ich wurde immer verwirrter.

Ich wurde immer unruhiger, als er mich fragte: »Was ist Ihnen denn in den letzten Tagen widerfahren?«

Ich erinnere mich nicht an viele Dinge, dachte ich. *Und die Dinge, an die ich mich erinnere, werde ich ihm gegenüber nicht erwähnen. Ich werde hier niemals wieder herauskommen. Er würde mir niemals glauben.*

»Ich hatte einen Autounfall«, sagte ich.

»Was ist nach dem Unfall passiert?« fragte er, als wüßte er es längst.

Mein Herz schlug immer schneller. Ich spürte, daß ich die Kontrolle über mich verlor. Ich setzte mich im Schneidersitz auf den Stuhl und rief: »Meine Gedanken rennen so schnell. Sie rennen immer so schnell. Ich bin mir immer einen Schritt voraus.«

Dr. Kamari unterbrach mich. »Sie haben sehr empfindliche Antennen.«

»Wie bitte?« fragte ich hastig.

»Sehr empfindliche Antennen«, wiederholte er.

»Was soll das sein?«

Ich verstand die Erklärung nicht und hatte Angst, Dr. Kamari danach zu fragen. *Er denkt vielleicht, ich wäre verrückt*. Ich begann am ganzen Körper zu zittern, während die Gedanken durch meinen Kopf wirbelten. Ich griff mir an den Kopf. *Sehr empfindliche Antennen*?

Dr. Kamari unterbrach mich wieder. »Ich werde Ihnen von heute abend an ein Schlafmittel verabreichen lassen. Wenn Sie zu Bett gehen, wird eine Schwester zu Ihnen kommen.«

»Ich will keine Beruhigungsmittel. Mit meinem Verstand ist alles in Ordnung. Ich werde so ein Mittel auch nicht nehmen«, sagte ich voller Überzeugung.

Dr. Kamari erhob sich. »Ich sehe Sie morgen«, sagte er und ging.

Ich ging in den Aufenthaltsraum zurück und bat eine der Schwestern um einen Kugelschreiber und um ein Blatt Papier. Die Schwester kehrte zurück. Sie setzte sich neben mich, als sie mir Papier und Kugelschreiber aushändigte.

Ich drehte mich zu ihr herum und sagte: »Wenn Sie nichts dagegen haben, wäre ich lieber allein.«

»Ich muß bei Ihnen bleiben, solange Sie den Kugelschreiber nicht zurückgegeben haben«, erwiderte sie.

»Wie schön!« sagte ich voller Abscheu in der Stimme.

Ich schrieb einen Brief, in dem ich um meine Entlassung bat, doch dann mußte ich innehalten, und die Schwester fragen, was ich weiter schreiben sollte. Sie sagte es mir, und ich beendete den Brief. Dann gab ich ihr den Brief und den Kugelschreiber. Die Schwester verließ das Zimmer mit dem Brief. Ich wandte mich dem Fernseher zu. *In drei Tagen bin ich raus aus der Klinik!*

8

Dave kam herein und setzte sich zu mir an den Tisch. Wir begannen Witze zu machen, und bald lachten wir beide herzlich. Dann gesellte sich Jeremy zu uns. Unser Gespräch wurde immer lauter.

Nancy trat ein und wollte sich zu uns setzen. Ich zögerte, aber dann ließ ich es zu, daß sie sich einen Stuhl heranzog. *Ich gehe bald nach Hause. Was schert es mich.* Ihr Lachen allein trieb uns die Tränen in die Augen. Dann gab es mitten in unserer Unterhaltung Feueralarm. Ich scherte mich nicht darum, daß man mich beim letzten Feueralarm, vor dem ich geflohen war, ins Krankenhaus eingeliefert hatte, und sprang auf.

»Ich gehe raus hier«, sagte ich und lief zur Tür.

Jedermann floh auf das Dach des hinteren Gebäudes. Es war sehr kalt. Niemand von uns vieren hatte einen Mantel dabei, also drängten wir uns ganz eng zusammen. Nancy begann davon zu sprechen, wie oft sie in Brookhollow eingewiesen worden und wieder herausgekommen war. Ich hörte aufmerksam zu.

»Dies ist meine achte Einweisung. Ich kenne das Gebäude und jeden, den es hier gibt. Man will sich gut mit Schwestern, wie Sue und Linda stellen, und mit Pflegern, wie Tom und natürlich Alf.«

Ich unterbrach sie. »Wer ist Alf?«

»Das ist einer der Pfleger. Alf ist sein Spitzname,« antwortete sie. »Halt dich von Fran fern.«

Wieder fiel ich ihr ins Wort. »Das bin ich. Was redest du da?«

»Es gibt vier Frans auf der Station, dich eingeschlossen«, erwiderte sie ziemlich gereizt. »Halte dich von Mrs. Shulz und Mrs. Nancy fern. Sie haben nichts anderes vor, als dir in den Rücken zu fallen. Und paß auf, was du sagst und was du tust. Die beiden haben überall ihre Spione. Sie schreiben sich alles auf.«

Bevor Nancy weiterreden konnte, wurden wir wieder ins Gebäude gerufen. Als wir hineingingen, dachte ich: *Nancy ist doch gar nicht so übel.*

Zurück im Aufenthaltsraum machten wir wieder unsere Witze, als wäre über die dunklen Seiten von Brookhollow kein Wort gesagt worden. Eine gutaussehende, dunkelhaarige Krankenschwester kam mit einem großen Wagen herein und rief: »Zeit für die Medizin.« Sie stellte sich vor mich und fragte: »Wer sind Sie?«

»Frances Deitrick«, erwiderte ich, und sie erklärte mir, daß ich zurück auf die geschlossene Abteilung müsse, um meine Medikamente in Empfang zu nehmen. Meine Medikamente kümmerten mich aber nicht.

Zehn Minuten, nachdem diese Schwester gegangen war, trat eine andere Schwester ein. Sie war ebenso dunkelhaarig, aber älter. Sie schritt geradewegs auf mich zu. »Ich bin Sam«, sagte sie. »Ich möchte, daß Sie mit mir auf die geschlossene Abteilung zurückgehen.«

»Ich will nicht wieder eingeschlossen werden«, sagte ich.

Ohne ein Wort ergriff die Schwester meinen Arm, riß mich hoch und führte mich zurück.

Die schwere Metalltür schlug hinter mir zu. Dann, angelockt von dem widerlichen Geräusch, tauchte eine andere Schwester auf.

»Warum willst du deine Medizin nicht nehmen, Liebes?« fragte sie.

»Mit meinem Verstand ist alles in Ordnung«, sagte ich bestimmt. »Ich brauche dieses Schlafmittel nicht.«

»Der Doktor ist da anderer Ansicht, oder er hätte ein anderes Medikament verschrieben«, erwiderte sie herablassend.

»Ich werde diese Medizin nicht einnehmen«, entgegnete ich und betonte jede Silbe. Ich wandte mich ab. »Ich werde in drei Tagen gehen, und jeder, der mir etwas antut, wird es später bereuen.«

Ich ging und legte mich auf mein Bett. Meine Gedanken wanderten zu Steve. *Ich wünschte mir, er wäre jetzt hier. Er würde mich hier rausholen. Er würde mir glauben*. Dann begann ich an die Streitigkeiten zu denken, die Steve und ich im Sommer gehabt hatten. Wir stritten uns ständig. Woher kam diese Veränderung? Ich konnte keinen Grund dafür herausfinden. Obschon diese Gedanken mich erzürnten, spürte ich doch den unbezwingbaren Drang, mit Steve zu reden.

Ich erhob mich, lief auf den Gang hinaus und schlug gegen die Tür. In der offenen Abteilung ging ich zum Telefon und meldete ein R-Gespräch an. Steves Zimmergenosse war am Apparat. Er weigerte sich, das Gespräch anzunehmen. Ich rief zurück und sagte, er müsse das R-Gespräch übernehmen. Ich hinterließ ihm eine Nachricht für Steve. Ich wollte, daß Steve mich zurückrief. Ich sehnte mich verzweifelt danach, seine Stimme zu hören. Dann würde ich mich wieder normal und lebendig fühlen.

Nach meinem gescheiterten Versuch, Steve zu erreichen, zog ich mich wieder ins Bett zurück. *Ich werde mit alledem nicht fertig. Ich bin verwirrt. Ich kann genausogut aufgeben. Was denken sie bloß alle von mir, daß sie mich für verrückt halten?*

Nach dem Frühstück ging ich in den Aufenthaltsraum auf der geschlossenen Abteilung. Dort war es ruhiger als in dem anderen Gesellschaftsraum, und ich mußte nachdenken. Über mein Leben nachdenken und darüber, was ich tun konnte, um aus diesen Schwierigkeiten herauszukommen. Ich hatte mich kaum gesetzt, als ein junger, blonder Pfleger auftauchte. Er wollte, daß ich meine Medizin nahm. *Haben sie es hier immer noch nicht begriffen*?

Ich erwiderte: »Ich werde diese Medizin nicht einnehmen. Mit meinem Verstand ist alles in Ordnung.« Ich deutete auf meinen Kopf und sagte dem Pfleger, er solle sich zum Teufel scheren. Ich wandte mich wieder meinen Gedanken zu. Ich verschränkte die Arme vor mir, setzte mich im Schneidersitz auf meinen Stuhl und fühlte eine totale Verzweiflung in mir. Ich gab mich ganz der Welt meiner Gedanken hin.

Was stimmt nicht mit mir? Warum ist mir das passiert? Was

denken Dr. Kamari und Dr. Keogan von mir? Und was haben sie mit mir vor?

Wieder wurde ich in meinen Gedanken unterbrochen, diesmal von Dr. Keogan.

»Ich möchte in Ihrem Zimmer mit Ihnen reden«, sagte er in sehr ernstem Tonfall.

Wir gingen zusammen in mein Zimmer. Ich setzte mich auf mein Bett, und er zog sich einen Stuhl heran.

»Wie ich gehört habe, haben Sie einen Brief geschrieben, in dem Sie um Ihre Entlassung nachsuchen. Stimmt das, Fran?« fragte er mich.

»Sie haben richtig gehört«, erwiderte ich.

»Warum wollen Sie uns verlassen? Sind wir so schlimm?« fragte er lachend.

»Ich gehöre hier nicht hin. Mit meinem Verstand ist alles in Ordnung. Mit meinem Körper stimmt etwas nicht, und Sie tun überhaupt nichts, um mir zu helfen.«

»Ich wünschte, Sie würden uns nicht verlassen. Sie haben der Klinik noch keine Möglichkeit gegeben, etwas zu tun«, antwortete er.

»Wenn ich hierbleibe, werde ich nicht Weihnachten feiern können, also muß ich gehen«, sagte ich in einem Ton, als müßte ich um meine Entlassung bitten. »Ich muß hier raus. Ich bin nicht verrückt.«

»Ich schlage Ihnen einen Handel vor«, sagte er nachsichtig, aber mit fester Stimme. »Sie ziehen Ihre Bitte um Entlassung zurück, und ich sorge dafür, daß Sie die notwendige Hilfe bekommen und Weihnachten zu Hause sind.«

»Ich weiß nicht recht«, sagte ich und begann schon nachzugeben; er aber redete weiter auf mich ein.

»Gut, ich werde den Brief zurücknehmen«, sagte ich schließlich. Ich stand auf; ich war noch verwirrter als vorher.

Dr. Keogan erhob sich gleichfalls. Er legte mir den Arm um die Schulter und sagte: »Sie werden es nicht bereuen.«

Ich war wie betäubt. Ich fühlte mich, als wäre ich ziemlich getäuscht und hintergangen worden, aber dann kam ich mir so elend und krank vor, daß ich dachte: *Vielleicht hat er ja recht. Vielleicht können sie mir hier helfen. Vielleicht weiß er etwas, das er mir nicht sagt, weil er ein Doktor ist.*

Wir gingen bis zum Schwesternzimmer. Dr. Keogan reichte mir einen Kugelschreiber und ein Blatt Papier. Als ich ihm den Stift zurückgab, sagte er in herablassendem Tonfall »Vielen Dank«. Mir traten Tränen in die Augen.

»Ich habe einen Fehler gemacht«, sagte ich.

»Nein, Sie haben keinen Fehler gemacht, Fran«, erklärte er. »Sie haben es richtig gemacht. Nun seien Sie ein gutes Mädchen.«

Ich begriff, daß ich mir selbst eine Falle gestellt hatte. Vor mir sah ich die schwere Metalltür. Ich schlug dagegen, bis sie geöffnet wurde.

Ich ging in den Aufenthaltsraum. Nancy saß da und hatte MTV angestellt. Ihre Zigarette war soweit abgebrannt, daß sie schon ihren Filter rauchte. Ich setzte mich neben sie auf die Couch.

»Hier ist alles so verkommen«, sagte ich laut.

Ich schaute sie durchdringend an, als Nancy mich ansah. »Stimmt etwas nicht, Fran?« Sie legte mir einen Arm um die Schulter.

»Dr. Keogan hat mich dazu gebracht, den Brief zurückzuziehen. Ich weiß nicht, wie er das angestellt hat«, erwiderte ich.

»Du bist darauf reingefallen«, sagte Nancy lachend. »Sie schüchtern jeden ein, der Briefe schreibt. Für sie ist es nur ein Spiel.«

Ich kochte vor Zorn. *Wie konnte er es wagen*? Sofort sprang ich auf und lief zum Schwesternzimmer auf dieser Station.

»Ich suche Dr. Keogan«, sagte ich. »Wo kann ich ihn finden?« Mein Herz klopfte; mein Kopf tat mir weh. Eine der Schwestern sagte mir, daß Dr. Keogan nicht vor dem Abend zurück sein würde. »Da hat er Glück gehabt«, erwiderte ich.

Ich konnte nichts anderes tun, als in den Aufenthaltsraum zurückzukehren.

Als Nancy und ich dasaßen, kam ein Mann in einem blauen Nadelstreifenanzug herein. Sein gepflegter Bart und sein ganzes Auftreten wiesen ihn gleich als einen Arzt aus. Im nächsten Moment rief Nancy auch schon: »Hallo, Dr. Lee« Ich hatte also recht, der Mann war ein Arzt.

»Moment, ich denke Dr. Lee ist eine Frau«, sagte ich zu Nancy.

»Das ist seine Frau«, entgegnete sie.

Dr. Lee begann, die Stühle herumzuschieben. Er erklärte: »Es ist Zeit für die Gruppe.« Ich wollte herausfinden, was es mit dieser Gruppe auf sich hatte, daher lungerte ich noch eine Weile in dem Raum herum. Bald war jeder Platz belegt.

Dr. Lee begann. »Herzlich willkommen. Für alle, die neu in der Gruppe sind, ich heiße Dr. Lee. Nun wollen wir uns gegenseitig den anderen vorstellen. Wer möchte anfangen?«

Ich begann, indem ich sagte: »Hallo, mein Name ist Fran.« Dann stellten sich alle einer nach dem anderen vor. Es waren so viele, daß ich die meisten Namen sofort wieder vergaß.

Ich saß da und hörte zu. Ich traute meinen Ohren nicht. Ein Mann hatte ein Putzmittel getrunken, um sich umzubringen. Er hatte sich sämtliche inneren Organe zerstört und viele Wochen im Krankenhaus verbracht. Und das alles wegen Weihnachten. Er konnte einfach den Gedanken nicht ertragen, daß Weihnachten vor der Tür stand.

Ein Mädchen mit langen blonden Haaren beschrieb, daß sie soviel LSD genommen hatte, daß sie selbst dann ständig Halluzinationen hatte, wenn sie gar keine Drogen nahm.

Ein abgemagertes Mädchen, das ihr Haar zu Zöpfen geflochten hatte, erzählte, daß man sie morgens und abends auf die Waage stellte, weil sie nur Salat aß.

An irgendeinem Punkt des Gesprächs hörte ich auf, zuzuhören. Ich preßte mir meine Hände auf die Ohren, um nichts mehr mitzubekommen. Ich war über das, was da geredet wurde, sehr aufgebracht. All diese kranken Gedanken waren zuviel für mich.

Ich mußte für ein anderes Gesprächsthema sorgen, und ich rief: »Hat jemand gestern ›Frosty the Snowman‹ gesehen?« Jeder brüllte los vor Lachen, nur Dr. Lee nicht. Er bedachte mich mit einem strengen Blick. Ich erwiderte den Blick mit einem schüchternen Lächeln. Er sagte kein Wort, sondern fuhr mit dem Gruppengespräch fort. Als die Sitzung beendet war, stürzte ich als erste zur Tür.

Ich traf Dave und Jeremy. Ich erzählte ihnen von meinem Erlebnis in der Gruppe. Sie boten mir an, mir Karate beizubringen, um mich abzulenken. Ich lehnte ab und sagte, ich bräuchte ein wenig Zeit für mich. Sie gingen in den ruhigeren Gesellschaftsraum. Ich wandte mich um und begab mich in mein Zimmer.

Auf dem Weg dorthin bemerkte ich eine Reihe neuer Gesichter im Aufenthaltsraum auf der geschlossenen Station. Ich ging hinein und stellte mich vor. Als ich mich setzte, entdeckte ich Cecilia, ebenfalls eine neue Patientin. An ihren Handgelenken hatte sie dicke Verbände, auf denen getrocknetes Blut zu sehen war. Ich wußte, was das bedeutete: Sie hatte versucht, sich umzubringen.

Sie begann, mir zu erzählen, wie sie an die Verbände gekommen war. Ich saß da, sagte zu allem ja, weil ich Angst hatte, irgend etwas zu entgegnen, das sie aufregen könnte. Eine kleine, spaßhaft gemeinte Bemerkung schien sie an den Rand des Zusammenbruchs zu bringen. Aus irgendeinem Grund klammerte sie sich an mich. Mir ging ihre Geschichte zu Herzen; also saß ich die nächste halbe Stunde da und hörte ihr zu, ohne ein Wort zu sagen. Vorübergehend besserte sich ihre Stimmung.

In dem Moment, in dem ich Cecilia allein ließ, widmete ich meine Aufmerksamkeit einem ungewöhnlich aussehenden Mann, der in einer Ecke hockte und Solitaire spielte. Er wirkte so mitleiderregend, als würde er unbedingt einen Freund brauchen. Ich ging zu ihm und sprach ihn an. Er murrte und stöhnte nur. Ich versuchte es wieder und erhielt dieselbe Antwort. Doch ich würde nicht aufgeben. *Ich werde es schaffen, daß er etwas zu mir sagt.*

Während ich weiter auf ihn einredete, bemerkte ich in der Nähe ein Damespiel. Ich fragte ihn, ob er mit mir spielen wolle. Diesmal reagierte er sofort. Einen Moment später hatte er das Spiel vor mir aufgebaut. Ich setzte mich und redete weiter mit ihm, und er antwortete auf jede meiner Fragen. Wir spielten verschiedene Spiele. Er schlug mich in jedem Spiel haushoch. Als ich schon nicht mehr weiterspielen wollte, entdeckte ich die Tätowierungen an seinen Armen. Die Worte und Symbole kannte ich nicht. Sie machten mir angst. *Mit was für Leuten schloß ich Freundschaft*? Ich sagte ihm, daß ich keine Lust mehr hatte, und verzog mich auf die andere, sichere Seite des Raumes.

Nancy kam mit Jill, einer der Schwestern, herein.

»Zeit für die Gruppe der geschlossenen Abteilung«, sagte Jill.

Sie reden hier überall gern, nicht wahr? Ich hatte meine Erfahrung in der anderen Gruppe schon völlig vergessen und entschied mich zu bleiben. In dieser Gruppe kamen weniger Leute zusammen. Vielleicht ein halbes Dutzend. Und ich redete die ganze Zeit. Ich redete irgendwelchen Unsinn über Weihnachten bis hin zu allgemeinen Lebensweisheiten. Wann immer für länger als eine Minute Stille eintrat, begann ich loszuplappern. Als die Sitzung zu Ende ging, bemerkte ich, daß nur Jill und ich geredet hatten.

Schließlich rief Nancy: »Was tut Frances hier? Sie ist völlig in Ordnung.«

»Endlich begreift jemand, daß ich nicht verrückt bin«, sagte ich. *Wie seltsam, daß es ausgerechnet Nancy ist.* Ich stand auf und umarmte sie.

Nach der Sitzung ging ich und legte mich vor dem Essen ein wenig hin. Unsanft wurde ich dann von Dave, Jeremy und Nancy geweckt. Sie jagten mir einen fürchterlichen Schrecken ein, indem sie auf mich sprangen und »Wach auf« schrien. Wir gingen zusammen zum Essen. Es schmeckte mir unglaublich gut. Nancy und mich verlangte es dann nach einer Zigarette, und wir standen auf, »um die Wand zu küssen«.

Als wir an unseren Tisch zurückkehrten, saß Joe da, der Mann, der in einen Autounfall verwickelt worden war. Er trug eine Halskrause. Bilder von Halskrausen tauchten vor meinem inneren Auge auf, die sich nach meinem Unfall um meinen Nacken wanden. Ich stand da und starrte Joe an.

»Fran, ich werde dir einen anderen Stuhl holen«, sagte jemand.

Ich rührte mich nicht und gab auch keine Antwort. Mein Kopf tat mir weh; mein Verstand hielt mich zum Narren.

»Fran! Fran!« schrie jemand.

Ich wandte mich abrupt um und sagte: »Was ist los?« Ich ging hinüber, nahm mir einen Stuhl und setzte mich. Dann fühlte ich mich besser.

Wir fünf redeten bald alle durcheinander und lachten. Die Gedanken an meinen Unfall hatte ich völlig beiseite geschoben. Wir gingen auf unsere Station zurück, als Dave und Jeremy plötzlich aufhörten, mit Nancy zu reden. Ich achtete nicht darauf und lief einfach weiter. Joe folgte weit hinter uns. Als ich auf die Treppe zusteuerte, stürzte Joe wie aus dem Nichts heran und lief die Stufen hinauf. Ich mußte zweimal hinschauen. Ich verstand sein Verhalten überhaupt nicht.

»Ich habe geglaubt, er hätte furchtbare Schmerzen und könnte sich kaum rühren«, murmelte ich. »Wie kann er dann die Treppe so schnell hinauflaufen?«

Nachdem Joe verschwunden war, ging ich weiter. *Habe ich ihn wirklich gesehen*? fragte ich mich ängstlich. *Oder hatte ich eine Halluzination*? Ich schob den Gedanken beiseite.

Am Ende der Treppe mußte ich mich entscheiden, welchen Aufenthaltsraum ich aufsuchen sollte. Den ruhigen, den großen oder den Raum auf der geschlossenen Station? Ich beschloß in den großen Gesellschaftsraum zu gehen. Ich beteiligte mich an einem Kartenspiel, dann kehrte ich in mein Zimmer zurück.

Bald darauf klopfte jemand an meine Tür. Es war Peggy, eine Schwester von der geschlossenen Station. Sie sagte mir, daß auf der anderen Station jemand für mich am Telefon sei. Es war meine Schwester Eileen. Sie rief an, um sich zu erkundigen, wie die Dinge liefen und ob ich mich beruhigt hätte. Dann redete sie mir entschieden zu, um mir zu helfen, mit meiner neuen Umgebung zurechtzukommen.

»Du mußt es so nehmen, wie es ist. Laß dich nicht einschüchtern. Du wirst eine Menge Freunde finden. Du bist eine wirkliche Persönlichkeit. Und ehe du dich versiehst, wirst du wieder zu Hause sein. Denk daran, wer du bist und was du in deinem Leben schon alles gemeistert hast«, sagte sie. Sie klang sehr ehrlich und liebevoll.

Ich glaubte ihr, während sie sprach, doch als ich aufgelegt hatte, verschwand dieser Glaube. *Wie konnten sie es zulassen, daß ich hier bleibe? Selbst meine Familie glaubt, daß ich psychisch krank bin. Mein Leben war in einer Sackgasse.*

Dr. Kamari tauchte auf, als ich Anstalten machte, wieder gegen die Metalltür zu pochen. Ich folgte ihm in den selben Raum wie am Abend zuvor. Unser Gespräch begann wie eine normale Unterhaltung, doch dann geriet es völlig aus den Fugen.

Ich kreischte und schrie ihn an: »Ich will raus hier. Sie verstehen überhaupt nicht, wie krank ich bin, und sie werden es auch nie verstehen.«

»Aber gewiß werde ich es verstehen«, erwiderte er.

Ich begann hysterisch zu schreien.

Er entgegnete völlig ruhig. »Sie können einen Brief schreiben. Wir werden Sie nicht vor Gericht bringen.«

Ich erhob mich und ging hinaus. »Ich werde meinen Brief schreiben«, sagte ich wutschnaubend.

Auf dem Weg in den Aufenthaltsraum wurde mein Zorn noch heftiger. Ich bewegte mich sehr schnell, und mein Herz klopfte wie wild. Die Tür zum Gesellschaftsraum war halb geschlossen. Ich trat sie mit dem Fuß auf. Die Tür schlug mit einem schrecklichen Krachen gegen die Wand. Sie schwang noch immer hin und her, als die stämmige Krankenschwester herbeieilte.

»Was ist hier los?« rief sie und stemmte ihre Arme in die Hüften. Niemand sagte ein Wort.

»Wer hat hier so einen Mordskrach veranstaltet?« fragte sie verärgert.

Dave meldete sich zu Wort.

»Entschuldigung. Ich bin aus Versehen gegen die Tür gestoßen.«

Diese Erklärung stellte die Schwester zwar nicht zufrieden, aber sie ließ es dabei bewenden, denn sie wußte, daß niemand etwas anderes sagen würde. Sie ging, und wir brachen in Gelächter aus.

»Vielen Dank, Leute«, sagte ich.

»Was ist nicht in Ordnung, Fran?« frage Dave, sobald die Schwester verschwunden war.

»Nichts ist in Ordnung!« brüllte ich. »Ich will nicht darüber reden. Laß uns eine wenig Spaß haben!«

»Unten im Speisesaal läuft ein Film«, sagte Nancy.

In Windeseile hatten wir uns auf den Weg gemacht. Ein Horrorfilm wurde gezeigt; der schlechteste Film, den ich je gesehen hatte. Es muß einer der ersten Horrorfilme überhaupt gewesen sein. Irgendwann während des Films griff ich mir Dave und zog ihn in eine Ecke des Raumes.

»Ich kann mir diesen Film nicht anschauen. Laß uns statt dessen miteinander reden«, sagte ich und deutete Dave an, sich zu setzen.

Dave begann mit irgendwelchen Clownerien. Bald lachten wir lauthals los und hämmerten mit den Fäusten auf den Tisch. Wir hörten aber abrupt auf zu lachen, als Jack auftauchte, der für die Freizeitaktivitäten zuständig war.

»He, ihr müßt euch zusammenreißen«, rief er.

»Tut uns leid. Wir reißen uns zusammen«, entgegnete Dave.

Jack wandte sich um und ging. Dave schob sich ganz nah an mich heran und sagte: »Er ist solch ein kleiner, jämmerlicher Trottel. Was soll er schon mit uns machen.«

Ich brach wieder in Gelächter aus, und bald machten wir wieder unsere Späße. Doch dann tauchte auch Jack wieder auf. Er warf uns hinaus.

Während wir zurück auf unsere Station gingen, alberten Dave und ich herum und probierten ein paar Karateübungen. Plötzlich packte Dave mich und warf mich mit dem Kopf zuerst über seinen Rücken. Doch dann verlor ich den Halt. Schreiend stürzte ich zu Boden. Ich vernahm ein lautes Dröhnen im Kopf, und ich fühlte mich wie betäubt. Mir war schlecht.

Dave beugte sich über mich. »Alles in Ordnung mit dir?« wollte er wissen.

»Ich bin gleich wieder auf dem Damm«, entgegnete ich schluchzend.

Er half mir auf die Beine und sagte, daß er eine Schwester holen würde.

»Das kannst du nicht machen!« sagte ich zu ihm.

Verwirrt schaute er mich an. »Warum nicht?«

»Weil sie mich dann niemals rauslassen werden. Du mußt mir versprechen, daß du es niemandem sagen wirst.«

Er versprach es und half mir, auf die geschlossene Station zurückzugehen.

»Hallo, Fran, alles in Ordnung mit dir?« fragte die mitfühlende, mütterliche Schwester, als ich mich über den Flur der geschlossenen Abteilung schob. Ihre Stimme klang zehn Oktaven höher als gewöhnlich.

»Haaallo«, erwiderte ich mit einem schmerzhaften Grinsen. Das Echo ihrer Stimme hallte in meinem Kopf wider, selbst als ich unter meine Bettdecke kroch. Der Schmerz war unbeschreiblich. Ich wiegte meinen Kopf in meinen Armen hin und her und schlief ein.

Ich rührte mich nicht von der Stelle, bis ich am nächsten Morgen von Alice, der ruhigen, unauffälligen Stationsschwester geweckt wurde.

»Fran, Sie beziehen heute morgen ein neues Zimmer«, erklärte sie freudig.

Ich zog mir die Bettdecke über den Kopf und stöhnte.

»Ich möchte, daß Sie Ihre Sachen zusammenpacken und dann zu mir ins Schwesternzimmer kommen«, fuhr sie fort, während sie die Vorhänge aufzog, um die Sonne hineinscheinen zu lassen.

Mein Kopf schmerzte nicht mehr so stark, aber das Echo vernahm ich noch immer. Ich hatte überhaupt keine Lust, das Bett zu verlassen, geschweige denn, ein neues Zimmer zu beziehen.

»Ihr neues Zimmer liegt auf der offenen Station«, berichtete die Schwester.

Ich verlasse die geschlossene Abteilung. Obschon mich dieser Gedanke in Aufregung versetzte, war ich doch so schwach, daß ich im Bett liegen blieb. Nachdem die Schwester gegangen war, versuchte ich mühsam, mich aufzurichten. Endlich schaffte ich es. Ich beugte mich vor, um nach meinem Trainingsanzug zu greifen. Mein ganzer Körper zitterte. Ich bewegte mich sehr langsam, während ich meine Habseligkeiten zusammensuchte. *Du mußt weitermachen, Fran. Vergiß die Schmerzen.*

Mit meinen Sachen im Arm steuerte ich auf das Schwesternzimmer zu. Auf halbem Wege hielt ich inne, weil es auf dem Flur einen Aufruhr gab. Joe stritt sich mit einem Pfleger.

»Ich brauche das alles nicht. Ich brauche das alles nicht«, murmelte ich vor mich hin.

Ich drückte mich an die Wand und schob mich vorwärts. Am Schwesternzimmer beschloß ich, daß mir einige Aspirintabletten helfen würden. *Kopfschmerzen sind Kopfschmerzen*, dachte ich. *Sie wissen nie, woher diese Schmerzen kommen.* Die Krankenschwester gab mir ein paar Aspirintabletten, und wir gingen auf die Tür zu.

Mein neues Zimmer unterschied sich nicht sehr von meinem

Raum auf der geschlossenen Station; nur hatte dieses Zimmer einen Spiegel im Bad. Sobald die Schwester mich alleingelassen hatte, ließ ich alles fallen und legte mich auf das Bett. Ich schlief ein paar Stunden. Dann wurde ich von Liz geweckt, die zu den Beschäftigungstherapeuten gehörte.

»Möchten Sie mit uns mitfahren? Wir wollen ein wenig einkaufen gehen«, sagte sie.

Eine Möglichkeit, hier herauszukommen. »Aber gerne«, erwiderte ich.

Ich richtete mich langsam auf. Mein Kopf fühlte sich ganz normal an.

»Geben Sie mir eine Minute, dann komme ich«, erklärte ich. Ich kämmte mir nicht einmal das Haar.

Wir waren zu sechst, ein bunter Haufen, um es vorsichtig zu formulieren. Ich sah aus, als läge ich eigentlich noch im Bett. Die anderen waren unrasiert, mit zerzaustem Haar; anderen klebte noch das Frühstück auf der Kleidung. Einer hatte sich einen Filzhut tief ins Gesicht gezogen. Ein anderer hatte seinen Mantel völlig schief zugeknöpft. *In einem anderen Moment hätte ich mich mit diesen Leuten nicht sehen lassen*, dachte ich. Aber ich wollte unbedingt aus der Klinik heraus. Da kümmerte es mich nicht, mit wem.

Ich drückte mir die Nase an einem Autofenster platt, als wir fuhren.

»Was für ein schöner Tag«, sagte ich, ohne mich an irgend jemanden direkt zu wenden. *Ich wünschte, ich wäre dort draußen mitten in einem Feld.* Wir fuhren an einem großen weißen Haus vorbei, das im Kolonialstil erbaut war. Vor dem Haus gab es einen wunderbaren Rosengarten. *Ich frage mich, was die Leute in diesem Haus so machen*, dachte ich träumerisch. Der Wagen hielt an. Wir schoben uns hinaus.

»Wollen wir nicht lieber spazieren gehen«, schlug ich vor. Mein Vorschlag wurde einhellig begrüßt.

Wir zogen los. Ich begann schneller zu gehen, so daß ich bald einige Blocks vorausging. Ich nahm soviel Eindrücke auf wie möglich. Ich wollte diese Erinnerungen für die Zeit später bewahren, wenn man mich wieder einsperrte.

Wenn ich an Passanten vorbeikam, wurde ich mit den seltsamsten Blicken bedacht. *Ich weiß jetzt, wie es ist, zu den Leuen zu gehören, die auch ich früher immer angestarrt habe. Ich werde so etwas nie wieder machen,* schwor ich mir und wartete darauf, daß die anderen zu mir aufschlossen. Wir waren beinahe eine Meile gelaufen, als wir umkehrten und zum Wagen zurückgingen. Ich ging auf dem Rückweg viel langsamer; ich wollte das Unausweichliche möglichst lange hinauszögern.

Doch ehe ich mich versah, waren wir zurück in Brookhollow. Und ich saß da, fühlte mich gelangweilt und jämmerlich und rauchte im Aufenthaltsraum Zigaretten. Nachdem ich eine Zigarette geraucht hatte, ging ich entweder an den Kühlschrank, ließ mich im Schwesternzimmer blicken oder suchte den ruhigen Gesellschaftsraum auf.

Auf einer meiner Runden bemerkte ich zwei spindeldürre alte Frauen, die sich an dem Geländer an der Wand festhielten und ständig umherliefen. Ich stand da und beobachtete sie. Immer wenn sie den Ausgang auf der einen Seite erreichten, machten sie kehrt und schritten zum Ausgang auf der anderen Seite.

Sie hielten niemals inne, sondern bewegten sich unentwegt. Sie sprachen auch nie mit mir, obschon ich sie anredete, weil ich weiß, daß man andere Leute nicht allzu schnell nach ihrer äußeren Erscheinung beurteilen sollte. Schließlich zuckte ich mit den Achseln und wandte mich von ihnen ab, aber früher oder später würde ich sie dazu bringen, mit mir zu reden.

Zurück in meinem Zimmer entdeckte ich, daß ich eine Zimmergenossin hatte. Die Frau sah sehr alt und abgehärmt aus. Ich sagte »Hallo« und versuchte freundlich zu sein. Sie weigerte sich, mir eine Antwort zu geben und starrte vor sich hin. Schließlich ging ich hinaus. Daß sie überhaupt nichts mit mir zu tun haben wollte, machte mir angst.

Ich ging zum Schwesternzimmer, um mich zu beschweren. Ich erklärte den Schwestern sehr ruhig, worum es ging und daß ich eine andere Zimmergenossin haben wollte. Doch sie schlugen mir meine Bitte ab und meinten, es gäbe kein anderes Zimmer. Ich glaubte ihnen nicht.

Ich wurde ziemlich wütend und kreischte los. »Sie werden etwas unternehmen und zwar sofort! Mit dieser Frau verbringe ich keine Nacht in einem Zimmer.« Ich begann in das Schwesternzimmer hinein und hinaus zu laufen. Dann kam plötzlich Dr. Lee auf mich zu.

»Was haben Sie für ein Problem?« fragte er.

»Ich habe eine Zimmergenossin, die nicht mit mir spricht. Sie jagt mir Angst ein. Ich will ein anderes Zimmer, aber die Schwestern geben mir keines«, sagte ich zu ihm. Dr. Lee wandte sich an die Schwestern und fragte: »Stimmt das?«

Eine der Schwestern erwiderte: »Ja, es stimmt, aber wir haben keine anderen Räume.«

Dr. Lee drehte sich zu mir herum und meinte: »Es tut mir leid, aber Sie müssen da bleiben, wo Sie sind.«

»Einen Teufel werde ich tun. Wenn ich die Frau sehe, kriege ich eine Gänsehaut. Sie müssen etwas unternehmen. Wer weiß, was diese Frau mit mir anstellt«, schrie ich hysterisch.

In dem Aufruhr näherten sich die beiden kleinen alten Damen, die ich beobachtet hatte, der Tür. Andere eilten hinzu.

Dr. Lee meinte: »Ich sage jedem immer, daß er für seine eigenen Belange eintreten soll, gleichwohl ist Frans Verhalten lächerlich. Wir werden aber sehen, was wir für Sie tun können, Fran.« Er legte mir einen Arm um die Schulter. Eine Stunde später hatte ich ein anderes Zimmer.

Meine neue Zimmergenossin war noch älter, aber sie war ein mütterlicher Typ, und wir verstanden uns auf Anhieb.

Zufrieden mit der Situation ging ich in den Aufenthaltsraum zurück. Es war nach neun Uhr abends; wenige Leute hielten sich hier noch auf. *Was soll ich jetzt tun?* fragte ich mich. *Ich bin über-*

haupt nicht müde. Dave kam herein, und wir redeten miteinander. Wir kamen auf eine großartige Idee, die uns beschäftigte. Wir würden eine Collage herstellen; eine Collage, die die Menschen der Welt darstellte, besonders aber die Menschen in Brookhollow.

Ich begab mich zum Schwesternzimmer und bat um Stifte, Papier, Klebeband und eine Schere. Bevor man mir etwas erklären konnte, rief ich schon: »Ich weiß, ich darf keine Schere haben.«

Die Schwestern lachten und sagten: »Du wirst dich an die Dinge hier gewöhnen, nicht wahr, Fran?«

Sarkastisch antwortete ich: »Das werde ich wohl leider tun.«

Dave und ich machten uns sofort an die Arbeit. Wir gingen von Zimmer zu Zimmer und sammelten alles ein, was wir fanden. Am Ende hatten wir eine Menge Dinge zusammenbekommen: Zigarettenkippen, Senf- und Ketchuptuben, Etiketten von alten Dosen, Zahnstocher, Marmelade und die Fotos und Worte, die wir aus Illustrierten herausgerissen hatten.

Als wir mit unserem Meisterwerk fertig waren, klebten wir es an die Wand. Darunter hefteten wir das Bild eines wunderschön geschmückten Weihnachtsbaums. Ein Pfeil deutete von dem Weihnachtsbaum auf unsere Collage. Unter den Pfeil schrieben wir: »Das ist Weihnachten«, und darüber: »Das sind wir.«

Dann beschlossen wir, daß wir noch etwas hinzufügen sollten: unsere Wünsche zu Weihnachten. Ich riß Kreppapier in Stücke und beschriftete jedes Stück mit meinen Wünschen. Zuerst schrieb ich »Freiheit«. Als ich das Kreppapier an die Wand klebte, kam Nancy herein und gesellte sich zu uns.

Wir begannen unsere Wünsche einen nach dem anderen an die Wand zu kleben. Dabei lachten wir die ganze Zeit. Unsere Wünsche wurden immer ausgefallener. Dann fingen wir an, alles aufzuschreiben, was einer von uns sagte, und hefteten es an die Wand. Wir beklebten jeden Winkel der Wand.

Schließlich traten wir zurück und bewunderten unser Werk.

Ich war nicht völlig zufrieden; etwas fehlte noch. Auf einen langen Streifen Klebeband schrieb ich: »Philosophie des Verstandes 101« und klebte es über unsere Collage.

Ich konnte dann immer noch nicht aufhören. Ich schrieb immer neue Einfälle auf und klebte sie dahin, wo ich noch einen Platz finden konnte. Ich schrieb Bemerkungen an die Ärzte und Gründe, warum jemand, der bei Verstand war, so etwas tat, und ich schrieb: »Ich bin nicht verrückt.« Diese Worte heftete ich genau unter dem Spruch »Philosophie des Verstandes 101« an die Wand.

Dann stellten wir plötzlich fest, daß es ein Uhr in der Frühe war. Alf tauchte auf und sagte uns, daß wir gehen müßten und der Aufenthaltsraum abgeschlossen werden würde. Bevor wir den Raum verlassen hatten, rief Alf uns noch einmal zurück, um uns zu sagen, was für eine wunderbare Arbeit wir geleistet hatten. Er sagte, es wäre richtig nett.

»Ich will nicht, daß es richtig nett ist«, sagte ich voller Ernst. »Da steckt eine Botschaft dahinter. Ich will nach Hause.« Wir verließen den Raum und gingen zu Bett.

Der nächste Tag war ein Sonntag. Beim Frühstück sagte Jeremy zu mir, daß es am Sonntag überhaupt nichts zu tun gäbe. Keine Gruppensitzungen, keine Ärzte, keine Beschäftigungstherapie.

Ich beschloß, mich ein wenig umzusehen und herauszufinden, was für ein merkwürdiger Ort das war, und einen Plan zu schmieden, wie ich hier herauskam. Zuerst mußte ich mich anziehen. Auf dem Weg zurück in mein Zimmer bemerkte ich ein Schwarzes Brett an der Wand, direkt dem Schwesternzimmer gegenüber. Es war mit Zetteln übersät. Das machte mich neugierig.

»Meine erste Aufgabe besteht darin, mich hier zurechtzufinden«, sagte ich mir. Ich begann die Zettel durchzusehen. Die ersten Papiere, die ich mir anschaute, hatten keine Bedeutung, eine Speisekarte und ein Kalender. Der nächste Zettel, den ich las, brachte mich ganz durcheinander. »Wöchentliche Selbsthilfegruppen für Bipolare, manisch Depressive, Alkoholiker und Kinder von Alkoholikern. St. Luke's Church, 141 Daryll Lane.«

»Was heißt Bipolare?« murmelte ich vor mich hin. »Trottel.« Ich wurde ernst. Endlich hatte ich es begriffen. *Ich befand mich in einer psychiatrischen Anstalt. Es war an der Zeit, damit aufzuhören, mich an diese unmögliche Situation gewöhnen zu wollen. Ich mußte hier heraus. Aber wie?*

Dann bemerkte ich das Brett mit den verschiedensten Aktivitäten für die Patienten. Tag für Tag, Stunde für Stunde war aufgeführt, was für Beschäftigungen angesetzt waren. Es gab eine Menge Gruppen: Körpersprache, Zorn, Lebenserfahrungen, Männer, Frauen, Gruppensitzung. Die Liste ging noch weiter.

Mich faszinierte der Gedanke, daß gewisse Menschen all diese Dinge erlernen mußten. Außerdem waren Stunden für Spaziergänge, Bastelarbeiten und fürs Schwimmen angegeben. Dann drängten mich ein paar Patienten von dem Brett weg, die sehen wollten, was auf der Speisekarte stand. Es kümmerte mich nicht. Ich hatte genug gesehen. Ich ging in mein Zimmer und zog mich an.

Als ich zum Aufenthaltsraum zurückkehrte, um zu sehen, ob mich jemand begleiten wollte, entdeckte ich wieder die beiden alten Damen. *Ich kicherte leise. Das waren wirklich zwei verrückte Alte*. Dann sah ich plötzlich mich selbst, wie ich in 20 Jahren vielleicht genauso auf dem Gang umherwanderte. Mich schüttelte es vor Widerwillen. *Das werde ich nicht zulassen. Ich werde einen Weg finden, wie ich hier herauskomme.*

Ich machte mich auf die Suche nach Nancy. Sie wollte aber nicht mit mir hinausgehen, also lief ich allein die Treppen hinunter. Am Ende der Treppe lag der Eingangsbereich der Klinik. Ich machte es mir auf einer Couch bequem und rauchte eine Zigarette. Ich hatte es nicht eilig. Der ganze lange Tag lag vor mir. Plötzlich entdeckte ich verschiedene geschlossene Türen mit winzigen Fenstern.

Sieht aus, als wäre das ein guter Ort, um mit meinen Erkundi-

gungen zu beginnen. Ich erhob mich und ging auf eine der Türen zu. Sie war verschlossen. Ich spähte durch das Fenster, um zu erkennen, was für ein Geheimnis sich dahinter verbarg, doch ich sah nur Stufen, die hinunter führten. *Ich fragte mich, was sie dort unten haben? Ob dort noch andere Patienten sind?*

Ich begab mich zur nächsten Tür. Sie war gleichfalls verriegelt. Wieder spähte ich durch das Fenster. Es war ein Bastelraum. Ich lief zur nächsten Tür, sie war offen.

Der ganze Raum war ein wenig größer als eine Vorratskammer. Ein kleiner Schreibtisch und zwei Stühle standen da. Ich kam zu dem Schluß, daß hier die Patienten befragt wurden. Es sah ein wenig unheimlich aus. Ich eilte hastig wieder hinaus und lief in den Gang, der zur Cafeteria führte.

Ich wollte all die kleinen Büros sehen und wissen, wohin all die Korridore führten. Die meisten Türen waren verschlossen. Aber eine hatte Fenster, durch die ich hineinschauen konnte. Einige Räume gehörten Patienten, in einem standen Verkaufsautomaten. Ansonsten fand ich nichts, was mich interessierte.

Ich bog um die Ecke in einen kleinen Korridor. Am Ende des Ganges stand eine Doppeltür offen. In dem Raum dahinter befanden sich Billardtische, Pingpongtische, Fernsehgeräte, eine Stereoanlage und verschiedene Spieltische. Wie ich dastand und mir den Raum ansah, kam ein stämmiger Mann, der eine Billardqueue in der Hand hielt, auf mich zu. Er hatte die Augen zusammengekniffen und schaute mich argwöhnisch an.

»Von welcher Station kommen Sie? fragte er unfreundlich.

»Mein Zimmer liegt eine Etage höher«, erwiderte ich.

»Tut mir leid. Sie dürfen hier nicht herein. Dieser Raum ist nur für die Patienten aus dem Erdgeschoß. Ich schlage vor, Sie gehen dorthin zurück, wo Sie hingehören.«

»Warum?« fragte ich. »Es sieht aus, als könnte man hier eine Menge Spaß haben. Kann ich nicht eine Weile hier bleiben?« bat ich.

»Verschwinden Sie von hier, bevor ich eine Schwester rufe«, drohte mir der Mann.

Mehr brauchte er mir nicht zu sagen. Ich ging und strebte auf die Cafeteria zu. Ich trat ein und küßte die Wand, das heißt, ich entzündete meine Zigarette. Ich war ganz allein. Eine Weile genoß ich es.

Während ich meine Zigarette rauchte, entdeckte ich eine Schale mit Früchten auf einer Anrichte. *Sieht gut aus. Ich frage mich, ob ich es wagen kann. Geh schon, Fran, es ist niemand hier.* Ich stand auf und nahm mir den größten und schönsten roten Apfel. Dann griff ich mir noch eine Banane, eine Orange und ein paar Weintrauben. Ich aß alles sofort auf, nur den Apfel nicht. *Den esse ich, wenn ich wieder die Treppe hinaufgehe.*

Mit vollem Magen machte ich mich auf zur Tür. Ich öffnete die Tür und schlug sie beinahe Lydia ins Gesicht. Lydia war eine der Krankenschwestern.

»Wir haben Sie gesucht, Frances«, schimpfte sie.

»Nun, jetzt haben Sie mich ja gefunden«, erwiderte ich mit einem Grinsen.

Ich haßte Lydia. Sie blickte immer finster drein.

»Kommen Sie sich nicht zu schlau vor. Sie dürfen hier unten nicht allein sein«, entgegnete sie barsch. Dann, ohne daß ich eine Gelegenheit hatte, etwas zu erklären, packte sie mich heftig am Arm und zerrte mich zum Fahrstuhl.

Sie ließ mich erst los, als wir vor dem großen Aufenthaltsraum standen. »Wenn ich Sie noch einmal dort unten aufgreifen muß, wird es Ihnen leid tun«, sagte sie und schob mich in den Raum.

»Du Hexe«, sagte ich mit tränenerstickter Stimme. »Ich habe überhaupt nichts getan. Ich habe auch nicht die Cafeteria abgefackelt. Ich habe eine Zigarette geraucht und mir einen Apfel genommen. Wirklich aufregende Dinge.«

Ich ging hinüber und gesellte mich zu Dave, Jeremy und Nancy, die Karten spielten.

»Worum geht es?« fragte Nancy.

»Nichts. Vergiß es. Sie ist eine Hexe«, erwiderte ich.

Wir spielten eine ganze Weile Karten. Zum Glück gewann ich. Ich hatte das Gefühl, die Dinge wieder zu beherrschen, statt eingesperrt zu sein. Doch daran wurde ich schnell wieder erinnert, als Lydia zurückkehrte.

Sie kam herein und riß verschiedene Dinge von unserer Collage. Sie rief: »Ich weiß nicht, woher Ihr dieses Zeug habt, aber Ihr dürft es auf keinen Fall behalten.« Sie ging hinaus. Ihr fetter Hintern hüpfte die ganze Zeit von einer Seite zur anderen.

Nancy und ich schauten uns an und sagten gleichzeitig: »Was glaubt sie eigentlich?« Dann zuckten wir mit den Achseln und lachten. Schließlich wandten wir uns wieder unserem Kartenspiel zu. *Was glauben sie, was ich mit all den Dingen anstelle, die ich nicht haben darf? Für was halten sich diese Leute eigentlich. Niemand antwortet auf irgendwelche Fragen.*

Als ich keine Lust mehr hatte, Karten zu spielen, beschloß ich zu duschen. Zuerst ging ich zum Schwesternzimmer und bat um einige Dinge, die ich nicht in meinem Zimmer aufbewahren durfte.

Genauer gesagt, hatten sie dreiviertel meiner Habseligkeiten in einem Fach in ihren Schränken eingeschlossen. Es paßte mir überhaupt nicht, jedesmal zu fragen, wenn ich mir meine Zähne mit Zahnseide reinigen, wenn ich meine Achselhöhlen rasieren, wenn ich Make-up auftragen wollte oder wenn ich zwei Dollar für Zigaretten brauchte. Es war entwürdigend, und ich kam mir wie ein nichtsnutziger Schwachkopf vor.

Ich stand in der Tür des Schwesternzimmers und trat von einem Bein auf das andere, während ich darauf wartete, die Aufmerksamkeit der beiden Schwestern zu erregen. Lydia war die erste, die in meine Richtung blickte. Ich beachtete sie nicht und schaute zu Mary hinüber. Ich wartete eine Gelegenheit ab, sie anzusprechen, scharrte mit den Füßen und verschränkte meine Arme vor der Brust. *Sie lassen mich absichtlich warten,* dachte ich. *Es gefällt ihnen zu sehen, wie ich um etwas bitte.*

Schließlich blickte auch Mary in meine Richtung. Voller Sarkasmus bemerkte ich: »Dürfte ich vielleicht einen kleinen Rasierer und etwas Zahnseide haben? Ich möchte duschen.« Mary gab mir einen kleinen Rasierer und riß ein Stück Zahnseide ab. *Sie hat meine Zahnseide berührt. Wie widerwärtig*, dachte ich.

Dann folgte sie mir zu meinem Zimmer, um darauf zu warten, daß ich mit dem Rasierer fertig war und ihn ihr zurückgab. Sie kam mit ins Bad und postierte sich da, während ich duschte. Ich begann mir auch meine Beine zu rasieren, weil ich wußte, daß sie unbedingt zurück wollte.

Nachdem ich zehn Minuten in der Dusche war, hörte ich: »Frances, was tun Sie da? Ist alles in Ordnung?«

»Ich begehe Selbstmord«, erwiderte ich voller Ernst. Sie riß den Duschvorhang zur Seite. Wir standen da und starrten uns an. »Ich mache nur Spaß«, sagte ich lächelnd. Sie kochte vor Wut, nahm den Rasierer und ging. In aller Ruhe duschte ich weiter.

9

Am nächsten Morgen sprang ich um sechs Uhr aus dem Bett. Ich fühlte mich besser als in den ganzen letzten Wochen. Mein Verstand war munter und ausgeruht. Ich hüpfte unter die Dusche und sang Weihnachtslieder. Auch auf dem Weg zum Aufenthaltsraum summte ich vor mich hin.

Das Morgenlicht fiel durch die vergitterten Fenster. Der Aufenthaltsraum war noch verschlossen, als ich ankam. Ich ging zum Schwesternzimmer, um Alf zu bitten, den Raum für mich aufzuschließen. Vor der Tür saß Cecilia. Sie war naß vor Schweiß und zitterte wie Espenlaub. Ich kniete mich vor sie hin, nahm ihre Hand und fragte sie, was mit ihr nicht stimmte.

»Ich habe die ganze Nacht nicht schlafen können«, sagte sie zitternd. »Mein Bett ist ein altes Eisengestell. Es ist hart und schmutzig.« Sie tat mir leid.

»Cecilia, du kannst in meinem Bett schlafen, wenn du willst«, sagte ich sanft.

Sie umarmte mich. »Du bist so lieb«, sagte sie und fing an zu weinen. Während ich ihr aufzustehen half, tauchte Alf auf.

»Wo willst du mit Cecilia hingehen?« fragte er.

»In mein Zimmer. Sie kann in ihrem Bett nicht schlafen.«

»Das wirst du nicht tun«, sagte er.

Alf und ich begannen uns zu streiten, aber natürlich setzte er sich durch, wieder trat zutage, wie wenig Rechte ich in dieser Klinik hatte. Ich mußte mein Angebot an Cecilia zurückziehen. Sie durfte nicht in meinem Zimmer schlafen. Ich fühlte mich furchtbar deswegen.

»Was sind das für Vorschriften in diesem Haus? Und warum bin ich hier?« fragte ich unter Tränen.

Obschon wir uns gestritten hatten, war Alf einverstanden, den Aufenthaltsraum für mich aufzuschließen, wenn es auch den Vorschriften nach noch zu früh war.

Während wir zum Aufenthaltsraum gingen, legte Alf mir seinen Arm um die Schulter und sagte: »Das war ein sehr nettes Angebot an Cecilia, aber die Klinik mag es nicht, wenn die Patienten untereinander Dinge austauschen. Du verstehst das, nicht wahr?«

Ich fühlte mich gleich besser. Alf tat nur seine Pflicht. Es war nicht sein Fehler, daß ich hier war. Eigentlich wußte ich gar nicht, wessen Fehler das war. Die ganze Angelegenheit war so unwirklich wie ein Alptraum, aus dem ich nicht erwachte.

Wenig später kam Nancy in den Aufenthaltsraum. Sie stellte den Sender MTV an. Musik erfüllte den Raum. Nancy setzte sich neben mich auf die Couch. Mit heiserer Stimme begann sie mir die Geschichte ihrer Familie zu erzählen. Ich verstand sie gar nicht.

Sie plapperte vor sich hin, redete zusammenhanglos von den verschiedensten Themen. Ich begriff aber, daß Nancy stolz auf sich war. Dann begann sie von ihrem Schmuck zu reden, den sie getragen hatte. Der Schmuck war ihr Lieblingsbesitz. Ihr Vater hatte ihn ihr gegeben, bevor er gestorben war. Das war alles, was sie hatte, aber sie redete so, daß man sie für eine Millionärin hätte halten können.

Ich saß da und machte mir Sorgen wegen ihr. *Warum erzählte sie mir solche privaten Dinge? Ich war eine Fremde.* Ich beobachtete sie noch aufmerksamer. Sie erzählte weiter ihre Geschichten und schien ganz vergessen zu haben, daß ich da war. *Vielleicht erzählt sie das nicht mir, sondern versucht es selbst zu verstehen.*

Sie schüttelte heftig den Kopf, als sie begann, sich mit jemandem zu streiten. Aber offenbar stritt sie sich nicht mit mir, ich hatte nichts gesagt, doch sonst war niemand im Raum. Also glaubte ich, daß sie sich an »irgend jemanden« wandte. Sie versuchte ihren Schmuck von einer Person zurückzubekommen, die ihn gestohlen hatte. Das verwirrte mich – sie trug ihren gesamten Schmuck doch noch.

Plötzlich wechselte sie das Thema. Sie wollte mit mir zum Frühstück gehen. Ich war überaus mißtrauisch, aber ich ging mit. Warum auch nicht?

Auf dem Weg hinunter in den Speisesaal trafen wir die beiden alten Damen, die wieder auf ihrem Weg ins Nirgendwo waren. Ich lächelte sie an und sagte: »Machen Sie schön weiter; das ist gut für den Kreislauf.« Ich bekam keine Antwort, aber das schreckte mich nicht. Ich würde weiter versuchen, mit ihnen Kontakt aufzunehmen.

Wir traten in den Speisesaal. Dave und Jeremy saßen schon an unserem Tisch. Bevor wir uns zu ihnen gesellten, hielten wir inne und küßten die Wand. Während jeder sein Frühstück bestellte, ging ich hinüber und holte mir zwei Gläser Preiselbeersaft. Mehr wollte ich nicht zu mir nehmen, keine Völlerei mehr!

Als ich mich wieder setzte, fragte Dave mich: »Hast du irgendwelche Probleme mit Preiselbeersaft? Du trinkst nichts anderes.«

»Wenn du nichts dagegen hast, ich mag Preiselbeersaft nun einmal«, erwiderte ich kühl.

Plötzlich ging mir ein Bild durch den Kopf: Ich sah mich nackt auf dem Tisch liegen. Ich riß meinen Kopf herum. Sobald ich über diese Vision nachzudenken begann, verschwand sie. Ich erwähnte auch den anderen gegenüber nichts davon. Ich nippte an meinem Saft und beteiligte mich an der Unterhaltung, um die Vision zu vergessen.

Nach dem Frühstück rief ich Steve an. Ich wollte mich mit jemandem unterhalten, bei dem ich das Gefühl hatte, normal zu sein.

Einsam wie ich war, schien er mir die geeignete Person zu sein, das umzukehren, was Brookhollow mit mir angestellt hatte. Ein Mädchen meldete sich. Ich verlor allen Mut, als ich den Hörer auf die Gabel schlug. Stumm saß ich am Telefon; ich zitterte am ganzen Körper. Grübelnd hockte ich da.

Dann schaute ich mich um. Daß ich in Brookhollow war, verstärkte mein Elend und meine Verwirrung nur noch. Eingeschlossen kam ich mir wie ein Tier im Käfig vor. Ich fühlte mich gefangen.

Mehr als alles andere brauchte ich frische Luft. Ich unternahm alles mögliche, ich bat die Schwestern, mich nach draußen zu lassen, aber niemand erlaubte es mir.

Als ich mich in mein Zimmer zurückziehen wollte, begegnete ich Dave. Er hatte einen Mantel an und trug einen Hut. »Wohin gehst du?« fragte ich.

»Burt, einer meiner Betreuer und ich gehen in eine Buchhandlung in die Stadt«, sagte er.

»Darf ich mitgehen?« fragte ich.

»Von mir aus gerne, aber Burt muß auch zustimmen«, entgegnete er.

Ich lief los, um Burt zu finden. »Kann ich mit euch in die Stadt gehen?« fragte ich ihn.

»Haben Sie die Vollmacht, mit einer kontrollierten Gruppe hinaus zu dürfen?« fragte er im Gegenzug.

Ich wußte gar nicht, was das bedeutete, geschweige denn, ob ich diese Vollmacht besaß. »Ich weiß nicht. Wie kann ich das herausfinden?«

»Im Schwesternzimmer kann man es ihnen sagen«, entgegnete er.

Ich stürmte zum Schwesternzimmer. »Habe ich die Vollmacht, mit einer kontrollierten Gruppe hinaus zu dürfen?«

»Nicht mehr«, erhielt ich zur Antwort.

Ich hielt mich gar nicht damit auf zu fragen, wie ich etwas verlieren konnte, von dem ich gar nicht wußte, daß ich es besessen hatte. »Wie kann ich diese Vollmacht bekommen?«

»Ihr Doktor muß sie Ihnen geben«, erwiderte Ann, die stämmige Schwester.

»Und wo ist der Doktor? fragte ich.

»Er ist nicht da, und er wird auch erst heute abend wiederkommen«, sagte sie.

»Können Sie ihn für mich anrufen und fragen, ob ich hinausgehen darf. Bitte.«

»Er mag es nicht, wenn er wegen solcher Dinge belästigt wird«, antwortete sie. Ich bemerkte, daß Dave und Burt im Flur auf und ab gingen. »Bitte rufen Sie ihn an!« sagte ich zu der Schwester. Dann wandte ich mich zu Dave um und sagte: »Warte noch fünf Minuten, bitte.«

»Sie werden ihm sagen müssen, warum sie hinausgehen wollen«, sagte Ann.

»Diese Hexe«, murmelte ich.

»Wie bitte?« rief sie.

»Ich kriege Platzangst. Ich möchte mit Dave und Burt in eine Buchhandlung gehen. Bitte rufen Sie den Doktor an«, flehte ich. Ann nahm den Hörer ab und begann langsam zu wählen. Ich blickte hinter mich. Dave und Burt liefen noch immer auf und ab. Dann schaute ich wieder zu Ann hinüber. Sie wählte noch immer. Meine Erregung wuchs. »Beeilen Sie sich!«

Schließlich legte Ann wieder auf. »Dr. Kamari meint, daß es in Ordnung ist ...«

Bevor sie den Satz ausgesprochen hatte, lief ich schon los, um meinen Mantel zu holen. Ich stürmte in mein Zimmer, packte meinen Mantel und lief zu Dave und Burt.

»Laßt uns gehen«, sagte ich lächelnd. »Freiheit!«

Ich zog mir meinen Mantel an, während wir den Gang hinunter gingen. Das schreckliche Geräusch der Außentür, die sich langsam öffnete, war zu hören, als wir hinausschritten.

Der Wind wehte mir durchs Haar. Ich ging so langsam wie möglich und genoß die frische Luft. Ich begann an Steve zu denken, doch dann schob ich den Gedanken beiseite, denn ich wollte diesen kostbaren Moment nicht zerstören. Wir liefen sieben oder acht Blocks, bis wir die Buchhandlung erreicht hatten. Ich wollte draußen warten, aber Burt bestand darauf, daß ich mit hineinkam.

Im Innern entfernte ich mich von ihnen, obschon Burt es mir

untersagt hatte. Ich nahm mir irgendein altes Buch, tat so, als würde ich es mir ansehen, und lehnte mich gegen ein Regal, um darüber nachzudenken, wie ich fliehen könnte. Bevor ich einen Weg gefunden hatte, stand Burt neben mir.

Er nahm mich am Arm und fragte: »Interessiert Sie die Frauenbewegung?«

»Was?« Ich blickte auf das Buch in meiner Hand: *Frauen in der Geschichte.* »Daran bin ich sehr interessiert«, erwiderte ich.

»Wollen Sie das Buch kaufen?« fragte er.

»Nein, ich habe mein Geld vergessen«, entgegnete ich.

»Ich kann Ihnen Geld leihen«, erbot er sich.

Ich lächelte ihn an. »Großartig. Wenn wir in Brookhollow sind, gebe ich es Ihnen zurück. Danke.« Dave und ich stellten uns an der Kasse an und bezahlten.

Der Weg zurück ging mir viel zu schnell. Ehe ich mich versah, waren wir wieder im Aufenthaltsraum. Ich blieb dort nur, um eine Zigarette zu rauchen. Ich fühlte mich noch immer ruhelos. Ich stand auf und ging in mein Zimmer. Ich sortierte ein paar Dinge in meinem Schrank, dann beschloß ich, daß es nichts weiter zu tun gab und verließ das Zimmer.

Ich schlenderte zum Schwesternzimmer, hoffte, daß ich sie behelligen konnte, aber sie hatten zu tun. Ich ging zur Tür der geschlossenen Abteilung hinüber und spähte hinein. Nichts tat sich. Ich lief zum anderen Ende des Ganges. Auch da tat sich nichts.

Ich ging zu meinem Ausgangspunkt zurück. Ich langweilte mich. Ich stand auf und ging wieder zurück in mein Zimmer. Dann machte ich kehrt und lief zum anderen Ende des Korridors. Dann kehrte ich zurück und ging wieder zu meinem Raum.

Ich betrieb dieses Spiel bis Dr. Keogan mich aufhielt. »Nun, ist das die Morgengymnastik?«

Ich lachte und erwiderte: »Ich muß mich hier in Form halten, außerdem ist es gut für den Kreislauf.« Ich ging wieder zurück.

Dann wurde ich von Cecilia aufgehalten. Sie wollte wissen, ob ich ihr in der Teeküche helfen konnte. Sie wollte Kaffee machen. Ich griff ihren bandagierten Arm, stützte und führte sie. Ich hatte nicht den Mut, sie all den Leuten auszuliefern, also machte ich den Kaffee und brachte ihn ihr.

Cecilia war sehr dankbar; Fran, eine Namensvetterin unter den Patienten, ließ mich in klaren Worten wissen, daß Cecilia von nun an auf sich selbst achtgeben mußte. Ich verstand diese Worte nicht. *Gehörte das zu ihrer Behandlung? Warum machte man aus so etwas eine Vorschrift? Oder waren sie einfach gegen mich?*

Ich ging und besorgte mir Preiselbeersaft. Als ich in der Tür lehnte und nach dem Saft langte, steckte die andere Fran ihren Kopf durch die Tür.

»Hallo, Fran«, sagte sie.

»Hallo, Fran«, erwiderte ich. Die andere Fran kam zu mir herüber.

Wieder sagten wir beide »Hallo, Fran!« Dann begannen wir zu lachen und hielten uns für eine Art Fran-Club. *Auch an diesem Ort gibt es schöne Momente.* Wir machten uns in der Teeküche zu schaffen und plauderten munter drauflos.

Die größere Fran fragte mich: »Warum bist du eigentlich hier?«

Als ich ihr von dem Unfall berichtete, sagte sie: »Hör zu, niemand hier glaubt, daß du hier hingehörst.«

»Danke«, sagte ich. »Ich bin froh um jede Unterstützung, die ich kriegen kann.«

Nach dem Mittagessen hatten Jeremy und ich ein ernstes Gespräch über unsere Anwesenheit in Brookhollow. Er erklärte mir seine Anfälle, die er in der Öffentlichkeit erlitt, wenn er in Panik geriet und die Kontrolle über sich verlor. Er war nun schon seit beinahe zwei Monaten in Brookhollow und hatte vor, solange zu bleiben, bis er die Angst überwunden hatte, die sein Leben bestimmte.

Ich erzählte ihm, daß ich mich sehr krank gefühlt hatte. Außerdem hatte ich einen Autounfall gehabt. Im Krankenhaus hatten sie nicht geglaubt, daß ich wirklich sehr krank war; dort hatte man geglaubt, daß alles psychische Ursachen hatte. Mittlerweile glaubte auch meine Familie den Ärzten, dabei war mit meinem Verstand alles in Ordnung, und ich würde aus Brookhollow fliehen. Dann wandte sich unser Gespräch anderen Aspekten unseres Lebens zu. Jeremy hatte einen recht interessanten Hintergrund. Er stammte aus einer sehr wohlhabenden Familie; doch würde er von deren Geld nichts haben. Er war praktisch aus der Welt. Er hatte einen Abschluß als Computerfachmann. Je länger ich mit ihm redete, desto sympathischer wurde er mir. Er erinnerte mich an meinen Bruder Vince – er trug auch immer Wrangler-Jeans wie Vince. Bei Jeremy fühlte ich mich sicher, er war nicht wie all die anderen.

Im Vergleich zu seiner Vergangenheit war mein Leben ereignislos verlaufen. Ich erzählte ihm, daß ich die meiste Zeit meines Lebens in der kleinen Stadt verbracht hatte, in der ich aufgewachsen war. Beinahe hätte ich jemanden mit Namen Steve geheiratet, aber dann hatten wir uns getrennt, und nun vermißte ich ihn sehr. Ich war die Jüngste von acht Kindern. Ich hatte einen kaufmännischen Abschluß.

Während wir uns gegenseitig ins Vertrauen zogen, kamen wir uns immer näher. Mit ihm zu sprechen und zusammenzusein gab mir das Gefühl, ich wäre »draußen« und nicht in der Klinik.

Dann gingen wir zum Abendessen und gesellten uns zu Nancy und Dave. Ich hatte überhaupt keinen Hunger, aber wenn man zum Essen ging, hatte man wenigstens etwas zu tun. Es war ein Höhepunkt am Tag, eine Möglichkeit, der Station zu entfliehen.

Nach dem Essen blieben wir sitzen und redeten, bis eine Serviererin uns hinauswarf. Wir waren die letzten im Saal. Dr. Kamari schlenderte über den Flur, als wir auf dem Weg zum Aufenthaltsraum waren.

»Wie geht es Ihnen heute abend?« fragte ich.

»Das sollte ich eigentlich Sie fragen«, erwiderte er.

»Danke, mir geht es gut«, sagte ich.

»Würden Sie gerne einmal mit mir reden?« fragte er.

»Ja, sehr gerne«, entgegnete ich. Ich hatte wirklich begonnen, ihm zu vertrauen. Wir steuerten auf unseren üblichen Treffpunkt zu.

Dr. Kamari begann ohne Umschweife: »Warum nehmen Sie ihre Medikamente nicht?«

»Geht das schon wieder los!« stöhnte ich auf. »Ich habe es schon ziemlich oft erklärt, Dr. Kamari. Soll ich wirklich noch einmal von vorn beginnen?«

Der Lautsprecher ertönte. »Dr. Kamari, bitte kommen Sie ans Telefon.« Er erhob sich und ging. Ich seufzte erleichtert auf, als er zurückkehrte und erklärte: »Ich muß leider gehen.« Es hatte überhaupt keinen Sinn, mit ihm über meine wahren Probleme zu reden, wenn sie mich doch nur ruhigstellen wollten.

Brookhollow war wie eine Gefängnisstrafe, für die man kein Strafmaß festgesetzt hatte. Ich begann schließlich zu begreifen, daß ich hier nicht rauskommen würde, indem ich die Ärzte anflehte oder ihnen etwas zu erklären versuchte. Jedermann hatte sich darauf versteift, daß ich psychisch krank war. Wie intensiv ich auch versuchte, darauf hinzuweisen, daß darin nicht mein wirkliches Problem bestand, sie konnten oder wollten mich nicht verstehen.

Selbst meine Familie hatte sich gegen mich gestellt. Diese Ärzte hatten sie überzeugt, daß meine Probleme psychischer Natur waren, und nun glaubte meine Familie ihnen. Es gab niemanden, an den ich mich wenden konnte. *Außer*, so sagte ich mir, *außer an mich selbst.*

Zuerst wollte ich nicht auf mich, auf meine innere Stimme hören. *Wie soll ich das alles ganz allein anstellen? In einer Situation, in der niemand mir glaubt. Selbst ich fand es gelegentlich plausibel, daß sie mich für verrückt hielten.* Und doch gab es einen Weg hinaus aus der Klinik. Tief in mir wußte ich es, wenn ich auch gleichzeitig weiter nach irgendeiner Art von Hilfe suchte. Meine Zweifel erhärteten sich, als ich in mein Zimmer zurückkehrte und mich schlafen legte.

Als jedoch der nächste Morgen anbrach, entschloß ich mich, eine neue Technik anzuwenden. Ich stürmte förmlich zum Schwesternzimmer. Ich rechnete aus, wann und zu welcher Tageszeit ich entlassen werden sollte. Ich würde den heiligen Abend nicht hier verbringen. Ich hatte die Nase voll. Ich ließ mir Papier und einen Kugelschreiber geben, schrieb einen Brief, in dem ich um meine Entlassung nachsuchte, und gab ihn zurück.

Dann ging ich zum Telefon und rief zu Hause an, um ihnen mitzuteilen, wann sie mich abholen sollten. Meine Schwester Jackie war am Apparat.

»Ich werde Freitagmorgen um neun Uhr entlassen«, sagte ich.

»Du wirst schon entlassen?« fragte sie. »Bist du sicher? Die Ärzte haben uns gesagt, daß du zu verwirrt bist, um entlassen zu werden.«

»Nein, ich habe einen Brief geschrieben. Nun müssen sie mich entlassen«, erwiderte ich.

»Ich möchte mit dem Doktor sprechen«, sagte sie. »Wir machen uns Sorgen wegen dir, Fran.«

»Du brauchst nicht mit dem Doktor zu sprechen. Ich sage dir schon, was du wissen mußt«, entgegnete ich.

»Wir werden dich nicht abholen, wenn wir nicht vorher mit dem Doktor gesprochen haben«, sagte sie.

»Er ist heute abend da. Dann kannst du ihn anrufen«, erwiderte ich Jackie.

»Das werden wir auch tun«, waren ihre letzten Worte, bevor sie auflegte.

Der Gedanke an zu Hause versetzte mich in Aufregung. Den ganzen Morgen lief ich singend umher und benahm mich wie eine Närrin. Ich mußte über alles mögliche lachen. Ich nahm an jeder Gruppensitzung teil und teilte mit jedem meine Begeisterung über das Leben schlechthin. Selbst in der Sitzung, die sich mit »Trauer und Verlusten« beschäftigte, vermochte ich die Stimmung aufzuheitern.

Aber am Nachmittag bekam ich Kopfschmerzen. Ich ging in mein Zimmer, um mich hinzulegen. Dr. Kamari kam herein, als ich mich auf mein Bett legte.

»Würden Sie mit mir in den Aufenthaltsraum kommen, damit wir in aller Ruhe etwas besprechen können?« fragte er.

»Ja«, erwiderte ich.

Er ging in den kleineren, ruhigen Aufenthaltsraum voran. Dann schloß er die Tür und wurde sehr ernst.

»Ich habe gehört, daß Sie einen Brief geschrieben haben und um Ihre Entlassung nachsuchen«, sagte er.

»Das habe ich getan, und diesmal werde ich gehen. Sie können mich nicht zurückhalten«, sagte ich.

»Ich werde Sie nicht zurückhalten«, erwiderte er barsch.

»Sehr schön!« antwortete ich mit fester Stimme. »Ich benötige übrigens für meine Versicherung noch meine Diagnose.«

»Schizophrenie«, sagte er mit monotoner Stimme.

»Wie bitte? Was soll das heißen?«

»Eine Form von Nervenzusammenbruch.«

»Sie machen Witze.« Ich war vollkommen entsetzt. »Ich habe nicht das Gefühl, einen Nervenzusammenbruch gehabt zu haben.«

Er schaute mir in die Augen. Seine Augen waren stahlblau und kalt wie Eis. »Ich mache keine Witze. Wenn Sie jetzt gehen, tut es mir leid. Sie verlassen die Klinik dann gegen ärztlichen Rat.«

Nancy hatte mich davor gewarnt. Das war die Art der Ärzte, jemanden einzuschüchtern. »Wird meine Versicherung bezahlen, auch wenn ich gegen den ärztlichen Rat handele?«

»Ich weiß es nicht, aber ich glaube, sie tut es.«

»Dann gehe ich.« Ich erhob mich und verließ den Raum.

Den Rest des Tages beachtete ich niemanden vom Personal. Gegen drei kam dann Sam, einer der Betreuer, und fragte mich, ob ich später mit ihm einkaufen gehen wollte.

»Natürlich möchte ich gerne gehen«, sagte ich.

Er nickte. »Wir werden uns gegen sechs auf den Weg machen. Fran, warum fragst du nicht herum, wer sonst noch mitgehen will?«

Ich willigte ein und ging von Zimmer zu Zimmer, um nachzufragen. Dann hörte ich, daß jemand für mich angerufen hatte. Es war mein Bruder Tony. Er wollte mir nur sagen, daß sie heute abend vorbeikommen würden, um mit dem Arzt zu reden.

»Er ist schon zu Hause in den Weihnachtsferien«, entgegnete ich, »aber wenn ihr kommen wollt, dann gehe ich heute abend nicht einkaufen, wie ich es vorgehabt hatte.« Ich war ziemlich verärgert darüber, meinen Freunden in der Klinik absagen zu müssen, aber Tony gegenüber erwähnte ich nichts davon. Ich wollte meine Familie nicht enttäuschen. Ich war immer jemand gewesen, die zu allem ja sagte – und es war schwer, mit alten Gewohnheiten zu brechen.

Nachdem ich aufgelegt hatte, ging ich zu Nancy und erzählte ihr, daß und warum sich meine Pläne für den Abend geändert hatten. Sie sagte mir, daß ich meine Familie nicht mein Leben bestimmen lassen sollte; ich sollte sie anrufen und ihnen sagen, daß sie nicht kommen sollten. Darüber mußte ich erst nachdenken. Eine Stunde grübelte ich hin und her. Ich entschloß mich, es doch zu tun, auch wenn der Ratschlag von Nancy kam. Schließlich wollte ich wirklich gerne einkaufen gehen und mich ein wenig amüsieren.

Ich ging zum Telefon, wählte und wartete dann. Meine Mutter meldete sich. Ich holte tief Luft und sagte: »Könnt ihr heute abend mein schwarzblaues Flanellhemd mitbringen?«

»Gerne«, erwiderte sie. Dann legten wir beide auf.

»Du Feigling, Fran«, murmelte ich. Wieder hob ich den Hörer ab. Ich wählte ein paar Ziffern, doch legte immer wieder auf. *Mach es, Fran*, trieb ich mich an. Nach dem dritten Läuten war Tony am Apparat.

»Ich sage es euch wirklich nicht gerne, aber ihr könnt heute abend nicht kommen. Ich habe ganz vergessen, daß ich mir schon etwas vorgenommen hatte. Ich gehe aus«, sagte ich zu ihm.

»Aber vorhin hast du gesagt, daß es in Ordnung ist, wenn wir kommen«, erwiderte er. »Was ist los?«

»Nichts. Ich muß gehen. Auf Wiederhören.« Hastig legte ich auf. Ich fühlte mich ungeheuer schuldig.

Doch der Ausflug zu dem Einkaufszentrum war diese Schuldgefühle wert. Ich hatte sehr viel Spaß – bis zu dem Zeitpunkt, als Nancy verschwand. Wir teilten uns auf, um sie zu suchen. Eine halbe Stunde später fand ich sie bei einem Juwelier. Sam hatte mir gesagt, daß ich ihn unterrichten sollte, wenn ich sie gefunden hätte. Auf keinen Fall sollte ich mich ihr nähern. Also ging ich zu ihm und sagte ihm Bescheid.

Sam kochte mittlerweile vor Wut. Er stürmte los, um Nancy zu holen. Als sie zurückkehrten, zerrte er Nancy am Arm mit sich. Unverzüglich machten wir uns auf den Weg zurück nach Brookhollow.

Als ich in mein Zimmer gehen wollte, hielt Jess mich auf. »Sie haben in Ihrer Abwesenheit Besuch gehabt.« Meine Familie hatte ein paar Dinge für mich dagelassen. Ich lief in mein Zimmer und sah die Kleider, um die ich gebeten hatte, ordentlich gefaltet auf dem Bett liegen. Dann bemerkte ich den Zettel auf den Sachen. »Kamen auf einen Besuch vorbei. Schade, daß wir dich verpaßt haben. In Liebe Jackie, Connie, Tony, Eileen und Mom.«

Die Schuldgefühle stellten sich wieder ein. Ich dachte: *Sie werden mich Weihnachten nicht nach Hause kommen lassen! Ich werde hier bleiben müssen!* Ich sank auf den Boden und schluchzte. Ich regte mich immer mehr auf. Dann raffte ich mich auf und begann, hin und her zu wandern. *Was soll ich tun?*

Ich hielt am Fenster inne, lehnte mich dagegen und starrte durch die Eisengitter. Ich sah die Schatten und Lichter der wirklichen Welt. Tränen strömten mir über das Gesicht. Ich fühlte mich einsam und alleingelassen. Ich lief zurück zum Bett, las den

Zettel und zerknüllte ihn. Dann begann es wie wild in meinem Kopf zu pochen.

Ich setzte mich in eine Ecke neben meinem Bett, zog die Beine an die Brust und stützte meinen Kopf auf die Knie. *Was stimmt mit mir nicht?* Ich schluchzte. Fast eine Stunde blieb ich so sitzen, einsam und völlig verzweifelt.

Meine Zimmergenossin kam herein. Ich sagte ihr: »Bitte, sag niemandem etwas. Ich will nicht, daß mir irgendwelche Fragen gestellt werden.« Ich entschuldigte mich bei ihr und lief hinaus. Ich ging in die Eingangshalle, damit ich allein sein konnte. An der Treppe begegnete ich Sam. Er erlaubte es mir nicht, hinunterzugehen, und ging mit mir in den Aufenthaltsraum.

Als wir eintraten, war auch Dr. Kamari da. Er fragte mich: »Würden Sie bitte mit mir kommen, um mit mir zu reden?« Ich folgte ihm. Auf halbem Wege zu unserem üblichen Treffpunkt sagte er: »Ich habe gerade mit Ihrem Bruder Vince telefoniert.«

»Was hat er gewollt?« fragte ich mit bebender Stimme.

»Er wollte einige nähere Informationen von mir«, antwortete Dr. Kamari.

Was hat Vince ihm gesagt? »Was für Informationen?« fragte ich.

»Nun, ein paar genauere Informationen eben«, entgegnete der Arzt.

Müde schüttelte ich den Kopf. Wie üblich brachte das Gespräch uns nicht weiter. Wir hatten das Zimmer noch nicht erreicht, da langweilte mich dieser ganze überflüssige Unsinn, und ich ging. Ohne ein Wort zu sagen, folgte Dr. Kamari mir.

Ich wollte herausfinden, was Vince gesagt und warum er angerufen hatte. Ich ging zum Telefon und rief zu Hause an. Vince war nicht da. Er wurde auch nicht vor morgen früh zurückerwartet. *Er hat aus Chicago angerufen, um sich nach mir zu erkundigen,* dachte ich. *Ich habe noch mehr Schuld auf mich geladen.*

Dann fragte ich nach meiner Visa-Rechnung und nach der

Versicherung. Ich wollte wissen, ob die Rechnungen schon angekommen waren. Eileen sagte mir, daß Dad alle meine Rechnungen verwahrte und sich um die Angelegenheit mit der Versicherung kümmerte. Mittlerweile überwältigten mich meine Schuldgefühle schier. Ich war dazu gezwungen, mich mit ihm auszusöhnen und ihm schönzutun. Ich mußte mich um meine eigenen Dinge kümmern.

Nach dem Telefongespräch war ich ziemlich depressiv, zu angespannt, um ruhig zu sein, dabei aber sehr müde. Mein Herz schlug immer schneller, so daß mein ganzer Körper plötzlich zitterte. Ich ging in den Aufenthaltsraum, um eine Zigarette zu rauchen.

Ich hielt meine Zigarette in der einen Hand, mit der anderen trommelte ich nervös auf der Armlehne herum. Meine Beine hatte ich übereinandergeschlagen; mit den Füßen tippte ich einen schnellen Rhythmus. *Was für eine verfahrene Situation*, dachte ich. *Jeder macht sich Sorgen wegen mir. Sie glauben, daß ich allein mit meinem Leben nicht zurechtkomme.* Ich saß da und starrte vor mich hin.

Dr. Keogan kam herein und sagte zu mir: »Hallo, Fran, was machen Sie da?«

»Scheren Sie sich zum Teufel!« entgegnete ich.

Er machte sich sofort davon. Ich wollte mit niemandem etwas zu tun haben, also erhob ich mich und ging ins Bett.

Beim Frühstück am nächsten Morgen blieb ich allein, dann setzte ich mich stumm zu Dr. Lees Gruppe. Ich wies ein Angebot zurück, nach draußen zu gehen. Ich weigerte mich sogar, an der Karatestunde teilzunehmen. Ich wollte nur eines: aus der Klinik heraus.

Meine erste Reaktion an diesem Tag, die man nur schwer übersehen konnte, zeigte ich, als Nancy anfing, sich im Gesellschaftsraum aufzuspielen. Sie redete und fluchte vor sich hin, dann begann sie, gegen die Wände zu treten, auf die Gitter am Fenster einzuschlagen und Möbel zu verrücken.

»Warum wirst du nicht endlich erwachsen, Kindskopf!« brüllte ich, als ich mich von meinem Sessel erhob. Während ich das Zimmer verließ, spürte ich, daß sie mir folgte. Ich wandte mich hastig um, und da stand sie und wollte sich auf mich stürzen. So schnell wie ich konnte, machte ich mich davon.

Ich blieb in meinem Zimmer, bis Dr. Lee auftauchte. »Ich möchte Sie in meinem Zimmer am Ende des Flurs sehen«, sagte sie.

»Warum nicht?« erwiderte ich. »Wenigstens etwas zu tun.« Ich setzte mich zu ihr und wartete.

»Warum haben Sie dieses Gesuch um Entlassung geschrieben?«

Ich gab ihr die schon übliche Antwort. »Mit mir ist alles in Ordnung. Ich gehöre hier nicht hin. Außerdem steht Weihnachten vor der Tür, und danach gibt es eine Menge Dinge, um die ich mich kümmern muß.«

Da schlug sie vor, daß ich erst nur für einen Tag nach Hause gehen sollte, und wenn alles gut verlief, würde ich dann später entlassen werden. »Ich werde über diesen Vorschlag nicht einmal nachdenken. Das ist wieder nur ein Versuch, mich einzuschüchtern.«

Ich wollte ein wenig mehr über sie erfahren, also stellte ich ihr verschiedene Fragen. Doch sie verweigerte eine Antwort, indem sie erklärte, sie würde nie über sich selbst sprechen. Es war die übliche Reaktion der Ärzte.

»Ich sollte eigentlich ein wenig mehr über die Person wissen dürfen, mit der ich hier rede«, erwiderte ich und gab es dann auf. *Es spielte auch keine Rolle mehr, es war schließlich unsere letzte Begegnung.* Dieser Gedanke hob meine Stimmung. Wir beendeten unser Gespräch, und ich ging in den Aufenthaltsraum.

Dave und Jeremy saßen da. Eine ältere Dame, die ich noch nie gesehen hatte, hatte sich zu ihnen gesellt. Ich setzte mich zu ihnen an den Tisch. Sie erzählte mir das Neueste von Nancy. Sie war in die geschlossene Abteilung verlegt worden, weil sie im

Aufenthaltsraum verrückt gespielt hatte. Die Frau, die Gert hieß, bemerkte, Nancy hätte sie auf der geschlossenen Abteilung binnen kürzester Zeit zu Tode erschreckt. Mir tat es leid, daß Nancy jetzt eingesperrt war, aber ich war auch froh, daß ich mich nun von ihr fernhalten konnte.

»Nancy wird bald wieder normal sein«, sagte Dave.

Ich zog eine Grimasse und erzählte Gert, daß es keinen Grund gab, sich vor Nancy zu fürchten. Sie unterhielten sich weiter über Nancy, deshalb stand ich auf und ging. *Nancy hat ein Problem, das sie hier nicht verstehen,* dachte ich. *Auch wenn sie versucht hat, mich anzugreifen, will ich nicht ständig über sie reden.*

Ich ging in den ruhigen Aufenthaltsraum und setzte mich zu Sam und Marty. Sie waren zwei der besten Betreuer. Sie behandelten mich nicht so, wie die anderen es taten. Für sie war ich ein wirklicher Mensch, für die anderen nur ein psychisch kranker Patient. Wir sprachen ganz offen über die verschiedensten Themen. Und während wir uns unterhielten, vergaß ich, wo ich war, und was für Probleme ich hatte. Ich fühlte mich wohl – es war, als wäre ich mit meiner Familie zu Hause. Als ich später eine Zigarette brauchte, begab ich mich in den größeren Aufenthaltsraum. Dave saß da, also gesellte ich mich zu ihm. Ich wußte, bei Dave gab es immer etwas zu lachen. Doch dieses Mal war er still und ernst.

Ich wartete darauf, daß er etwas sagte, bevor ich das Wort an ihn richtete. Ich mußte wissen, wie er sich fühlte, was ihm durch den Kopf ging. Vorher konnte ich ihn nicht mit meinen Gedanken behelligen. Er erzählte auch sofort, was für ein Problem er hatte: Er wollte Weihnachten nach Hause gehen. Ich konnte das gut verstehen, schließlich hegte ich denselben Wunsch.

Doch darüber zu sprechen half uns beiden nicht. Also wechselte ich schnell das Thema. Für eine Weile spielte ich den Clown und machte meine Späße. So konnte ich ihn von seinen Gedanken an Weihnachten ablenken. Dann aber verschwand seine Heiterkeit wieder, und er wurde erneut ernst.

»Fran, ich möchte dir danken«, sagte er. »Du weißt gar nicht, wieviel du für mich getan hast.«

Ich versuchte wieder, über etwas anderes zu reden, aber er blieb bei seinem Thema. Er sagte mir, daß ich ihn aus seiner Grübelei geholfen hätte, Ruhe zu finden und sich zu entspannen.

»Könnten wir irgendwo hingehen, wo wir ungestörter sind, damit du mir bei einigen Dingen helfen kannst?« fragte er. Ich nickte. Wir gingen den Gang hinunter und setzten uns in eine Ecke. Unser ernstes tiefsinniges Gespräch drehte sich nur um ihn. Bis auf ein paar flüchtige Bemerkungen weigerte ich mich, ein Wort über mich selbst zu verlieren. Bisher kannte niemand meine wahren Gedanken. Und ich wollte, daß das so blieb. Es war sicherer.

Dr. Keogan und Jeremy kamen vorbei und unterbrachen unser Gespräch. Sie fragten, ob wir Lust hätten, bei Captain Quick's etwas zu essen.

»Ich hole nur meinen Mantel«, sagte ich und lächelte. Dann waren wir vier auch schon durch die Tür. *Frische Luft und Freiheit.* Ich fühlte mich jedesmal, wenn ich aus der Tür trat, wie neugeboren.

Als wir im Captain Quick's saßen, lernte ich Dr. Keogan von einer ganz neuen Seite kennen. Er war in Ordnung. Er hatte Witz und strahlte Freundlichkeit aus. Ich fragte mich, ob er mich verstehen könnte: *Kann er mir helfen, herauszufinden, was mit mir nicht stimmt?* Einen Moment lang wollte ich es versuchen, dann aber war der Augenblick vorbei, und wir kehrten nach Brookhollow zurück, um wieder die Zeit sinnlos verstreichen zu lassen und das Leben dort zu ertragen.

10

Lametta und vergitterte Fenster – das war der Heilige Abend in Brookhollow. *Noch ein Tag bis ich entlassen werde.* Ich saß in dem kleineren Aufenthaltsraum, blickte mich um und wünschte, es wäre schon morgen. Ein Anruf riß mich aus meinen Gedanken; es war meine Schwester Eileen.

»Um welche Zeit wirst du entlassen?« fragte sie mit sanfter Stimme.

»Um neun Uhr«, sagte ich und genoß es, die Uhrzeit auszusprechen.

»Wir werden da sein«, erwiderte meine Schwester.

Insgeheim freute ich mich. Das war die erste Bestätigung, daß ich wirklich morgen nach Hause gehen würde. Offenbar waren die Bedenken meiner Familie von den Ärzten ausgeräumt worden. Das mußte bedeuten, daß man mir allmählich zu glauben begann.

Nachdem ich das Telefonat beendet hatte, kam Dr. Kamari zu mir. *Was machte er den ganzen Tag hier?* fragte ich mich.

»Ich würde gerne in Ihrem Zimmer mit Ihnen reden«, sagte er in einem Tonfall, der zwar höflich, aber auch beinahe wie ein Befehl klang. Gemeinsam schritten wir den Gang hinunter. In meinem Zimmer ließ ich mich auf mein Bett fallen. Er setzte sich steif auf die andere Seite des Bettes.

Bevor er die Gelegenheit hatte, überhaupt etwas zu sagen, fragte ich ihn: »Bin ich verrückt?«

»Sie sind nur ein wenig verrückt«, entgegnete er und deutete mit den Fingern an, wie wenig.

»Ein wenig verrückt also«, sagte ich ruhig. *Was bedeutet das? Was sieht er, daß er mir so etwas sagt?* fragte ich mich. Doch ich verfolgte diesen Gedanken nicht länger. Ich wußte ja, daß es nicht stimmte.

Dr. Kamari fuhr fort. »Heute ist Weihnachten. Was halten Sie davon, wenn Sie statt morgen heute nach Hause gehen?« fragte er schüchtern. Er hatte die Augen zusammengepreßt. Ich scherte mich nicht darum.

»Sie meinen, daß ich heute gehen soll? Aber ja! Wann kann ich gehen?« fragte ich ihn.

»Heute nachmittag um drei Uhr. Ich komme zurück und entlasse Sie«, sagte er leise, als er sich erhob.

»Ich weiß gar nicht, wie ich Ihnen danken soll«, rief ich lächelnd.

Singend lief ich zum Telefon. Tony meldete sich.

»Ich komme schon heute nach Hause!« rief ich.

»Wunderbar! Wann kommst du?« erwiderte er erfreut.

»Um drei Uhr! Kann mich jemand abholen?«

»Jemand von uns wird da sein. Fran, glauben deine Ärzte denn, daß wieder alles in Ordnung ist?« fragte er.

»Meine Ärzte haben damit gar nichts zu tun. Ich habe mich selbst entlassen; ich gehöre hier nicht hin«, entgegnete ich.

»Was heißt das: Du hast dich selbst entlassen?« Tonys Stimme hatte einen ärgerlichen Unterton angenommen.

»Ich gehe gegen den Rat der Ärzte. Aber Tony, diese Ärzte wissen gar nicht, was sie reden. Sie haben erklärt, daß ich einen Nervenzusammenbruch hatte, dabei ist mit mir alles in Ordnung.«

»Jemand von uns wird da sein«, wiederholte er düster, als er auflegte.

Ich habe genau gewußt, daß ich nicht soviel hätte erzählen sollen. Warum kann ich meinen vorlauten Mund nicht halten?

Obschon ich noch vier Stunden Zeit hatte, begab ich mich sofort auf mein Zimmer und packte meine Sachen zusammen. »Ich kann es gar nicht erwarten hier herauszukommen«, erklärte ich meiner Zimmergenossin.

Als ich alles eingepackt hatte, ging ich in den Aufenthaltsraum, wo ich Dave und Jeremy traf. Sie erzählten mir von der Weihnachtsfeier im Speisesaal, die später am Nachmittag stattfinden würde. Ich war in der Stimmung für eine Party. Ich würde nach Hause gehen!

Ich war so aufgeregt, daß ich nicht still sitzen konnte. Ich begann dic Flurc cntlang zu laufen. Jeden begrüßte ich mit einem Lächeln und einem »Frohe Weihnachten«. Alle bemerkten mein Herumwandern und fragten, ob ich nervös sei. Ich beachtete solche Bemerkungen nicht. Ich erwiderte lediglich, Bewegung sei gut für den Kreislauf.

Es scherte mich auch nicht, was sie alle dachten. Ich würde nach Hause gehen! Ich pochte sogar an die Tür der geschlossenen Station, um hindurchzuwandern. Ich bemerkte, daß John, der erste Patient, den ich in Brookhollow gesehen hatte, noch immer da war.

Eine Menge Leute in Brookhollow hatten Angst vor ihm und machten sich einen Spaß aus seiner psychischen Unausgeglichenheit. Aber ich mochte John, und John mochte mich. Es war nicht sein Fehler, daß er als geistig zurückgebliebener Mensch geboren war; immerhin war er ein menschliches Wesen. Ich behandelte ihn so freundlich, wie ich gerne selbst behandelt worden wäre.

»Komm zu der Weihnachtsfeier«, sagte ich zu ihm. »Du bist mein Gast.« Er war hocherfreut. Im Aufenthaltsraum hörten wir Musik. Wir saßen da, und ich legte meinen Arm um ihn und sagte: »Das werden schließlich doch noch schöne Weihnachten werden.«

Dave, Jeremy und Timmy, ein Aushilfspfleger, gesellten sich zu uns. Timmy war ein gutaussehender Bursche. Schade, daß ich eine Patientin war. Wir machten eine Zeitlang unsere Späße, und dann begaben wir uns zu der Weihnachtsfeier.

In dem Speisesaal war ein langer Tisch mit einem grünroten Tischtuch versehen worden. Darauf standen viele verschiedene Käsesorten und eine Menge Gebäck. In einer Ecke teilte Jess Punsch aus.

Aus allen Stationen waren die Patienten herangeströmt, so daß viele Leute da waren, die ich nicht kannte. Dr. Keogan und ein paar andere Ärzte spielten Diskjockey und legten Weihnachtsplatten auf. Ich brachte John zu einem Stuhl und verließ ihn dann.

Dann ging ich in den Aufenthaltsraum zurück, um meine letzte Stunde in Brookhollow abzuwarten. Wenig später erklärten Dr. Keogan und ein paar andere, daß man nun Weihnachtslieder singen müsse. Jemand spielte Gitarre, und dann erfüllte das Lied »Stille Nacht« die ganze Klinik.

Tränen traten mir in die Augen. Ich vermißte Steve, meinen ehemaligen Freund. *An wie vielen Weihnachtsabenden hatten wir uns aneinander gekuschelt, hatten in einem Zimmer gelegen, das nur vom Licht des Baumes erhellt wurde, und nur diesem Lied gelauscht?* Ich riß mich zusammen, als »Mrs.« Dr. Lee, wie ich sie nannte, mich heranwinkte.

»Wie fühlen Sie sich, Fran? Haben Sie Lust, heute nach Hause zu gehen?« fragte sie und es klang ein wenig sonderbar.

»Machen Sie Witze?« fragte ich. »Wie ich mich fühle? Ich bin aufgeregt, ich kann es gar nicht erwarten, hier herauszukommen«, rief ich und wandte mich von ihr ab.

»Nun, ich freue mich für Sie«, sagte die Ärztin. Offenbar hatte sie gehofft, daß ich mir eine Blöße geben würde.

Unser Gespräch war beendet – das letzte, was ich tun würde, war, herumzusitzen und Fragen zu beantworten, wo ich doch gleich nach Hause fahren würde. Es mußte noch eine halbe Stunde verstreichen, dann war ich wieder ein freier Mensch. Ich ging in mein Zimmer, um nachzuschauen, ob ich wirklich alles eingepackt hatte. Dann kehrte ich in den Aufenthaltsraum zurück, um ein letztes Mal die Wand zu küssen und meine letzte Zigarette in Brookhollow zu rauchen.

Je mehr der Stundenzeiger sich der drei näherte, desto heftiger raste mein Puls. Schließlich schlug es drei Uhr. Doch weder Dr. Kamari noch irgendeiner aus meiner Familie ließ sich blicken.

»Was ist los? Ansonsten ist jeder in meiner Familie pünktlich oder immer zu früh«, sprach ich vor mich hin.

Ich ging zum Schwesternzimmer, um zu erfahren, ob jemand angerufen hatte. Doch niemand hatte angerufen. Ich kehrte in den Aufenthaltsraum zurück. Es wurde viertel nach drei, und niemand war zu sehen. *Werde ich doch hierbleiben?* fragte ich mich.

Es wurde halb vier und niemand kam. Ich ging noch einmal zum Schwesternzimmer, um zu erfragen, ob sie vielleicht Dr. Kamari anrufen würden. Aber sie wollten nicht. Dann rauchte ich im Aufenthaltsraum eine Zigarette. Viertel vor vier. Und nichts passierte. *Sie haben niemals vorgehabt, mich nach Hause zu entlassen. Sie haben mich nur an der Nase herumgeführt.*

Ich wurde zusehends gereizter. *Wo bleiben sie nur?* Erneut begab ich mich zum Schwesternzimmer und bat sie, bei mir zu Hause anzurufen. Aber die Schwestern lehnten ab.

Als ich mich herumdrehte, um wieder zum Aufenthaltsraum zu gehen, entdeckte ich meine Mutter und Vince, wie sie mit besorgten Gesichtern den Flur heraufkamen. Ich lief auf sie zu. Als ich näher kam, sah ich, daß sie etwas bei sich trugen. Meine Mutter hatte ein Tablett in der Hand, auf dem etwas in Aluminiumfolie eingepackt war. Vince trug eine Tasche.

Sie lassen mich nicht nach Hause. O mein Gott! Sie wollen hier Weihnachten feiern. Als wir uns gegenüberstanden, sagte Vince: »Seit einer Stunde warten wir unten auf den Doktor. Wo ist er?« *Ich wußte nicht, warum sie auf den Doktor gewartet hatten, aber ich dachte, daß ich ihn am besten auftrieb.*

»Ich weiß es nicht. Aber ich gehe los und finde heraus, wo der Doktor ist«, sagte ich und lief auf das Schwesternzimmer zu. Dort wurde mir gesagt, daß Dr. Kamari angerufen und erklärt hatte, er sei auf dem Weg zur Klinik. Ich gab die Nachricht an meine Familie weiter.

Vince hielt die Tasche in die Höhe und sagte: »Frohe Weihnachten, Fran.«

»Wenn ich heute nach Hause gehe, sollte ich nicht besser dort meine Geschenke öffnen?« fragte ich spöttisch.

Da sagte meine Mutter: »Fran, bitte laß die Schwestern das

hier auf ein anderes Tablett legen. Ich muß meines wieder mitnehmen.«

»Was ist das?«

»Plätzchen.«

Vince schwang die Tasche hin und her. »Die ist für den Fall, daß du einmal etwas packen mußt.«

Ich seufzte vor Erleichterung auf, als ich feststellte, daß das Paket, das sie mitgebracht hatten, Geschenke für die Schwestern und andere Patienten enthielt. Wir gingen gemeinsam zum Schwesternzimmer. Dann warteten wir in meinem Zimmer auf Dr. Kamari. Stumm saßen wir auf meinem Bett.

Eine halbe Stunde verstrich, dann eine ganze Stunde. Ich begann zu fürchten, daß ich niemals aus der Klinik herauskommen würde.

»Am besten fragen wir die Schwestern, ob sich etwas Neues ergeben hat«, sagte Vince. Meine Mutter und ich nickten, und wir eilten hinaus.

Als wir uns dem Schwesternzimmer näherten, kam Dr. Kamari heraus.

»Wo sind Sie gewesen? Sie haben drei Uhr gesagt!« rief ich aufgebracht. Doch er beachtete mich gar nicht, sondern wandte sich an meine Mutter und meinen Bruder.

»Wir können in dem Zimmer am Ende des Ganges miteinander sprechen«, sagte er mit sonderbarem Unterton.

»Sie müssen sich nicht mit ihnen besprechen. Sie müssen mich lediglich entlassen«, widersprach ich ihm. »Sie haben mir versichert, daß Sie mich heute entlassen werden.« Doch wieder schenkte Dr. Kamari mir keinerlei Beachtung.

»Fran, laß uns mit dem Doktor reden. Es ist nur zu deinem Besten«, sagte Vince.

»Dann müßt ihr ohne mich mit ihm reden«, schrie ich.

Dr. Kamari ging ohne ein Wort zu entgegnen, den Flur hinunter. Vince und meine Mutter folgten ihm. Sie verschwanden in einem Zimmer. *Was machen sie da? Worüber reden sie?* fragte ich mich voller Angst. Eine Krankenschwester riß mich aus meinen Gedanken.

»Fran, wollen Sie die Plätzchen mit in den Aufenthaltsraum nehmen?«

Ich nahm ihr die verdammten Plätzchen weg. Dabei rannte ich geradewegs in Jeremy.

»Hier, nimm ein paar Plätzchen!« sagte ich und warf ihm das Tablett vor die Füße. Dann wandte ich mich abrupt um und strebte auf den Raum zu, in dem Dr. Kamari seine Besprechung abhielt. *Ich werde herausfinden, was vor sich geht, und es aufhalten.*

Ich ging an dem Zimmer vorbei, schaute mich rechts und links um, ob ich etwas entdeckte, bevor ich eintrat. Die Tür stand zwar weit offen, aber ich konnte nicht verstehen, was sie da besprachen. Ich lief ein paarmal an dem Raum vorbei und versuchte, mich zu entscheiden, was ich tun sollte.

Schließlich hielt ich inne und lehnte mich gegen die Wand. Ich wandte den Kopf zu einer Seite, um besser hören zu können. Meine Hände und Füße begannen zu zittern, und mein Herz schlug wild. In meinem Kopf dröhnte es. »Er hat kein Recht, so etwas zu tun«, sagte ich zu mir selbst. Je länger ich so dastand, desto zorniger wurde ich.

Schließlich gab ich mir einen Ruck und betrat das Zimmer. Ich brüllte: »Ihr habt kein Recht, hier mit *meinem* Arzt zu reden. Das geht euch überhaupt nichts an. Ich gehe auch nicht und rede mit eurem Doktor, nicht wahr?«

Dann richtete ich meine Augen auf Dr. Kamari. »Sie haben nur eine Aufgabe: Sie müssen mich entlassen. Also, warum tun Sie es nicht?« Dann ging ich wieder hinaus und lehnte mich gegen die Wand.

Sie redeten einfach weiter. Also ging ich wieder hinein und sagte: »Warum hört ihr nicht auf damit?«

Vince schüttelte den Kopf. »Du verhältst dich sehr unvernünftig, Frances.«

»Das tue ich überhaupt nicht. Ich will nur, daß diese Besprechung beendet wird.«

»Sie sind gemein und niederträchtig«, sagte Dr. Kamari.

Ich schaute ihm direkt in die Augen. »Und Sie sind absolut unfähig. Irgend etwas stimmt mit mir nicht, aber Sie können es nicht herausfinden, also behaupten Sie, ich wäre verrückt.«

Dr. Kamari unterbrach mich, er wandte sich Vince und meiner Mutter zu. »Frances wird nicht vor morgen früh entlassen werden.«

»Was!« brüllte ich.

Er beachtete mich nicht und sprach weiter mit Vince und meiner Mutter. »Sie können morgen wiederkommen und sie abholen.« Er stand auf, verabschiedete sich und ging. Erschüttert, aber ohne zu widersprechen, erhoben sich auch Vince und meine Mutter und verließen die Klinik.

Ich folgte Dr. Kamari. Ich spürte ihn im Schwesternzimmer auf. »Wissen Sie, was Sie da gerade getan haben? Sie haben dafür gesorgt, daß ich nicht Weihnachten feiern kann. Ich hoffe, daß Sie damit zufrieden sind. Ich hoffe, daß wenigstens Sie ein schönes Weihnachtsfest haben werden, denn einigen von uns ist das nicht vergönnt. *Fröhliche Weihnachten!*« schrie ich voller Sarkasmus.

»Sie hätten nach Hause gehen können, wenn Sie sich vor Ihrer Familie etwas folgsamer gezeigt hätten. Ich habe Ihnen das schon früher einmal gesagt«, entgegnete er.

»Für was halten Sie sich eigentlich?« sagte ich. »Sie sind nicht mein Vater und ich bin nicht Ihre Tochter«, schrie ich ihn enttäuscht an.

Dann wandte ich mich ab und fragte die Schwester nach meiner Medizin, die Medizin, deren Einnahme ich seit meiner Ankunft verweigert hatte. *Irgendwie muß ich mich beruhigen. Ich werde es einmal probieren.*

Nachdem die Schwester mir die Medizin gegeben hatte, ging ich zu dem Schreibtisch, an dem Dr. Kamari saß. Meine Augen funkelten feurig, als ich mich über den Schreibtisch beugte, mich ganz nah an sein Gesicht heranschob und mit ernster Stimme »Fröhliche Weihnachten« sagte.

Dann lief ich zu meinem Zimmer. Ich trat die Tür auf, setzte mich in eine Ecke und starrte vor mich hin. Tränen liefen mir über die Wangen. »Dieser Scheißkerl«, schluchzte ich. »Ich bin nicht verrückt. Aber jetzt hat er dafür gesorgt, daß ich mich verhalte, als wäre ich es.« Beinahe eine Viertelstunde lang hockte ich in der Dunkelheit, bis meine Zimmergenossin kam.

Ich erhob mich und verließ sofort das Zimmer. Ich ging in den Aufenthaltsraum, stellte mich in eine Ecke und sagte kein Wort. Mein ganzer Körper zitterte. Ich steckte mir ein Plätzchen nach dem anderen in den Mund. *Das beruhigt mich vielleicht etwas. Der Raum begann immer enger zu werden. Ich bekam bald keine Luft mehr.*

»Ich muß hier raus«, flüsterte ich vor mich hin. Ich lief zu meinem Zimmer und nahm meinen Mantel. »Ich muß hier raus«, sagte ich wieder. »Ich werde irgendwie noch am Heiligen Abend nach Hause kommen.«

Ich ging zum Aufenthaltsraum, um zu sehen, wer mit mir einen Spaziergang machen konnte. Dabei konnte ich mich davonmachen. Doch niemand hatte Zeit. Als ich auf den Gang hinaustrat, lief ich geradewegs in Jerry, einen der Betreuer. Ich konnte die Tränen nicht mehr zurückhalten, als ich ihn ansprach: »Kannst du bitte mit mir einen Spaziergang machen, ich muß hier raus.«

»Das kann ich leider nicht«, entgegnete er.

»Dann gehe bitte mit mir einen Moment vor die Tür. Nur vor die Tür. Ich muß raus hier. Bitte!« flehte ich ihn an.

»Das geht leider auch nicht«, antwortete er und ging.

Ich folgte ihm bis zum Büro. An der Tür begann ich wieder zu flehen. »Bitte, ich muß hier raus.«

Ich trat gegen die Tür. Jerry wandte sich um, und ich sah, daß Dr. Keogan an seinem Schreibtisch saß. Als Dr. Keogan mich mit großer Sorge anblickte, rief ich pathetisch: »Ich muß hier raus. Ich bekomme Platzangst. Ich muß hier raus.« Tränen rannen mir über das Gesicht.

»Bitte!« sagte ich.

Ein prickelndes Gefühl begann durch meinen Körper zu strömen; es war, als würde ich wirklich verschwinden. »Ich muß hier raus.«

»Mir geht es genauso«, sagte Dr. Keogan. »Heute ist Heiligabend. Ich habe vier Kinder.«

Ich erstarrte zur Salzsäule, und plötzlich fühlte ich mich schuldig. Dr. Keogan kam zu mir herüber und umarmte mich. »Es tut mir leid mein Kind, aber ich kann Sie nicht rauslassen. Doch alles wird in Ordnung kommen.« Er strich mir ein paarmal über den Rücken.

»Sie verstehen mich nicht. Mit mir ist alles in Ordnung. Ich will nur nicht hier sein. Ich brauche frische Luft. Bitte, gehen Sie mit mir nach draußen? Ich bekomme Platzangst«, sagte ich.

»Wenn Sie in diesem großen Gebäude Platzangst bekommen, dann gilt das auch für mich. Ich kann Sie nicht rausgehen lassen. Es ist schon dunkel draußen. Wie wäre es, wenn wir für Sie ein Fenster öffnen würden?« Er führte mich zum Fenster hinüber und öffnete es. Kalte Luft strömte herein. Ich drückte mein Gesicht gegen die Gitterstäbe und atmete in tiefen Zügen ein.

»Ich sitze hier für immer fest«, schrie ich.

Schließlich schloß Dr. Keogan das Fenster wieder und sagte: »Ich werde morgen früh um neun Uhr hier sein, um Sie zu entlassen. Dr. Kamari wollte nur, daß alles in Ordnung ist, bevor wir Sie nach Hause gehen lassen. Wir treffen uns morgen früh.« Er stand auf und ging. Ich versuchte ihm zu glauben. Dann ging ich zurück in den Aufenthaltsraum. Mir war elend zumute, und mein Kopf tat mir weh.

Als ich im Aufenthaltsraum auftauchte, sangen alle Weihnachtslieder. Ich war nicht in der Stimmung, mich zu ihnen zu gesellen. Als ich still dasaß, sah ich das Essen, das überall herumstand. Ich nahm von allem etwas und schob es mir in den Mund. Mir war, als hätte ich tagelang nichts gegessen. Ich hoffte, wenn ich viel aß, würde ich aufhören zu zittern. Aber ich zitterte trotzdem.

Jeremy kam zu mir herüber. Er setzte sich neben mich, legte mir den Arm um die Schulter und begann zu singen. Keiner von uns sagte ein Wort, und doch wußten wir, was der andere dachte und fühlte. *Verraten und alleingelassen.* Als das Lied zu Ende war, umarmten wir uns und gingen dann jeder für sich in sein Zimmer.

Um fünf Uhr am Morgen stand ich auf. Ich duschte, zog mich an und wartete darauf, endlich nach Hause fahren zu können. Es schienen Tage zu vergehen, bis es neun Uhr wurde. Als es neun Uhr schlug, war weder Dr. Keogan da noch jemand aus meiner Familie. Mein Herz schlug heftig. Ich glaubte wieder, weinen zu müssen.

Ich ging zum Schwesternzimmer, um zu erfahren, wo Dr. Keogan war, aber niemand wußte es. Ich war auf dem Weg zum Aufenthaltsraum, als mir eine Schwester nachrief, daß sie soeben mit Dr. Keogan gesprochen habe. Er sei auf dem Weg zur Klinik.

»Gott sei Dank!« sagte ich. »Ich gehe nach Hause, und diesmal kann mich niemand aufhalten.« 45 Minuten später tauchte Dr. Keogan auf, aber von meiner Familie hatte sich noch niemand blicken lassen.

»Vielleicht kommen sie doch nicht, um mich abzuholen«, sagte ich.

Dr. Keogan lächelte. »Vielleicht haben sie sich nur ein wenig verspätet. Wegen des Verkehrs oder aus einem anderen Grund.«

»Ich könnte auch den Bus nehmen.«

Dr. Keogan führte mich in das Besprechungszimmer. Seine große stattliche Statur versperrte mir den Blick. Stumm blätterte er meine Akte durch. *Ich fragte mich, was dieser Mann wohl von mir denkt, besonders nach dem gestrigen Abend.* Dann strich er sich mit der Hand durch das Haar, blickte auf und schaute mich an.

»Fran, können Sie mir sagen, was Sie nach Brookhollow gebracht hat?« fragte er.

»Ich bin in einen Autounfall verwickelt worden«, erwiderte ich.

»Und wohin gehen Sie, wenn Sie die Klinik verlassen?« fragte er.

»In das Haus meiner Familie«, erwiderte ich.

»Und wo lebt ihre Familie?«

Ich gab ihm meine Adresse. »19 Marbleview Drive.«

»Sie können nicht gehen, bevor niemand von Ihrer Familie hier ist«, sagte er.

»Sie haben sich verspätet. Ich mache mir Sorgen«, sagte ich.

»Möchten Sie, daß ich bei Ihrer Familie anrufe?« fragte er dann.

Ich nickte. Er ging und kehrte ein paar Minuten später zurück.

»Ein Mißverständnis. Sie werden gegen drei Uhr heute nachmittag hier sein.«

Ich saß da, während er etwas aufschrieb, und fühlte mich immer schwächer und schwächer. Ich war wie benommen, und in meinem Kopf dröhnte es. Es fiel mir schwer, mich zu konzentrieren. In meinem Magen rumorte es, als würde ich mich übergeben müssen.

Ich wollte Dr. Keogan sagen, wie elend ich mich plötzlich fühlte, aber dann dachte ich voller Angst: *Sag nichts, Fran, sonst wirst du hier niemals herauskommen. Es sind deine Nerven, nichts sonst.*

Schließlich hatte Dr. Keogan seine Arbeit beendet und bat mich, einige Formulare zu unterschreiben. Ich konnte nichts erkennen; alles schien um mich herumzutanzen. Doch ich tat so, als wäre nichts passiert, und unterschrieb, ohne etwas zu sehen. *Ich bin frei.*

Ich begab mich zurück in den Aufenthaltsraum, um zu warten. Nancy kam herein, während ich dasaß. Ihre laute Stimme erfüllte plötzlich den Raum. »Ich gehe über Weihnachten nach Hause.

Meine Mutter kommt heute nachmittag. Wir fahren zu meinem Onkel. Du blöde Sau!«

Dann begann sie mit lauter Stimme vor sich hin zu reden. Dabei bewegte sie sich ständig von einem zum anderen, um jedermann Angst einzujagen. Niemand brachte den Mut auf, ihr etwas zu entgegnen. Dann kam sie wieder zu mir herüber.

Ich trat ihr in den Weg. »Mach keinen Schritt weiter. Ich fürchte mich nicht vor dir.« Sie wandte sich um und ging auf einen anderen zu.

Dann tauchte ein neues Gesicht im Aufenthaltsraum auf. Es war eine Frau, die das häßlichste Cape trug, das ich jemals gesehen hatte. Ihr Haar war ganz weiß, und sie ging an einem Stock. Sie sah wie eine Hexe aus. Nancy lief auf die Frau zu und sagte: »Frohe Weihnachten, Mom.«

»Der Apfel fällt nicht weit vom Stamm«, flüsterte ich vor mich hin.

Plötzlich und ohne jede Vorwarnung verwandelte sich ihre freundliche Begrüßung in ein wüstes Handgemenge. Man wußte bald nicht mehr, worüber sie sich stritten. Als ich genug von ihrem Tumult hatte, erhob ich mich, um einen Saft zu trinken.

Mitten auf dem Gang blieb ich stehen. Ein seltsames Gefühl überkam mich. Ich vermochte kaum das Gleichgewicht zu halten. Der ganze Flur lag verlassen da, nur eine Schwester saß in Gedanken versunken an ihrem Schreibtisch. Ich würde ihr nicht sagen, wie ich mich fühlte. Dann würde ich vielleicht nicht entlassen werden.

Als ich zum Aufenthaltsraum zurückging, sah ich, daß meine Mutter und Vince den Gang entlangkamen. Je näher sie kamen, desto nervöser wurde ich. Ernst standen wir uns im Flur gegenüber.

»Fran, bitte hole sofort deine Sachen«, sagte meine Mutter. Ohne ein Wort zu sagen, tat ich wie mir geheißen. Als ich alles gepackt hatte, lief ich den Flur hinunter. Er kam mir länger vor, als jemals zuvor. Meine Mutter und Vince waren noch im Schwesternzimmer, als ich zurückkehrte. Ich blieb, wo sie waren, und stellte meine Sachen ab.

»Du mußt unterschreiben und bekommst einen Ausweis, bevor du gehen darfst«, sagte meine Mutter. Ich unterschrieb und suchte meine Sachen zusammen. Diesmal halfen Vince und meine Mutter mir. Als wir uns der Tür näherten, hörten wir das eigentümliche Geräusch des sich öffnenden Schlosses. Ich blickte auf, dann schloß ich die Augen und seufzte dankbar. *Es spielte keine Rolle, ob mir jemand geglaubt hat – ich war draußen.*

11

Als der Wagen in der Einfahrt hielt, öffnete mein Bruder Vince den Kofferraum. Ich stieg aus, holte meine Sachen und ging auf die Haustür zu.

Als ich eingetreten war, wich ich einen Schritt zurück. *Das sieht nicht wie mein Zuhause aus.* Es war, als befände ich mich in einem Traum; das Haus war wie in Nebel getaucht. Die Küchentür war geschlossen, als ich mich ihr näherte. Ich atmete tief durch, bevor ich sie öffnete.

Meine Eltern, mein Bruder Tony und meine Schwestern erwarteten mich. Ich sah ihre besorgten Gesichter und atmete tief durch, um mich für das zu wappnen, was nun kommen würde.

»Fröhliche Weihnachten euch allen«, sagte ich zögernd. Sie alle erwiderten mechanisch meine Glückwünsche, starrten mich aber weiter unentwegt an. Früher hatten sie mich immer mit Küssen und Umarmungen empfangen. Diesmal machte keiner Anstalten, mich zu umarmen. Es sah beinahe so aus, als hätten sie Angst, mich zu berühren.

»Warum stellt ihr euch alle so an?« schrie ich plötzlich. Mich überkam das Gefühl, daß ich hier rauslaufen müßte. Ich packte meine Sachen und lief zur Treppe. Ich stieg die Stufen zu meinem Zimmer hinauf.

Tony kam zu mir und hielt mich auf. »Mom und ich möchten, daß du dir zuerst deine Geschenke ansiehst«, sagte er. Ich folgte Tony. Eine Menge Geschenke lagen da. Tony war als einziger bei mir, als ich die Geschenke öffnete. Meine Mutter und meine Schwester waren in der Küche, während mein Vater und Vince schweigend im Wohnzimmer saßen.

Tony gab mir ein kleines Geschenk, das von ihm stammte. Es war ein Umschlag voller Fotografien von mir an Thanksgiving. Aber die Fotos waren irgendwie mit fotografischen Mitteln magisch verändert worden. Auf einem war ich in vielen verschiedenen Positionen zu sehen, auf einem anderen stand in Leuchtschrift mein Name.

Ich erinnere mich daran, daß er diese Fotos gemacht hatte. Es gab mir ein besonderes Gefühl, so vor seiner Kamera zu stehen. Ich hatte ihm damals eine liebevolle Karte geschickt, um mich zu bedanken. Seine Art, mich zu fotografieren hatte mich im Innersten berührt. Ich dankte ihm immer wieder dafür, daß ich mich so gut gefühlt hatte.

»Ich hoffe, dir gefällt, was aus den Fotos geworden ist, Fran. Ich habe deine Karte übrigens bekommen«, sagte Tony.

Ich wandte mich um, umarmte und küßte ihn. »Ich werde sie immer wie einen Schatz hüten«, sagte ich.

Als ich die anderen Geschenke öffnete, saß Eileen plötzlich bei mir und sagte: »Von jedem von uns ist ein Geschenk. Wir lieben dich alle, Fran.«

Dann kam meine Mutter mit einer Tüte herein. »Die ist für dich«, erklärte sie und reichte mir die Tüte. Es war eine neue Winterjacke.

Nachdem ich alles ausgepackt hatte, lagen eine Menge Geschenke vor mir; nur das Geschenk, das ich mir am heftigsten gewünscht hatte, war nicht dabei. Von Steve war nichts gekommen. Ich bedankte mich bei allen, sammelte meine Geschenke ein und begab mich in mein Zimmer.

Mein Zimmer war vollkommen sauber und aufgeräumt, nicht so, wie ich es verlassen hatte. Alles stand an seinem Platz, das Bett war gemacht, und nichts lag auf dem Boden. Es schien überhaupt nicht mein Zimmer zu sein. Ich bekam ein seltsames Gefühl, wie ich so dastand. Ich ließ meine Sachen einfach fallen und legte mich aufs Bett. Erschöpft schlief ich sofort ein.

Ich schlief bis zum nächsten Morgen. Angezogen erschien ich in der Küche, um einen Kaffee zu trinken. Mein Kopf fühlte sich federleicht an, während ich immer schwächer wurde. Gelegentlich spürte ich stechende Schmerzen, besonders in den Gelenken.

»Großartig, jetzt muß ich nur noch richtig krank werden«, murmelte ich vor mich hin.

»Krank?« fragte meine Mutter beunruhigt, die in diesem Augenblick hereingekommen war. »Frances, was stimmt mit dir nicht?«

»Nichts«, murmelte ich verzweifelt. »Es ist nichts. Ich bin nur müde.«

»Aber du hast über zwölf Stunden geschlafen«, sagte sie und runzelte die Stirn. »Wie kannst du dich da müde fühlen?«

»Mom, bitte, ich werde schon damit fertig. Laß mir nur ein wenig Ruhe«, entgegnete ich.

Meine Mutter seufzte. »Du siehst aus, als wolltest du ausgehen«, sagte sie.

»Ich gehe zu meinem Anwalt.«

»Anwalt? Was willst du beim Anwalt?«

»Ich will herausfinden, was er über den Unfall und die finanziellen Angelegenheiten zu sagen hat.«

Sie sah besorgt aus, sagte aber nichts mehr. Ich ging zur Tür und setzte mich dann in meinen Wagen. Später, während ich beim Anwalt wartete, kehrte dieses sonderbare Gefühl der Leichtigkeit im Kopf zurück. Ich hoffte, mich dem Anwalt verständlich machen zu können.

Im Büro des Anwalts begann ich dann über den Unfall zu reden und darüber, daß ich mich gewissermaßen selbst aus dem Krankenhaus entlassen hatte. Es fiel mir schwer, seinen Erwiderungen zu folgen, auch wenn sie recht kurz waren. Ich wollte mich nur hinlegen. Als nächstes sprachen wir über ein Treffen mit dem anderen Anwalt, um die finanzielle Seite zu regeln. Dann beendeten wir unser Gespräch, und ich flog förmlich zum Auto. Ich mußte nach Hause und mich sofort hinlegen.

Von zu Hause aus rief ich Dr. Kamari an und bat ihn um ein Rezept für das Beruhigungsmittel, das ich einnehmen sollte. Ich dachte, ein Beruhigungsmittel könnte mir vielleicht helfen. Dr. Kamari gefiel meine Kooperationsbereitschaft, er bot mir an, das

Medikament für meinen Drugstore zu besorgen. Dann verabredeten wir uns für den nächsten Montag.

Am nächsten Tag fühlte ich mich besser. Ich bat meine Schwester Eileen, mir eine Dauerwelle zu legen. Für gewöhnlich tat meine Schwester Molly das, aber sie war nicht da. Eileen verstand sich darauf nicht so gut wie Molly. Als sie meine Haare aufrollte, begann es in meinem Kopf schmerzhaft zu dröhnen. *Ich weiß, so schlecht macht sie ihre Sache nicht*, dachte ich. *Es liegt an meinem Kopf.* Eileen gegenüber sagte ich nichts. Ich wollte unbedingt eine Dauerwelle haben.

Als sie alle Lockenwickler entfernt hatte, massierte sie meinen Kopf, unter laufendem Wasser. Das seltsame Klingeln in meinem Kopf, das ich gestern abend auch gespürt hatte, stellte sich wieder ein. Ich sagte noch immer nichts. Je länger Eileen mich massierte, desto heftiger wurden die Scherzen. Ich fühlte mich immer benommener. Noch immer sagte ich nichts.

Als ich aufstand und mich über das Waschbecken beugte, schien mein Kopf zehnmal leichter als zuvor zu sein. Es fühlte sich an, als wäre ein Teil meines Kopfes gar nicht mehr vorhanden. Das machte mir angst. Doch noch immer brachte ich es nicht fertig, etwas zu sagen. Ich wollte nicht, daß jedermann glaubte, ich gehörte in ein Krankenhaus, in eine psychiatrische Klinik.

Die Dauerwelle war endlich gelegt, und ich legte mich wieder auf die Couch. Wie sehr ich es auch versuchte, ich schaffte es nicht mehr, mich von der Couch zu erheben. Wieder blieb ich den Rest des Tages liegen.

Am nächsten Morgen fühlte ich mich noch immer elend. Ich legte mich sofort auf die Couch. Ich hatte nicht einmal die Kraft, mich anzuziehen. Wie ich dalag, gingen mir Erinnerungen an den Morgen nach dem Unfall durch den Kopf.

Ist das passiert, oder ist es nicht passiert? Sollte ich jemanden fragen, oder stecken sie mich dann wieder in die Klinik? Dann sah ich mich, wie ich meine Freundin im Gang fragte, welches Jahr wir hatten. Es sollte leicht herauszufinden sein, ob das wirk-

lich passiert ist, überlegte ich. *Ich rufe sie an und frage sie einfach.* Ich zwang mich dazu, mich von der Couch zu erheben, und rief sie an.

Liz lachte ausgelassen über meine Frage und erwiderte: »Du hast es getan, Fran, wirklich. Und es tut mir leid, ich konnte damals nicht bleiben und mit dir reden, ich mußte zur Arbeit und war schon spät dran. Ich wußte, daß dir etwas passiert war. Erinnerst du dich daran, wie du bei der Notaufnahme warst?«

»Danke Liz, wir telefonieren später noch einmal«, sagte ich und legte auf. Ich kehrte auf meine Couch zurück und dachte darüber nach, was ich tun sollte.

Gelegentlich stand ich auf, um etwas zu trinken. Ansonsten blieb ich den ganzen Nachmittag auf dem Sofa. Ich bekam keine Ordnung in meine Gedanken. Ich fand keine Antwort auf die Frage, warum alles so war, wie es war. Schließlich ging ich in die Küche, um etwas zu essen. Ich starb schier vor Hunger. Den ganzen Tag hatte ich noch nichts zu mir genommen.

Als ich in der Küche auftauchte, fragte meine Mutter sofort wieder: »Was stimmt mit dir nicht, Fran? Sag, was ist los?«

Tränen liefen mir über das Gesicht. »Willst du mich ganz verrückt machen?« fragte ich und kehrte zur Couch zurück. Kurz bevor ich eindöste, hörte ich plötzlich ein schreckliches Klingeln.

Wo kommt dieses Klingeln her? Was soll das? Sollte ich mit jemanden darüber sprechen? Nein, das kannst du nicht, Fran. Sie werden denken, du bist verrückt, und dich wieder ins Krankenhaus bringen. Ich konnte nicht herausfinden, woher dieses schreckliche Geräusch stammte. Dann fiel es mir plötzlich ein. Es war in meinem Kopf. Ich preßte meine Augen zusammen und wartete darauf, einzuschlafen.

Ein paar Stunden später richtete ich mich erschreckt auf. Plötzlich begann mein Körper zu fallen. Ich schrie. Ich klammerte mich an die Couch und versuchte, meinen zitternden Körper unter Kontrolle zu bringen. Es war, als gäbe es nichts, was mir helfen oder an dem ich mich festhalten konnte. Schließlich hielt ich mich an mich selbst. »Es muß ein Alptraum gewesen sein«, murmelte ich.

Ich schaute mich um und begriff, daß ich über die Couch gelangt hatte, daher hatte ich auch nichts zu fassen gekriegt. Ich lehnte mich zurück. Ich war erleichtert, daß ich nicht irgendeinen Anfall gehabt hatte oder schlichtweg besessen war. »Zum Glück hat mich niemand gehört, ansonsten würde ich es mit Sicherheit nicht mehr lange machen«, murmelte ich.

Dann räusperte sich meine Mutter plötzlich, und ich hob erschreckt den Kopf. Ich schaute ihr direkt in die Augen. Nach diesem Vorfall begannen mich meine Eltern unablässig mit Fragen zu behelligen. Ich versuchte, keine Antwort zu geben. Ich wollte ihnen nicht noch mehr Angst einjagen, als sie ohnehin schon hatten.

Jeden Tag zwang ich mich weiterzumachen. Ich versuchte alles, was mir einfiel, damit es mir besser ging. Ich nahm Aspirin und die Medizin, die Dr. Kamari mir verschrieben hatte, ich besorgte mir sogar ein Antiacidum, das gegen Magensäure half. Aber nichts verschaffte mir Besserung. Die meisten Tage verbrachte ich reglos auf der Couch. *Vielleicht liegt es an Dr. Kamaris Medizin, daß ich mich so elend fühle?*

Am Samstag rief ich in der Klinik an. Doch samstags war Dr. Kamari für gewöhnlich nicht da. Ich hinterließ eine Nachricht für ihn. In den nächsten Tagen erhob ich mich nur dann von meinem Sofa, wenn Dr. Kamari anrief. Ich erklärte ihm, wie ich mich fühlte, wenn ich auch sehr vorsichtig mit dem sein mußte, was ich sagte. Dr. Kamari meinte, es läge an der Medizin, es gäbe keinen Grund, sich Sorgen zu machen.

Als ich wieder auf der Couch lag, krampfte sich mein Magen zusammen, und ich krümmte mich vor Schmerzen. In meinem Kopf begann es zu pochen. *Das kann nicht an der Medizin liegen.* Stundenlang lag ich da und wartete darauf, daß die Schmerzen vergingen.

Schließlich schaffte ich es, mich zu erheben, und ging ins Badezimmer. Da stellte ich fest, daß meine Periode eingesetzt hatte. *Also liegt das alles an meiner Periode und an der Medizin von Dr. Kamari.* Ich lachte lauthals auf. *Du dumme Gans, Fran. Kein Grund, paranoid zu werden.*

Obschon ich mir nun weniger Sorgen machte, beobachtete ich sehr genau, was ich sagte und tat. *Es besteht immer noch die Möglichkeit, daß es einen anderen Grund hat.*

Den Rest der Woche verhielt ich mich wie das wohlerzogenste kleine Mädchen, das man jemals gesehen hatte. Daß man mich in eine Heilanstalt eingewiesen hatte, hatte meinem Selbstvertrauen mächtig zugesetzt, und das trat auch offen zutage.

Am Samstag dann fiel es mir schwer, mich auch nur einen Millimeter zu bewegen. Mein Rücken tat mir weh, meine Füße taten mir weh, sogar meine Arme schmerzten, wenn ich sie bewegte. Ich rief Dr. Kamari an, aber er war nicht da. Ich geriet in Panik. *War das alles durch den Unfall passiert? Oder als Steve mich fallen ließ?*

Ich begann mir vorzustellen, den Rest meines Lebens im Rollstuhl zu verbringen. Ich war zutiefst erschrocken und zog mich auf meine Couch zurück. Mehrere Stunden lang bewegte ich mich nicht. Dann kamen meine Schwester Eileen und Connie und wollten mit mir Schlitten fahren. Ich hätte ihnen beinahe gesagt, daß ich glaubte, gelähmt zu werden, aber dann vermied ich das Thema und schlug lediglich ihre Einladung aus. Ich sagte ihnen, mir wäre zu kalt. Den ganzen Abend verbrachte ich auf der Couch voller Angst, mich zu bewegen und wieder Schmerzen zu haben.

Am nächsten Morgen mußte ich mir mühselig meinen Weg aus dem Bett bahnen. Selbst die kleinste Bewegung bereitete mir furchtbare Schmerzen. Die Treppe hinunterzugehen war eine riesige Kraftanstrengung. Ich begab mich ohne Umwege auf die Couch. Bis zum Donnerstag rührte ich mich überhaupt nicht, dann fühlte ich mich besser. Am Donnerstag ging ich von Zimmer zu Zimmer und freute mich über jeden Schritt, den ich tun konnte.

Plötzlich, mitten auf meinem Rundgang schienen sich meine Knochen zu versteifen. Ich fühlte mich, als befände ich mich in einem Gipsverband, der meinen ganzen Körper einschloß. Langsam schleppte ich mich zu meiner Couch zurück. Obschon ich nur langsam vorankam, begann ich mich sehr leicht im Kopf zu fühlen. Ich ließ mich auf die Couch sinken. Nichts schien still zu stehen oder überhaupt erkennbar zu sein. Tränen traten mir in die Augen. *Vielleicht hatte Steve irgendwie damit zu tun?* Dieser Gedanke war schier unerträglich.

Ich wiegte meinen Kopf in meinen Händen und versuchte herauszufinden, was mit mir geschah. Als ich dumpf auf den Boden starrte, schien sich mein Hinterkopf hin und her zu bewegen, und auch der Boden begann hin und her zu schwingen. »Was ist los!« schrie ich. Ich lehnte mich in das Kissen zurück und hoffte, damit würde alles aufhören. Ich hatte Angst ein Wort zu sagen, weil ich fürchtete, dann wieder nach Brookhollow zu kommen.

Ein paar Stunden später klingelte das Telefon unentwegt. Obschon ich Todesangst hatte, mich von meinem Sofa zu erheben, raffte ich mich mühsam auf und schaffte es bis in das Zimmer nebenan, um an den Apparat zu gehen. Es war Missy, eine alte Freundin, mit der ich das letzte Mal vor dem Unfall geredet hatte.

Ich erklärte ihr, was passiert war und bat sie um Hilfe. Sie fragte mich, wieviel Beruhigungsmittel ich einnehmen würde.

»Fünf Tabletten am Tag«, erwiderte ich schwerfällig. Sie sagte, daß ich die Dosis herabsetzen sollte. Ich folgte ihrem Rat, aber es schien alles noch zu verschlimmern. Die Nörgelei meiner Eltern nahm immer mehr zu.

Ungefähr zwei Wochen später saß ich Abends im Eßzimmer. Ich konnte mich plötzlich nicht länger zurückhalten, ich kochte vor Wut. »Warum haltet ihr euch nicht aus meinen Angelegenheiten heraus? Hört auf, mir nachzuspionieren. Ihr versteht doch überhaupt nichts. Warum steckt ihr eure Nase nicht in andere Dinge?«

Einen Augenblick später packte meine Schwester Jackie mich am Handgelenk. Ich sagte ihr, sie sollte mich loslassen, aber sie tat es nicht. Statt dessen packte sie mich noch fester und begann mir eine Moralpredigt zu halten. »Warum suchst du dir nicht einen Job? Fang etwas mit deinem Leben an! Du bist eine rücksichtslose, niederträchtige Schlampe.«

Verzweifelt versuchte ich mich zu befreien. Meine Handgelenke färbten sich schon rot. Ich schaffte es, ihr den Arm zu verdrehen, dabei jedoch verstärkte sie ihren Griff noch einmal. Mein Handgelenk begann weh zu tun. Schließlich kam Tony mir zu Hilfe und riß Jackie von mir los.

Sekunden später stand Vince vor mir und sagte: »Du gehst zurück in die Klinik.«

»Ich gehe nicht zurück. Ihr könnt mich nicht dazu zwingen. Ihr könnt mich nicht dem Krankenhaus ausliefern.«

»Wenn du dich nicht zusammenreißt, können wir das tun, und wir werden es auch tun«, entgegnete er.

Ich schob den Tisch zurück und machte Anstalten zu gehen. Vince folgte mir. Ich versuchte, in die Diele zu entkommen, doch mein Vater versperrte mir den Weg. Ich saß in der Falle.

Dann hob mein Vater seine Hände zum Kopf. Tränen traten ihm in die Augen, als er sagte: »Ich weiß nicht, was mit dir nicht stimmt, Frances.«

Vince schob sich vor meinen Vater und sagte: »Ich regele das, Dad. Geh ins Wohnzimmer zurück.« Ich nutzte die Gelegenheit und machte mich davon.

Ich rannte zur Haustür, schob den Riegel weg und öffnete sie. Im nächsten Moment war ich auf der Veranda. Ich nahm zwei Stufen auf einmal. Als ich das Ende der Treppe erreicht hatte, bemerkte ich, daß Vince hinter mir war. Ich lief so schnell ich konnte die Straße hinunter und rief: »Laß mich in Ruhe! Bitte!« Doch Vince verfolgte mich hartnäckig weiter.

Einen Häuserblock weiter hatte ich ihn abgeschüttelt. Ich lief trotzdem weiter. Ich hatte keine Ahnung, wohin ich rannte. Schließlich war ich froh, daß niemand mehr in der Nähe war, und verlangsamte mein Tempo, bis ich schließlich nur noch ging. *Ich werde Dr. Keogan anrufen und sehen, ob er mir helfen kann. Vielleicht kann er meine Familie zur Vernunft bringen.*

An der nächsten Telefonzelle blieb ich stehen. Nachdem ich die Nummer gewählt hatte, bemerkte ich, daß ich gar kein Geld hatte. Ich hängte ein und versuchte, ein R-Gespräch anzumelden. Die Leitung war besetzt. *Was sollte ich nun tun? Ich konnte nicht in der Zelle stehen bleiben. Vielleicht schauten sie sich nach mir um.*

Ich begann zur nächsten Telefonzelle zu gehen, dabei hielt ich mich nur in Seitenstraßen auf, um etwaigen Verfolgern zu entkommen. Ich wählte die Nummer, doch ein R-Gespräch wurde abgelehnt. *Wessen Telefon kann ich dann benutzen?*

Ich beschloß, zur Kirche zu gehen. Dort würde man mir sicher helfen. Ich lief also fünf Blocks weiter. Die Tür war verschlossen, daher klingelte ich beim Pfarrer. Niemand machte auf. Ich saß auf den Stufen vor der Kirche, meinen Kopf auf die Knie gestützt und weinte. *Bitte, guter Gott, hilf mir!*

Ich begann zu frieren, während ich dasaß. Ich mußte weitergehen, um mich warmzuhalten. *Ich werde es bei Missy versuchen; sie wird mich ihr Telefon benutzen lassen.* Ich begann, in die Richtung zu gehen, in der ihr Haus lag. Als ich ungefähr ein Viertel des Weges gegangen war, hielt ich inne. *Der Weg ist zu weit. Aber was soll ich jetzt machen? Ich habe kein Geld und weiß nicht, wohin ich mich wenden soll.*

Mit gesenktem Kopf lief ich weiter. Ich machte in einem Park Halt und kauerte mich zwischen einigen Bäumen zusammen. *Fran, du hast keine andere Wahl. Geh nach Hause, hole Geld, rufe Dr. Keogan an, und später am Abend gehst du dann.*

Ich schritt die Hauptstraße entlang, nun mit erhobenem Kopf. *Niemand wird mich in die Knie zwingen.*

Ich war beinahe wieder zu Hause, als ein Streifenwagen neben mir hielt. Meine Augen bewegten sich schnell hin und her. Der Polizist steckte seinen Kopf aus dem Fenster. »Können wir einen Moment miteinander reden«, sagte er.

Ich lief weiter, während ich antwortete. »Ich habe jetzt keine Zeit, ich muß dringend telefonieren.« Ich beschleunigte meinen Schritt. Ein anderer Streifenwagen bremste vor mir. Ich blieb stehen. Der Beamte stieg aus und lief geradewegs auf mich zu. *Bleibe ruhig, Fran,* sagte ich mir. *Er kann nichts tun, wenn du ihn nicht darum bittest.*

»Ihre Familie macht sich Sorgen um Sie, Fran«, sagte der Mann.

Ich starrte ihn an; Bilder schossen mir durch den Kopf. *Vielleicht ist er der Arzt, der mich in die Klinik gefahren hat.* Der andere Polizist näherte sich mir. Mein Herz raste. *Was haben sie vor?*

»Ich war gerade auf dem Weg, meinen Arzt anzurufen. Sie können mit ihm reden, wenn Sie wollen. Ich bin vollkommen normal«, sagte ich.

»Es sieht so aus«, gab der Mann zur Antwort, dann gingen die beiden Polizisten.

Ich machte mich auf den Weg zurück nach Hause. Ich gelangte ohne Schwierigkeiten ins Haus. In meinem Zimmer versuchte ich, Dr. Keogan anzurufen. Er war aber nicht da. Ich begab mich hinunter und hatte vor, wieder zu gehen.

Als ich die Küche betrat, telefonierte Jackie gerade. Sie bemerkte mich und hielt mir den Hörer hin. »Jemand möchte dich sprechen, Fran.«

»Ich will aber nicht«, entgegnete ich und ging auf die Tür zu.

Am Kelleraufgang stand Vince. »Du kehrst in die Klinik zurück«, sagte er.

»Nein, das werde ich nicht tun.« Ich wandte mich ab und lief auf die Haustür zu.

Tony trat vor die Tür. »Du gehst zurück, Fran«, sagte er.

Ich rannte umher, wie jemand, der verzweifelt versucht, einer Gefangennahme zu entgehen. Ich kehrte in die Küche zurück – nun kamen Vince und Tony gemeinsam auf mich zu. Ich kreischte los: »Laßt mich in Ruhe!«

Vince faßte mich um die Hüfte. Ich hielt mich am Türrahmen fest, aber Tony riß mich los. Ich versuchte, mich möglichst schwer zu machen. Vince zog mich zurück.

»Laß mich los! Ich gehe nirgendwo hin. Ich kriege keine Luft mehr!« rief ich. Doch Vince ließ mich nicht los.

»Sie kann hier nicht raus, Vince. Laß sie los«, sagte Tony. Vince gehorchte und ließ mich los. Meine Arme fühlten sich wie Spaghetti an; kraftlos hingen sie herab.

»Frances, wir müssen irgend jemanden holen, der dir hilft.«

»Ich weiß«, erklärte ich schwerfällig. »hör zu, laß mich zuerst meinen Arzt anrufen.«

»Soll sie es tun«, meinte Tony.

Ich rief Dr. Kamaris Büro an. Er sagte mir, daß ich sofort zu ihm kommen sollte.

Auf halbem Wege schien sich mein Rücken mit den Erschütterungen im Auto auf und ab zu bewegen. Es war als würde mein Rückgrat wie eine Flüssigkeit durch meinen Körper treiben. Ich ließ sie vor Dr. Kamaris Büro anhalten. Ich stolperte in sein Büro und baute mich vor seiner Sekretärin auf. »Ich muß sofort Dr. Kamari sehen.«

»Er ist im Moment bei einem Patienten, aber er wird in ein paar Minuten zurück sein«, antwortete sie. Ich stand in der Tür und wartete. In dem Moment, in dem sie geöffnet wurde, sprang ich hinein. »Sie halten mich zum Narren. Warum geben Sie mir diese Drogen? Was für ein Spiel spielen Sie mit mir?« fragte ich.

»Nein, Sie haben gesagt, daß Sie hier Spielchen spielen«, entgegnete Dr. Kamari.

Ich setzte mich auf einen Stuhl vor seinen Schreibtisch. »Ich fühlte mich nicht wohl. Meine Knochen sind wie steif, und mein Kopf schmerzt.«

»Sie sehen auch nicht gut aus«, erwiderte Dr. Kamari.

»Fünfmal am Tag Beruhigungsmittel zu nehmen ist eine Menge«, wandte ich ein. »Warum lassen Sie mich so viele Tabletten einnehmen?«

»Vielleicht brauchen Sie so viele«, entgegnete er.

»Ich kann nicht laufen. Mir tut alles weh«, fügte ich hinzu.

»Das ist nur die Medikation«, sagte Dr. Kamari.

»Mein Kopf bewegt sich hin und her, mein Rücken scheint durch meinen Körper zu treiben, und der Boden tanzt unter meinen Füßen. Was glauben Sie, wie ich so zurecht komme?«

»Das liegt nicht an der Medikation«, behauptete er plötzlich.

»Hätten Sie etwas dagegen, Dr. Keogan zu treffen?« Dr. Kamari erhob sich. Ich verneinte, und Dr. Kamari sagte: »Er ist im Krankenhaus. Ich rufe ihn an und sage ihm, daß Sie kommen.«

Wir steuerten auf Brookhollow zu. Es war bitterkalt draußen. Ich zitterte, als ich vor der Tür warten mußte. Schließlich hörte ich, wie der Summer ertönte, und ich betrat die Klinik. Der Mann am Empfang lächelte. »Dr. Keogan wird gleich da sein. Machen Sie es sich derweil bequem.«

Ich ging zu einem Sofa und wartete. Fünfzehn Minuten verstrichen, aber von Dr. Keogan war nichts zu sehen. Tränen liefen über mein Gesicht. *Ich werde zurückkehren müssen, ohne daß mir jemand geholfen hat.* Ich wollte schon nicht mehr auf Dr. Keogan warten, als er durch die Tür trat.

Als er mich sah, streckte er mir die Hand entgegen und sagte: »Fran, wie schön, Sie wiederzusehen.« Ich erhob mich von der Couch, um Dr. Keogan zu begrüßen; dabei schluchzte ich hemmungslos. Als ich dem Arzt gegenüberstand, versuchte ich mich zu beherrschen, doch die Tränen rannen nur noch heftiger.

»Lassen Sie uns dort hinübergehen«, sagte er und deutete auf einen Raum, den ich schon als Besprechungszimmer kannte. Ich versuchte wieder, gegen die Tränen anzukämpfen, als er mir einen Arm um die Schulter legte und mich zu dem Zimmer führte.

Ein paar Augenblicke lang weinte ich nicht, doch in der Sekunde, als ich mich neben Dr. Keogan setzte, kamen die Tränen wieder und ich schluchzte hysterisch. »Dr. Keogan, mir geht es überhaupt nicht gut.« Ohne etwas zu sagen, griff er nach meinem Handgelenk. Unwillkürlich riß ich die Hand zurück.

»Ich möchte Ihnen nur den Puls fühlen«, sagte er. Ängstlich streckte ich meine Hand wieder aus.

Er fühlte mir den Puls und meinte: »Sie müßten eigentlich längst tot sein.«

»Was soll das heißen? Ich verstehe Sie nicht«, erwiderte ich.

»Ich denke, Sie sollten für ein paar Tage hier bleiben«, entgegnete der Arzt und schaute mich aufmerksam an.

»Ich kann nicht. Meine Familie wartet auf mich«, sagte ich und versuchte, meine Gefühle unter Kontrolle zu bringen. Doch ich blieb nur für ein paar Augenblicke ruhig, dann flossen die Tränen erneut.

»Ich verstehe das alles nicht. Ich bin so verwirrt«, sagte ich.

»Rühren Sie sich nicht vom Fleck. Ich bin gleich zurück«, erwiderte Dr. Keogan. Als er zurückkehrte, hatte er eine Mappe voller Papiere bei sich.

»Ich glaube, Sie sollten bei uns bleiben, Fran. Wir haben Sie alle sehr gern«, sagte er, während er die Papiere auf seinem Schreibtisch ausbreitete.

»Aber es ist keine psychische Angelegenheit, ich fühle mich körperlich nicht wohl«, erklärte ich und versuchte einmal mehr, mich jemandem verständlich zu machen. Gerade da kam Dr. Kamari herein.

»Dr. Keogan möchte, daß ich hier bleibe. Ich fühle mich nicht wohl«, sagte ich, während ich vor mich hin schluchzte.

»Ich halte das für eine gute Idee«, erwiderte Dr. Kamari.

»Ich werde nicht bleiben«, entgegnete ich.

»Wir können Sie dazu zwingen, hierzubleiben«, meinte Dr. Kamari.

Als ich das hörte, ergriff ich einen Kugelschreiber und schrie:

»Ich werde hierbleiben. Ja, ich bleibe. Bitte helfen Sie mir aber. Wo kann ich unterschreiben?«

»Setzen Sie sich, Fran. Dr. Keogan und ich werden gleich zurück sein«, sagte Dr. Kamari. Beide wandten sich ab, um zu gehen.

An der Tür drehte Dr. Kamari sich noch einmal um und lächelte, während er an dem Türgriff hantierte. »Oh, ich vergaß.«

Was redet er da? Was weiß er, das ich nicht weiß? In meinem Kopf dröhnte es noch heftiger, als sie gegangen waren. Ich stürzte zur Tür, rüttelte am Türknauf, um zu sehen, ob sie mich eingeschlossen hatten. Aber die Tür ließ sich öffnen. Ich kehrte zu meinem Stuhl zurück und wartete.

Ein paar Minuten später kamen sie wieder herein. Jetzt wurden sie von einem anderen Mann begleitet. Nachdem sie ihn vorgestellt hatten, ließen sie uns allein.

»Warum erzählen Sie mir nicht, was Ihnen passiert ist, Fran?« fragte der Mann.

»Ich hatte einen Autounfall.«

»Wann war das?«

»Am zwölften Dezember.« Meine Hände begannen zu zittern. Meine Zigarette baumelte zwischen meinen Fingern hin und her. Ich vermochte sie nicht festzuhalten, und ich wußte genau, daß der Mann das alles beobachtete.

»Können Sie mir sagen, was bei diesem Unfall genau geschehen ist? Haben Sie sich den Kopf irgendwo gestoßen?«

»Ich erinnere mich nicht, ob ich mir den Kopf gestoßen habe. Ich weiß nur noch, daß sich mein Wagen gedreht hat.« In diesem Augenblick kehrten Dr. Kamari und Dr. Keogan zurück.

»Ich glaube, Sie sollten bei uns bleiben, Fran«, meinte Dr. Kamari.

»Aber ich fühle mich nicht wohl«, erwiderte ich. »Sie gehören ins Krankenhaus«, antworteten Dr. Kamari und der ältere Arzt, Dr. Hander, gleichzeitig. »Ich verstehe nicht«, entgegnete ich, während die drei Ärzte den Raum verließen. Ein paar Minuten später war Dr. Kamari wieder da. »Ihre Mutter ist gekommen, Fran. Ich will Sie nicht gegen Ihren Willen hier halten. Warum unterschreiben Sie nicht doch? Es wäre besser für Sie.«

»Ich willige ein, hier zu bleiben«, erklärte ich. Ich begriff überhaupt nicht richtig, was ich da für Papiere unterschrieb. Ich wußte nur, daß ich mich zu schrecklich fühlte, um gegen irgend etwas anzukämpfen. Als ich Dr. Kamari den Kugelschreiber zurückgab, liefen mir Tränen über die Wangen. Ich sagte: »Ich verstehe das alles nicht, aber helfen Sie mir bitte.« Der Arzt entgegnete nichts, er lief einfach nur hinaus.

Ich hockte reglos in dem Raum und hatte keine Ahnung, was ich tun sollte. Ich erhob mich schließlich und ging, um mich zu meiner Mutter, meinen Brüdern und Schwestern in die Halle zu setzen. Ernst saßen wir da, bis Dr. Keogan lächelnd auf uns zulief. Er ließ sich neben mir auf dem Sofa nieder und legte den Arm um meine Schulter.

»Ich bin so froh, daß Sie hier bleiben wollen, Fran. Dennoch haben Dr. Hander, Dr. Kamari und ich beschlossen, daß wir Sie nicht zu den freiwilligen Patienten zählen, sondern zu denen, die zwangsweise eingewiesen worden sind.«

»Ich möchte das nicht. Ich will überhaupt nicht mehr bleiben«, erwiderte ich. »Ich habe einen Fehler gemacht.«

»Nun ist es zu spät. Wir behalten Sie auch nur so lange hier, bis es Ihnen besser geht«, sagte der Arzt.

»Ich fühle mich schon viel besser«, entgegnete ich und sah, daß Dr. Kamari auf mich zukam. Meine Mutter, meine Brüder und Schwestern zeigten sich verblüfft. Sie sagten jedoch nichts.

»Kommen Sie, Fran. Ich bringe Sie zu Ihrem Zimmer«, sagte Dr. Keogan. Ich wollte nicht gehen und konnte es auch nicht. Ich stand wie betäubt da; mein Körper war völlig starr, während mein Kopf sich ganz leicht anfühlte. Aber Dr. Keogan nahm mich in den Arm und führte mich aus dem Raum den Gang hinunter.

»Wohin gehen wir?« fragte ich ihn.

»Zum Fahrstuhl«, erwiderte er. Ich war schon einige Male in

dem Fahrstuhl gewesen, aber diesmal sah er anders aus. Er war kleiner und wie in Nebel getaucht. Ich kniff die Augen zusammen. Dann verlor ich die Beherrschung und wandte mich heftig um. Dr. Keogan packte mich an den Schultern und postierte mich so, daß ich aussteigen konnte. Als die Tür sich öffnete, sahen die Räumlichkeiten dahinter aus, als befänden wir uns in einem ganz anderen Gebäude.

»Dr. Keogan«, sagte ich langsam, »ist das dieselbe Station, auf der ich schon einmal gewesen bin?« Er nickte und führte mich geradewegs zur geschlossenen Abteilung. Als er stehenblieb, um die Tür zu öffnen, geriet ich in Panik. »Ich will da nicht hineingehen. Bitte zwingen Sie mich nicht, da hineinzugehen.« Mein Flehen stieß auf taube Ohren. Dr. Keogan öffnete die Tür; halb führte, halb schob er mich in die geschlossene Abteilung.

12

Ich schaute mich um. Verschlossene Türen, vergitterte Fenster, Besprechungszimmer. Ich war wieder in der Klinik, der ich entronnen war. War ich in einer Situation, aus der ich mich niemals wieder befreien würde?

In meiner Hand hielt ich noch den Kugelschreiber, mit dem ich meine Einwilligung unterschrieben hatte, hierzubleiben. Ich warf den Stift in den Raum und schrie: »Sie haben mich schon wieder getäuscht!« Der Kugelschreiber sauste an Dr. Keogans Kopf vorbei. Er sagte nichts und rührte sich auch nicht vom Fleck, er starrte mich nur an.

Dr. »Mrs.« Lee tauchte mit Sue, einer der Krankenschwestern, auf. »Ich hätte nicht erwartet, Sie jemals wieder hier bei uns zu sehen«, sagte sie. Dann trat für ein paar Minuten Stille ein, bis sie weitersprach: »Ich weiß, Fran, daß Sie einiges durchgemacht haben.«

Dr. Lee stand direkt vor mir. »Aber es ist besser, Fran, wenn wir die Dinge sofort klären und nicht länger warten.«

Sie hält mich für verrückt, dachte ich, *doch was hat das alles noch für einen Sinn*. Dr. Lee und Dr. Keogan gingen, Sue kam zu mir herüber. Sie nahm meine Handtasche und durchsuchte sie. Dann sagte sie: »Sie kennen die ganze Prozedur ja, Fran.«

Nachdem sie mir meine Handtasche zurückgegeben hatte, führte sie mich auf den Gang hinaus. Während wir den Flur entlanggingen, meinte sie: »Sie kennen das Zimmer schon. Es ist der Raum ohne Spiegel.«

Ich nickte und trat ein. Diesmal hatte ich eine Zimmergenossin. Sie hieß Sam. Sie schaute mich sonderbar an, als hätte sie einen Dachschaden. Ihre glänzende Stirn wirkte riesig und ragte hervor. Ihre Augen hatten einen wilden, verwegenen Ausdruck und irrten ziellos umher. Sie jagte mir Angst ein, aber ich hatte keine andere Wahl, ich mußte in diesem Zimmer schlafen.

Ich legte mich auf das Bett, ich war müde und fühlte mich schmutzig. Doch ich konnte nicht einmal duschen. Ich hatte nichts bei mir, lediglich die Kleider, die ich am Leib trug. Ich begann wieder nachzudenken. *Das liegt alles nur an diesem Unfall. Es muß so sein. Ich sollte mir einen Anwalt nehmen; wenn er den Ärzten davon berichtet, glauben sie mir vielleicht.* Mit diesem Gedanken sprang ich aus dem Bett auf und ging zum Schwesternzimmer, um nach meinem Arzt zu fragen.

Die Krankenschwester, die Dienst tat, rief ihn an. »Der Doktor sagt, er kommt sehr gern und redet mit Ihnen«, sagte sie. »Warten Sie doch in Ihrem Zimmer auf ihn.« Fünfzehn Minuten später war der Doktor immer noch nicht da. Voller Ungeduld rief ich zu Hause an, um mich zu erkundigen, ob sie einen Anwalt finden könnten, der mich am nächsten Tag anrufen sollte.

Als ich den Hörer gerade auflegen wollte, steckte Dr. Kamari seinen Kopf um die Ecke. »Oh, Entschuldigung, Sie telefonieren, dann komme ich später wieder«, sagte er.

»Nein, warten Sie!« rief ich. »Ich wollte gerade auflegen.« Dr. Keogan gesellte sich zu uns. »Hören Sie, ich fühle mich nicht wohl«, sagte ich.

»Ich weiß«, erwiderte Dr. Kamari und schaute mich sonderbar an. »Daran werden wir arbeiten.«

»Aber …« Bevor ich den Satz vollenden konnte, hatten Dr. Kamari und Dr. Keogan sich schon abgewandt.

»Mein ganzer Kopf bewegt sich vor und zurück«, rief ich aus.

»So etwas habe ich noch nie gehört, Fran«, entgegnete Dr. Kamari, als er die Tür schloß.

Sie hören mir nicht zu, dachte ich voller Verzweiflung.

Ich begab mich in mein Zimmer zurück und legte mich hin. Auf dem Bett fand ich Anstaltssachen, die ich anzog. Sofort schlief ich ein. Mitten in der Nacht wachte ich auf, weil ich das Gefühl hatte, mein ganzer Körper würde explodieren. Der Druck, den ich in mir spürte, war so heftig, daß ich es nicht aushalten konnte. Ich kroch aus dem Bett und schrie: »Dieser Druck, dieser Druck.«

Ich prallte gegen Sue. »Dieser Druck. Sie müssen etwas gegen diesen Druck unternehmen.«

Sie packte mich an den Armen und setzte mich hin. »Sie müssen mir mehr über diesen Druck sagen, den Sie verspüren, bevor ich Ihnen helfen kann.«

»Der Druck ist in meinem ganzen Körper. Es tut weh. Es ist, als würde ich gefoltert, als würde ich auf ein Gestell gelegt und gestreckt.« Die Krankenschwester verschwand. Sie ließ mich allein mitten auf dem Gang sitzen. Mein Kopf sank mir auf die Brust, und mein Körper begann zu zittern.

Als Sue zurückkehrte, kniete sie sich vor mir nieder. »Liebe Fran, ich verspreche Ihnen, Sie werden aus dieser Tür als freier Mensch hinausgehen, der sich um hundert Prozent besser fühlt, als Sie es jetzt tun.« Ich hörte sie kaum; meine Gedanken wanderten in die Vergangenheit zurück.

»Das Band, das sie mir um den Hals gebunden hatten, war zu eng«, murmelte ich. »Es tut immer noch weh«, kreischte ich. »Sie haben mir einen Katheter in die Blase getrieben. Es tut weh.« Dann verschwand Sue schon wieder.

Als sie zurückkam, sagte sie: »Fran, Dr. Keogan möchte, daß Sie diese Medizin nehmen. Sie werden sich dann besser fühlen. Das verspreche ich Ihnen«, sagte sie und gab mir ein paar Tabletten und ein Glas Orangensaft. Ich schluckte die Tabletten, und Sue half mir zurück ins Bett. Ich begann schon, das Bewußtsein zu verlieren.

Noch am nächsten Morgen spürte ich den Druck, allerdings nicht mehr so stark. In meinem Kopf pochte es. Ich dachte, daß eine Dusche mir vielleicht guttun würde. Ich borgte mir von meiner Zimmergenossin Shampoo und Seife und ging zu den Duschen. Das Wasser umschmeichelte meinen Körper; ich fühlte mich wieder wohl.

Plötzlich, als ich mir die Haare wusch, spürte ich einen furchtbaren Schmerz in meinem Kopf. Ich hörte auf, das Shampoo einzumassieren und ließ warmes Wasser über die Stelle laufen.

Mein Hinterkopf fühlte sich an, als würde er anschwellen. Ich legte eine Hand auf die Stelle, und sofort schoß mir ein stechender Schmerz durch den Kopf.

Automatisch zog ich meine Hand zurück. Dann drehte ich das heiße Wasser weiter auf und hoffte, daß es mir Linderung verschaffen würde. Das Wasser nahm mir den Schmerz. Doch als ich aus der Dusche stieg, kehrten die Schmerzen mit aller Heftigkeit zurück.

Ich schlüpfte in die Kleider, die ich schon am Tag zuvor getragen hatte, und ging in den Aufenthaltsraum. Ich versuchte, reglos vor dem Fernseher zu verharren. Jede Bewegung verschlimmerte den Schmerz.

Als ich mir eine Talk-Show im Fernsehen ansah, wurde ich von einem kleinen alten Mann und einer älteren Dame gestört, die neben mir saßen. Er war wirklich winzig und über und über von Runzeln übersät. Sie hingegen war nur recht klein und jünger. Der Mann begann sich über seine Pfeife aufzuregen, die nicht richtig zog.

Die Frau wandte sich an mich. »Er heißt Fred«, sagte sie, als wollte sie sich für ihn entschuldigen. Dann fing sie an, mir zu erzählen, warum er in Brookhollow war. Er war in einem Arbeiterviertel in New York in einen Verkehrsunfall verwickelt worden.

Bevor ihn irgendeine Hilfe erreichte, wurde er von einem Verrückten mit einer Axt angegriffen. Er erlitt einen Schädelbruch und war danach nie wieder derselbe Mensch. Manchmal, wenn seine Kopfschmerzen schier unerträglich wurden, schickte man ihn nach Brookhollow. Es gab nichts, das ihm auf irgendeine Art helfen konnte.

Wird auch mir so etwas passieren? Werde ich den Rest meines Lebens damit verbringen, aus psychiatrischen Kliniken entlassen und wieder eingewiesen zu werden? Ich konnte die Nähe zu diesen beiden alten Menschen nicht mehr ertragen. Ich entschuldigte mich, stand auf und kehrte in mein Zimmer zurück.

Dr. Keogan tauchte auf, als ich da saß und gegen die Wand starrte. Sein Gesicht nahm einen grimmigen Ausdruck an, während er mich musterte.

»Wie geht es Ihnen heute morgen?« fragte er.

»Nicht besonders gut. Mein Kopf, mein Rücken, mein Hals, alles tut weh«, erwiderte ich.

Seine strengen grauen Augen ruhten auf mir. »Ich möchte ein paar Tests mit Ihnen machen«, sagte er. »Ich weiß nicht, ob ich genug Zeit habe, bevor Dr. Kamari eintrifft, aber ich werde versuchen, die Tests durchzuführen.«

»Tests«, wiederholte ich. Das Wort jagte mir Angst ein.

»Ich hatte diese Tests schon das letzte Mal für Sie angesetzt, aber dann haben Sie die Klinik ja verlassen.«

»Wo ist Dr. Kamari?« fragte ich.

Er bedachte mich mit einem seltsamen Blick und sagte: »Ich weiß, er arbeitet länger mit Ihnen, aber er ist für ein paar Tage weggefahren. Ich bin Ihr Arzt, bis er zurückkehrt.« Seine Stimme hatte einen harten Klang angenommen.

»Kann ich aus der Station verlegt werden?« flehte ich ihn an. »Es ist mir unheimlich, auf der geschlossenen zu sein.«

»Ich habe Ihnen hier auf der Station alle Rechte zugebilligt«, erwiderte er und ging langsam davon.

Mein Kopf dröhnte, als ich auf die Uhr an der Wand starrte. Die schwarzen Ziffern sprangen umher, als ich sie anschaute. Ich wußte, daß es allmählich Zeit für Dr. Lees Gruppensitzung wurde, und entschloß mich hinzugehen. Doch zunächst begab ich mich zum Schwesternzimmer und bat um Aspirin.

Mein Kopf fühlte sich besser an, als ich auf den Beginn der Sitzung wartete. Doch dann hatte ich das Gefühl, mein ganzer Körper würde zusehends schwächer. Mein Kopf aber wurde immer leichter und leichter. Dr. Lee eröffnete die Gruppensitzung, indem er sich umschaute, wer alles gekommen war.

Als er mich bemerkte, meinte er: »Hallo, Fran, es ist schön, Sie wiederzusehen.« Ich hatte nicht die Kraft etwas zu entgegnen. Statt dessen senkte ich lediglich den Kopf. Die Frau neben mir stellte sich der Gruppe vor, dann war ich an der Reihe. Ich aber sagte kein Wort.

»Fran, wollen Sie sich nicht vorstellen?« fragte Dr. Lee. Mein Mund war trocken, meine Kehle wie ausgedörrt, doch ich sagte trotzdem etwas, um Dr. Lee eine Freude zu machen.

»Hallo«, sagte ich nuschelnd. »Mein Name.« Pause. »Ist Fran.« Pause. Ich versuchte, mich zusammenzureißen und weiterzureden. »Ich fühle mich nicht besonders. Ich möchte einfach nur, daß es mir besser geht.« Wieder Pause. »Aber ich bin nicht verrückt.«

Nachdem ich mich vorgestellt hatte, kam ein Mädchen mit einem Päckchen Papiertaschentücher zu mir und sagte: »Wir fühlen alle mit dir, Fran.« Dann umarmte sie mich. Ich blieb sitzen und rührte mich nicht.

In der Gruppe ging es ziemlich laut zu. Nach einer Weile ertrug ich den Lärm nicht mehr. Mein Körper begann zu zucken, während ich zunehmend verwirrter wurde. Der Lärm ließ mich immer konfuser werden. Als Dr. Lee eine Pause einlegte, machte ich mich davon und begab mich auf die geschlossene Station zurück.

Während ich darauf wartete, daß jemand die Tür öffnete, begann ich mich unwillkürlich in eine Ecke des Ganges zu drücken. Meine Hand glitt gefühllos über mein zuckendes Gesicht. Die Tür zur Geschlossenen wurde geöffnet, und eine Krankenschwester rief mich. Im Aufenthaltsraum legte ich mich auf die Couch, meinen schmerzenden Kopf bedeckte ich mit meinem Arm. Die Ruhe tat mir gut.

Das Mädchen, das mir in der Gruppensitzung die Taschentücher gegeben hatte, kam herein. »Ich bin Cindy«, erklärte sie heiter. Dann begann sie zu predigen. »Jehova wird dich heilen«, sagte sie verzückt. »Jehova wird das Böse aus deinem Körper vertreiben.« Während sie sprach, nahmen ihre Augen einen glänzenden Ausdruck an. Sie schien in eine Art Trance zu geraten.

Ich stellte ihr Fragen, aber sie beachtete mich gar nicht, sondern predigte immer weiter. Ich hielt das nicht länger aus, erhob mich und ging in mein Zimmer. Da saß meine Zimmergenossin und weinte.

»Was ist los?« fragte ich.

»Ich habe Angst davor, am Wochenende nach Hause zu fahren«, erwiderte sie.

»Dafür gibt es keinen Grund«, sagte ich und versuchte, das ganze Thema nicht weiter zu beachten, damit ich mich hinlegen konnte. Aber sie redete immer weiter. Ich ging hinaus und lief zum Stationseingang. »Vielleicht finde ich in dem kleinen Aufenthaltsraum ein wenig Ruhe«, murmelte ich vor mich hin. Dort legte ich mich auf die Couch und schlief sofort ein.

Jeremy weckte mich und fragte, ob ich mit ihm zu Abend essen würde. Ich erhob mich von der Couch und umarmte ihn. »Es ist so lange her.« Während wir zum Essen gingen, erzählte er mir, daß Dave ein paar Tage nach mir nach Hause zurückgekehrt war. Also waren Jeremy und ich die einzigen, die an unserem alten Tisch saßen.

Nach dem Essen schüttete ich mir eine Tasse Kaffee ein. Meine Bewegungen waren völlig unkoordiniert. Ich schüttete den heißen Kaffee über meine Hand und mein Bein. Ich spürte es gar nicht, doch Jeremy schrie auf.

»Du gehst besser zur Toilette und läßt kaltes Wasser über deine Hand laufen«, sagte er. »Das könnte eine schlimme Verbrennung werden.«

Im Bad ließ ich so lange kaltes Wasser über die Hand laufen, bis sie mir beinahe abgefroren war. Als ich zum Tisch zurückkehrte, sagte ich zu Jeremy: »Es ist sonderbar. Ich spüre nur die Kälte und nicht den heißen Kaffee.« Er schüttelte den Kopf, sagte aber nichts. Dann unterhielten wir uns weiter.

»Du weißt, Jeremy, daß es mir peinlich ist, hier in der Klinik zu sein. Wenn das jemand herausfindet, sterbe ich vor Scham. Ich erzähle allen Leuten immer, daß mit mir alles in Ordnung ist, aber sie hören mir nicht zu. Du weißt, was ich meine.«

»Ich weiß, was du meinst.« Er drückte meine Hand. »Aber diesmal kannst du keinen Brief schreiben, um hier herauszukommen. Versuche, es für das Beste zu halten, daß du hier bist«, sagte er. Schließlich erhoben wir uns und gingen zur Treppe.

Der Medikamentenwagen wartete schon am Eingang zur geschlossenen Abteilung auf mich. Diesmal nahm ich meine Medizin ohne Widerspruch, obschon ich keine Ahnung hatte, was ich da schluckte. Mir war zu unwohl, um mich darum zu kümmern.

Dann ging ich in mein Zimmer, um mich auszuruhen. Der Anruf meines Anwalts schreckte mich auf. Es war ein sehr kurzes Gespräch. Der Anwalt sagte lediglich, er wüßte, daß ich wieder im Krankenhaus sei und daß einige Tests durchgeführt werden würden. Er würde mit meiner Familie in Verbindung bleiben.

Als ich den Hörer auflegte, kam Sue herein. »Ich möchte, daß sie ins Schwesternzimmer kommen, damit wir Ihren Blutdruck messen können«, sagte sie. Ich begann auf das Schwesternzimmer zuzugehen, als ich einen stechenden Schmerz in meinen Fußsohlen spürte. Ich konnte kaum weitergehen.

»Sue«, schrie ich. »Das Gehen tut mir weh. Sie müssen mir hier den Blutdruck messen.«

»Fran, ich weiß nicht, was mit Ihnen nicht stimmt.« Sue schüttelte den Kopf und kam zu mir herüber. Als sie mir den Gurt umgeschnallt hatte, begann Sue den Druck auf meinem Arm zu verstärken. Kaum hatte sich der Druck aufgebaut, wurde der Blutstrom in meinem Arm schon unterbrochen.

Ich schrie voller Qualen auf und versuchte, mir den Gurt vom Arm zu reißen. Als ich mich befreit hatte, wollte Sue sofort einen erneuten Versuch unternehmen. Ich sagte ihr, daß ich das auf keinen Fall zulassen würde und stürmte in mein Zimmer zurück.

Da zog ich den Bademantel der Klinik an und machte es mir im Bett bequem. Der Bademantel war das einzige Kleidungsstück, das ich sonst noch besaß. Mit diesen wenigen Sachen mußte ich zurecht kommen, da ich meine Familie nicht anrufen wollte. Diesmal würde ich lieber allein bleiben.

Außerdem hatte ich nur einen Wunsch: Ich wollte, daß das Pochen in meinem Kopf aufhörte. Meine Sachen kümmerten mich nicht. All die Dinge, die seit dem Unfall passiert waren, gingen mir durch den Kopf, als ich auf dem Bett lag. Tränen liefen mir über die Wangen, meine Atmung wurde immer unregelmäßiger, und in meinem Kopf dröhnte es. *Ich bin ein Nichts. Ich bin eingesperrt wie ein wildes Tier. Was soll ich nur tun?* Ich fühlte mich ganz allein auf der Welt; es gab niemand, der sich um mich kümmerte oder mich verstand.

Sue kam herein. Es war jemand für mich am Telefon. Ich kroch aus dem Bett und hüllte mich in eine Decke ein. Barfuß, mit wirren Haaren ging ich zum Telefon. Bei jedem Schritt knackten meine Knochen; Schmerzen durchzogen meinen Körper.

Steve war am Apparat. Er hatte sich Sorgen um mich gemacht. Er sagte, wie schrecklich er es fände, mich in Brookhollow zu sehen, und er bot mir an, mich zu entführen, wenn ich nicht bald herauskäme. Dann erzählte er mir, daß er mich am nächsten Tag besuchen würde. Ich geriet in Hochstimmung.

Bevor er das Gespräch beendete, fragte er mich, was die Ärzte als Ursache für die Krankheit ansahen. Ich erwiderte, daß ich mich nicht daran erinnern würde, doch ich wußte, daß sie einige Tests planten, um mein Gehirn zu untersuchen. Steves Stimme klang noch besorgter, als er mir sagte, daß ich jederzeit ein R-Gespräch mit ihm führen könnte. Sofort bereute ich es, ihm von den Tests erzählt zu haben.

Während ich zurück in mein Zimmer hinkte, begann es in meinem Kopf zu hämmern. Nichts, was ich anstellte, vermochte den Schmerz zu lindern. Ich verharrte reglos, wartete auf den Schlaf, auf Linderung. Jedesmal, wenn ich mich bewegte, schoß ein Schmerz durch meinen Rücken, der bis hinauf in meinen Kopf glitt.

Ich versuchte, mich überhaupt nicht mehr zu bewegen. Aber es half alles nichts. Schließlich rollte ich mein Kissen zusammen, schob mich hinauf und ließ meinen Kopf ein wenig herunterhängen. Die Schmerzen schwächten sich ab.

Dr. Keogan kam. Ihm stand die Sorge ins Gesicht geschrieben. Er setzte sich auf einen Stuhl neben mein Bett. Ohne ein Wort zu sagen, ergriff er mein Handgelenk. Ich zog es unter das Kissen zurück. Da kehrten die Schmerzen zurück, also streckte ich den Arm wieder aus. Die Schmerzen wurden wieder schwächer. Wieder griff Dr. Keogan nach meinem Arm.

»Warum tut mein Rücken und mein Hals so weh?«

»Ich weiß es nicht«, gab er zur Antwort. »Fran, wir versuchen es herauszufinden. Ich weiß, es ist schwer, aber versuchen Sie Geduld zu haben. Hat Steve Sie schon besucht?« fragte er.

»Steve kommt morgen. Er glaubt ...« sagte ich.

Bevor ich weitersprechen konnte, unterbrach Dr. Keogan mich. »Ich glaube nicht, daß Sie Besuch empfangen können. Warum rufen Sie ihn nicht an und sagen ihm, daß Sie im Moment keinen Besuch empfangen können.«

Was versteht er schon von Steve? Dr. Keogan strich mir sanft über den Arm und ging. Minuten später war ich mir nicht mehr sicher, ob er wirklich da gewesen war oder ob ich nur geträumt hatte. Alles verschwamm im Nebel.

Verwirrt versuchte ich mir einige Dinge klarzumachen. Mein Leben, selbst meine Gedanken, alles war der Klinik überlassen. Das hatte ich nun überhaupt nicht gewollt. Aber vielleicht hatten sie hier recht und ich unrecht. Ich wußte, während meines ersten Aufenthaltes hier hatte ich nicht erwähnt, wie schlecht Steve mich behandelt hatte und was für Gedanken ich in Wirklichkeit hegte. Auch viele Erlebnisse hatte ich verschwiegen.

Ich hatte geglaubt, all diese Dinge würden einer Entlassung aus der Klinik nur im Wege stehen. *Wenn ich es erzähle, wird das Dr. Keogan vielleicht helfen, mich zu behandeln und herauszufinden, was mit mir nicht stimmt.* Ein übergroßer Drang, sofort mit Dr. Keogan zu sprechen, überkam mich; ich wollte keine Zeit vergeuden und nicht bis morgen warten.

Ich dachte, meine Gedanken aufzuschreiben, wäre mir weniger peinlich und würde mich auch nicht so sehr verwirren. Sofort sprang ich aus dem Bett, wobei ich die Schmerzen ignorierte, und suchte in meinem Schrank nach Papier und einem Kugelschreiber. *Wenn ich bereue, kann ich vielleicht gerettet werden.* Ich hatte völlig die Kontrolle über meine Gedanken verloren.

Als ich Papier und Kugelschreiber in der Hand hielt, überkam mich die Erinnerung daran, wie ich auf Station neun gebracht worden war. Ich schrie voller Panik auf, sank in einer Ecke des Zimmers auf die Knie und begann zu schreiben. *Das letzte Mal, als ich hier war, habe ich gelogen. Das ist so. Es tut mir leid.*

Gedanken rasten durch meinen Kopf, an Steve, an Streitigkeiten, an meine Lügen. Ich stieß wieder einen schrillen Schrei aus. Während ich unentwegt schrieb, versuchte ich jeden einzelnen Gedanken zu erfassen. Da stürzte Sue ins Zimmer und rief: »Was ist los?«

»Lassen Sie mich in Ruhe!« erwiderte ich.

Sie trat ins Zimmer. »Fühlen Sie sich nicht wohl, Fran?«

»Lassen Sie mich in Ruhe!« schrie ich.

»Schon gut,« sagte Sue, bevor sie die Tür wieder schloß.

Ich schrieb unentwegt weiter und stöhnte vor Schmerzen. Meine schmerzende Hand umklammerte den Kugelschreiber. Als ich zufrieden war und meinte, meine Geschichte würde mir helfen, entlassen zu werden, hörte ich auf zu schreiben. Ich kehrte ins Bett zurück und schlief ein.

Aber trotz meines Versuches, mich selbst zu heilen, indem ich meine innersten Gefühle preisgab, fühlte sich mein Kopf nicht besser an. Es war sogar noch schlimmer als am Morgen zuvor.

Ohne darum zu bitten, nahm ich das Shampoo meiner Zimmergenossin. Dann duschte ich so heiß, daß sich das Badezimmer binnen Minuten mit Dampfschwaden füllte. Das Wasser half mir, mich zu entspannen und brachte mir Linderung. Wieder versuchte ich, mir die Haare zu waschen. Mein Kopf fühlte sich taub an, und mein Hinterkopf kam mir angeschwollen vor. Es pochte dort unentwegt, so daß ich diese Stelle nicht berühren konnte.

Als ich mich einmal vorbeugte, um ein Stück Seife zu nehmen, schien die Duschkabine sich zu drehen und zu wenden. Ich geriet in Panik und hielt mich an der Wand fest, um Halt zu finden. *Du verlierst nicht den Verstand, Fran*, sagte ich mir. *Etwas stimmt mit dir nicht.*

Zurück in meinem Zimmer rieb ich mich mit der Körperlotion meiner Zimmergefährtin ein, um meine Muskeln zu entkrampfen. *Ich darf niemandem etwas davon sagen. Dr. Keogan hat recht, Steve sollte heute nicht kommen. Was sollte ich auch mit ihm anfangen?*

Ich zog dieselben Kleider an, die ich schon seit zwei Tagen trug, und ging zum Telefon. Ich führte nur ein kurzes Gespräch mit Steve. Wir kamen sofort auf den Punkt. Hastig legte ich wieder auf; wenn ich länger mit Steve gesprochen hätte, dann hätte ich meine Meinung schnell geändert. In meinem Zimmer versuchte ich zur Ruhe zu kommen.

Am Vormittag fühlte ich mich recht normal. Ich wollte gerne draußen ein wenig spazierengehen und ging zum Schwesternzimmer, um darum zu bitten.

»Sie müssen Dr. Keogan fragen«, sagte die diensttuende Krankenschwester. Also begab ich mich auf die Suche nach ihm. Er kniete in einem leeren Zimmer, das meinem gegenüberlag, und hantierte an einem Heizkörper herum. Eine Krankenschwester sah ihm dabei zu. Ich lehnte mich gegen den Türrahmen und blickte zu Dr. Keogan herüber.

»Hallo, Fran«, sagte Dr. Keogan und blickte zu mir auf. »Das ist Jane, eine neue Krankenschwester. Kommt Steve heute?«

»Nein …«, sagte ich.

Er unterbrach mich. »Sie haben ihn angerufen?«

Ich nickte.

»Sehr gut.«

»Aber ich möchte draußen spazierengehen, Dr. Keogan. Nur ein kleiner Spaziergang.«

»Ich halte das nicht für gut, Fran«, antwortete er.

Ich bedachte ihn mit einem unfreundlichen Blick, und er wandte sich wieder dem Heizkörper zu. Während ich mich umwandte, hörte ich, wie Jane, die Krankenschwester, sagte: »Wir bräuchten hier einen Tischler.« *Steve ist Tischler*, dachte ich. *Sie holen Steve hierher, deshalb wollen sie nicht, daß ich spazierengehe.* Sofort fühlte ich mich besser.

Ich begab mich zum Aufenthaltsraum und sah, daß sich dort nichts tat. Ich schaltete den Fernseher ein und machte es mir bequem. Ich schaute mir stundenlang die Zeichentrickfilme an, die samstags vormittags gesendet wurden. Für etwas anderes hatte ich keine Kraft. Ich fühlte mich völlig leblos. Dann gesellte sich Schwester Jane zu mir.

»Warum ist dieses eine Zimmer immer leer?« fragte ich.

»Da kommen Patienten hin, über die wir die Kontrolle verloren haben. In diesem Zimmer können sie weder sich noch jemand anderen verletzen. Sie bleiben dort auch nur solange, bis sie sich wieder beruhigt haben«, antwortete sie.

Ich riß die Augen auf. *Wollen sie auch mich dort hineinstecken?* Ich wechselte schnell das Thema, bevor Jane auf irgendwelche dummen Gedanken kam. »Ich habe ein paar Gedanken niedergeschrieben. Glauben Sie, Dr. Keogan würde sie lesen?« fragte ich.

»Sie können ihn ja fragen«, erwiderte Jane.

Als ich abrupt versuchte, mich aufzurichten, wurde mir schwindlig. Ich stolperte und wäre Jane fast auf den Schoß gesunken. Vorsichtig versuchte ich Halt zu gewinnen und ging zum Schwesternzimmer. Ein paarmal verlor ich das Gleichgewicht und stieß gegen die Wand.

Im Schwesternzimmer postierte ich mich vor Dr. Keogans Schreibtisch. »Das ist für Sue«, sagte ich und hielt ihm zitternd meine Papiere hin.

»Danke«, erwiderte er.

Ich strebte wieder zur Tür. Doch bevor ich die Tür erreicht hatte, hielt ich inne und kehrte zu Dr. Keogan zurück. »Wissen Sie was? Ich habe mir heißen Kaffee über die Hand geschüttet und habe es nicht einmal gespürt«, sagte ich.

»Ich weiß«, erwiderte er. »Man hat es mir erzählt.«

Dann ging ich auf mein Zimmer.

Mein Körper schien geschmeidig und biegsam, als hätte er keine Knochen. Alles schien wie in einem Traum zu sein. Ich redete mir ein, daß es an der Atmosphäre auf der geschlossenen Station lag. Schale, abgestandene Luft. Mattes Licht. Ich lag auf dem Bett und starrte die Lampen an der Decke an. *Warum halten sie mich hier fest? Sie müssen wollen, daß ich irgend etwas tue.*

Meine Augen weiteten sich, als ich noch heftiger zur Decke starrte. Man schien hier eine gewisse geheimnisvolle Macht auf mich auszustrahlen. Meine Augen ruhten weiter auf den Deckenlampen. *Es sind die Lichter! Mit den Lichtern hypnotisieren sie mich hier. Auf diese Weise kontrollieren sie mich. Bald werde ich wie die alten Frauen aussehen, die mit starrem Blick umherlaufen.* Ich riß meine Augen von den Lichtern, doch sie wanderten zu ihnen zurück. Ich versuchte es erneut. Wieder glitten sie zu den Lampen zurück. Ich erhob mich vom Bett, doch weiter starrte ich die Lampe an.

Als ich das Zimmer verließ, richtete ich meinen Blick auf die Lichter im Korridor. Ich begann den Gang hinunterzulaufen, meine Augen auf die Lampen gerichtet. Ich wurde nervös: *Was passierte mit mir?*

»Nach Ihnen habe ich gesucht, Fran«, hörte ich eine Stimme aus dem Nichts.

Ich blieb stehen. *Gehört das auch zur Hypnose?* Ich zuckte zusammen, als Jane aus dem Aufenthaltsraum heraustrat. *Sie hatte gesprochen. Gott sei Dank.*

»Dr. Keogan meint, wir beide sollten ein wenig spazierengehen. Ziehen Sie sich ihren Mantel an und kommen Sie zum Büro«, sagte sie.

Schnell begab ich mich auf mein Zimmer. Doch noch immer glitten meine Augen zu den Lichtern an der Decke hinauf. Erschöpft lief ich zum Büro. Auf keinen Fall wollte ich mir die Gelegenheit entgehen lassen, an die frische Luft zu kommen. Ich stand in der Tür und wartete darauf, daß Dr. Keogan und Jane ihr Gespräch beendeten. Ich konnte mich kaum aufrecht halten. Mein Kopf tat weh. Dann lehnte ich mich gegen die Tür, um meinen Kopf zu stützen.

»Bringen Sie ein Sodawasser und ein paar fritierte Zwiebelringe aus dem Imbiß mit, Fran?« fragte Dr. Keogan.

»Nein, ich möchte gar nichts«, erwiderte ich.

Dr. Keogan sagte: »Ich möchte aber etwas essen.«

Ich lachte. Jane schob sich näher an mich heran, sie nahm meinen Arm, und wir traten durch die Tür aus der geschlossenen Abteilung heraus. Ich kam mir wie ein watschelndes Kleinkind vor, während ich neben Jane ging, die mich festhielt.

»Bitte«, sagte ich und machte mich von ihr frei. Jane entgegnete nichts.

Wir liefen auf die Treppe zu, doch als wir um die Ecke zur nächsten Treppe bogen, hielt ich plötzlich inne. Unwillkürlich öffnete ich den Mund und starrte auf die Eingangshalle.

Meine Mutter und meine Schwestern Eileen und Connie standen inmitten von Taschen und Koffern in der Halle. Sie hielten ihre Arme verschränkt und blickten starr in meine Richtung.

Ich rührte mich nicht vom Fleck. Wir starrten einander an.

»Wir haben gedacht, du brauchst vielleicht ein paar Dinge«, rief Eileen schließlich.

Ich erwiderte nichts, ich wollte nur wieder hinaufgehen. Jane schob mich aber vorsichtig die Treppe hinunter. Dann stand ich mit ausdruckslosem Gesicht vor meiner Mutter und meinen Schwestern.

»Wo gehst du hin?« fragte Eileen und wollte offensichtlich freundlich und heiter klingen.

»Spazieren«, sagte ich.

»Wir haben gerade oben nachgefragt, und da haben sie gesagt, du wärest auf der geschlossenen Station und dürftest keinen Besuch empfangen«, sagte Eileen.

»Ich weiß es nicht«, erwiderte ich. Dann nahm ich einen Koffer und ein paar Taschen. Jane trug den Rest, und wir begaben uns wieder die Treppe hinauf. Ich schaute mich nicht um.

Auf dem Gang, ganz in der Nähe der geschlossenen, begannen meine Arme zu zittern. Ich beugte mich vor, als ein heftiger Schmerz mir durch Arme und Schultern fuhr. »Es tut weh«, schrie ich und ließ alles fallen.

»Warum ruhen Sie sich nicht einen Moment aus?« sagte Jane.

Wir blieben stehen, dann nahm ich meine Taschen wieder, und wir gingen weiter. Die Schmerzen kehrten rasch zurück. Es fühlte sich an, als würden meine Arme bis auf den Boden reichen. Wieder ließ ich alles fallen und schrie auf.

»Schon gut, Fran, ich komme gleich wieder und trage den Rest«, sagte Jane. Dann betraten wir die geschlossene Station.

Ohne auf irgendwen oder irgend etwas zu achten, begab ich mich auf mein Zimmer. Meine Familie hatte mir Post mitgebracht. Ich warf mich auf mein Bett und riß Umschläge auf.

Sobald ich zu lesen begann, stand Jane im Zimmer. »Wollen Sie sich die Sachen nicht ansehen?« fragte sie.

»Meine Sachen interessieren mich nicht«, entgegnete ich.

Sie ging, kehrte aber wenige Minuten später mit einer anderen Krankenschwester zurück. Jede trug eines meiner Gepäckstücke. Sie fingen an, alles auszupacken und zeigten es mir. Ich beachtete sie nicht weiter.

Nachdem sie mit ihrer Arbeit fertig und wieder gegangen waren, sah ich mir meine Post an. Eine Karte stammte von Steve. »Großer Gott, wie ich ihn vermisse«, flüsterte ich vor mich hin. Ich begrub mein Gesicht in meinen Kissen und schluchzte. *Wenn er nur hier wäre. Ich weiß, er würde alles in Ordnung bringen. Er würde dafür sorgen, daß man mich hier verstehen würde. Ich schaffte das nicht.* Ich lag da und erinnerte mich stundenlang an meine Zeit mit Steve: wie gut wir zusammengepaßt hatten und wieviel Spaß wir immer hatten. Dann glitten meine Gedanken zurück in die Gegenwart, in den Alptraum, der nun mein Leben war. Kalte Schauer rannen mir über den Rücken.

Ich erhob mich und eilte aus dem Zimmer, um im Aufenthaltsraum nach einer Zigarette zu fragen. Vor dem Schwesternzimmer wurde ich aufgehalten, um meine Medikamente einzunehmen. Da sah ich auch Dr. Keogan.

»Bin ich jetzt wieder als freiwilliger Patient hier?« fragte ich. »Dann kann ich meinen Brief schreiben, wann immer ich will.«

»Nein, das können Sie nicht«, war seine einzige Antwort. Er ging, bevor ich Gelegenheit hatte, ihn nach dem Grund zu fragen.

Im Aufenthaltsraum begann ich Fernsehen zu schauen. Dann bemerkte ich einen Kerl, der in der Nähe saß. Er war ungefähr dreißig Jahre alt und hatte dichtes, schwarzes Haar. Er hatte darüber hinaus einen Bierbauch und rauchte Pfeife. Dabei murmelte er unentwegt vor sich hin.

Ich bekam bald heraus, daß er Henry hieß. Er schob sich näher an mich heran und tat sehr freundlich. Ich wechselte hastig auf einen anderen Sessel. Doch er kam mir nach. Ich wich weiter zurück. Dieses Spielchen währte solange, bis andere in den Raum traten; zu ihnen gehörte auch Dan, der Mann mit dem Schädelbruch, seine Frau und Cindy. *Wenigstens haben sie mich vor dem Kerl bewahrt.*

Ich setzte mich neben Cindy. In ihren Armen hielt sie eine weiße Stoffkatze, die eine rote Schleife trug. Ich beugte mich vor, um die Stoffkatze zu berühren, doch sie riß sie heftig an sich heran. »Entschuldigung«, sagte ich und blickte wieder auf den Fernsehapparat. Der Rauch von Henrys Pfeife und Dans Zigarre zog durch den Raum. Ich bekam Atemnot und ging in mein Zimmer, um mich hinzulegen.

Meine Zimmergenossin war schon eingeschlafen. Ich zog ein Nachthemd an, das meine Familie mir gebracht hatte, und kroch ins Bett. Bald schlief auch ich.

Am nächsten Morgen erwachte ich, weil irgendwo neben mir ein Frühstückstablett abgestellt wurde. Ich richtete mich auf und bat die Schwester, mir das Tablett auf den Schoß zu stellen. Das Frühstück sah nicht sehr appetitlich aus, aber wenigstens hatte ich Kaffee. »Das kann kein richtiger Kaffee sein,« murmelte ich.

Nachdem ich das metallisch schmeckende Getränk heruntergespült hatte, ging ich ins Bad, um zu duschen. Diesmal versuchte ich nicht, mir die Haare zu waschen, obschon es in meinem Kopf nicht so heftig hämmerte. Danach zog ich frische Kleider an. So fühlte ich mich ein wenig wohler.

Als ich den Gang hinunterlief, richteten sich meine Augen wieder auf die Lichter. *Ich kann das nicht zulassen. Ich muß hier raus.* Ich ging zur Tür und pochte dagegen. Sue kam, um mir zu helfen. Bevor sie jedoch die Tür für mich öffnete, mußte ich meine Medizin einnehmen. Nachdem ich die geschlossene Station verlassen hatte, ging ich in den großen Aufenthaltsraum. Jeremy war auch dort.

»Ich gehe heute nach Hause«, sagte er.

»Ich freue mich wirklich für dich«, entgegnete ich. »Aber was soll ich jetzt tun?«

»Nancy wird jetzt deine Komplizin werden.«

Ich schüttelte den Kopf. »Nie und nimmer.« Dann versuchte ich ihn zu necken. »Wie kannst du mich nur hier im Stich lassen?« Doch kaum hatte ich die Worte ausgesprochen, begriff ich, daß ich sie ernst meinte. Ich wurde zornig und ging.

Ich fragte im Schwesternzimmer nach den anderen Dingen, die meine Familie mir gebracht hatte. Als sie meine Sachen brachten, spürte ich noch größeren Zorn. All mein Schmuck, mein Parfüm und andere Dinge, die ich brauchte, waren einfach in einen Kasten geworfen worden. Ich sortierte alles wieder aus und kochte vor Wut. *Wie kann meine Familie diese Dinge hier in die Klinik bringen! Glauben sie, ich bleibe für immer hier?*

Ich reichte das Kästchen zurück und stürzte zum Telefon, um

herauszufinden, was dahinter steckte. Meine Mutter meldete sich. »Was soll das alles?« schrie ich sie an.

»Bitte beruhige dich, Fran.«

Als ich immer weiter schrie, sagte sie: »Dann rede mit Connie.« Sie legte auf.

Ich rief Connie an, doch meine Schwester legte gleichfalls auf, als ich begann, ihr Vorwürfe zu machen. Plötzlich war ich nicht mehr zornig, sondern nur noch verzweifelt und enttäuscht. Ich rannte in der Halle umher und schrie: »Ich hasse Connie.« Dabei trat ich ein paarmal gegen die Wand. *Wie können sie nur einfach so auflegen?*

Sue eilte zu mir. »Was ist denn nicht in Ordnung, Fran?«

Ich gab ihr keine Antwort, sondern lief statt dessen zur Glastür. Ich biß mir auf die Lippen, murmelte etwas vor mich hin, und meine Augen verfärbten sich vor Wut. Sue begann, mich auszufragen. Sofort wechselte ich das Thema. Meine Wut verflog, und ich fing sogar an, Spaß an unserem Gespräch zu haben.

Dr. Keogan unterbrach uns. »Ich möchte Sie gerne unter vier Augen sprechen«, sagte er.

Wir gingen in einen leeren Raum. Es war dasselbe Zimmer, das auch Dr. Kamari stets benutzte. Ich begann es mir auf dem Sofa gemütlich zu machen, als das Telefon klingelte. »Es tut mir leid, ich muß gehen«, sagte Dr. Keogan und wirkte irgendwie abgelenkt. An der Tür drehte er sich noch einmal um, öffnete meine Akte und nahm ein Formular heraus. »Hier, Fran, füllen Sie bitte dieses Aufnahmeformular aus.« Ich nahm das Formular und ging in mein Zimmer. Ich legte mich auf das Bett und begann, die Fragen zu lesen. Es waren sehr lange Worte, und in meinem Kopf dröhnte es. Also legte ich mich auf den Rücken und hielt mir das Formular dicht vor die Augen.

Die Worte begannen sich ineinander zu schieben; ein Augenblick später jedoch schoben sie sich wieder auseinander. Dann veränderten die Worte ihre Form, wurden größer und kleiner. Manchmal konnte ich das Formular sehen, dann wieder nicht. Ich fragte mich, was in mir vorging und war völlig verwirrt. Dann jedoch sahen die Worte wieder ganz normal aus, und ich vergaß die Angelegenheit.

»Ich kann sehen!« schrie ich auf.

Sue und eine andere Krankenschwester stürzten herein.

Sue hielt mich am Arm und fragte: »Was ist los, Fran?«

»Ich kann sehen«, sagte ich. »Das ist gut, nicht wahr?« entgegnete sie. »Ich bin mir nicht sicher. Eigentlich trage ich eine Brille«, erwiderte ich.

Plötzlich schien ich immer kleiner zu werden, mein Körper versteifte sich. »Es fühlt sich an, als würde ich an einem Brett hängen«, schrie ich.

»Beruhigen Sie sich, Fran.« Sue strich mir zärtlich die Hand. Die andere Krankenschwester meinte: »Sie haben sich schon seit einiger Zeit nicht wohlgefühlt, Fran. Darum ist Ihnen so sonderbar, aber darüber müssen Sie sich keine Sorgen machen.«

»Dr. Keogan möchte Sie unten sehen«, sagte Sue. Die beiden Schwestern mußten mir beim Aufstehen helfen. Schwankend lief ich den Gang hinunter. Sue versuchte mir zu helfen, indem sie mich am Arm festhielt, doch ich wollte auf eigenen Füßen stehen und schob sie von mir. Sie führten mich zum Fahrstuhl, damit ich mit hinunterfuhr, obschon ich lieber laufen wollte. Als ich bei Dr. Keogan im Büro war, gingen die beiden Krankenschwestern wieder. Ich saß in dem Sessel rechts neben Dr. Keogan und reichte ihm das Formular.

»Sie haben alles ausgefüllt?« fragte er.

»Ja«, erwiderte ich.

»Ich sollte Sie hier als Bürokraft anstellen«, scherzte er.

»Dr. Keogan, wissen Sie, was ich denke. Als ich klein war, habe ich mir den Kopf an einem riesigen Baum gestoßen. Die Beule an meiner Stirn war ungeheuer groß. Und ich habe das niemals von einem Arzt untersuchen lassen. Vielleicht stammen meine Schwierigkeiten daher.«

»Das glaube ich nicht.« Der Arzt schüttelte den Kopf. Dann füllte er seinen Teil des Formulars aus. Ich war wütend, daß er über das, was ich gesagt hatte, nicht einmal nachdachte, doch blieb ich stumm.

Je länger ich dort saß, um so leichter fühlte sich mein Kopf an. Nach einer Weile begriff ich die Fragen nicht mehr, die er mir stellte. »Bitte«, sagte ich dann, »können Sie das noch einmal wiederholen, ich bin ein wenig durcheinander.«

Schließlich fragte er nach dem Autounfall. Diese Frage ließ mich alles noch einmal durchleben. Ich geriet in Panik, als ich dachte, der Polizist hätte irgendwo austretendes Benzin gerochen, und ich gestikulierte wild vor Dr. Keogan. »Retten Sie mich!« schrie ich.

Er starrte mich einige Momente lang nur an, dann wechselte er das Thema. Als das Formular komplett ausgefüllt war, kehrten wir auf die geschlossene Station zurück.

Henry, einer der schwierigsten Patienten, stand genau in der Tür. Er sprang hin und her und schrie nach Valium. Ich lief an ihm vorbei und ging in den Aufenthaltsraum. Cindy und Dan saßen da. Dan redete ohne Unterlaß vor sich hin. Cindy verkündete wieder die Worte Jehovas. Das Ganze machte mich schier verrückt. Also ging ich wieder.

Vor der Tür stand Nancy. Sie hielt eine rote Blume in der Hand. »Die ist für dich, Fran«, sagte sie sanft. »Sie riecht einfach wundervoll; sie ist so wundervoll wie du.«

Ich nahm die Blume und roch daran. »Das ist wirklich sehr freundlich von dir, Nancy«, sagte ich. Ich sah, daß sie lächelte. Nancy lächelte sehr selten, ansonsten lachte sie nur hysterisch.

Als ich in den großen Aufenthaltsraum hinüberschlenderte, folgte Nancy mir. Zwei grauhaarige, ungekämmte Männer saßen mit düsteren Mienen am Tisch.

»Die sehen nicht gerade einladend aus«, flüsterte ich vor mich hin. Drei andere spielten Karten. *Solche Typen habe ich nie zuvor gesehen*. Jeremy war nirgends zu entdecken.

Ich ging, um in dem ruhigeren Gesellschaftsraum nachzusehen. Wieder folgte Nancy mir. Auf dem Gang liefen die beiden alten Damen wieder hin und her. Ich achtete nicht auf sie, sondern starrte zu den Lampen hinauf. Ich versuchte herauszufinden, ob diese Hypnose sich auch auf die beiden Frauen auswirkte. *Warum wandern sie sonst ständig auf und ab?*

Jeremy war auch nicht in dem ruhigen Aufenthaltsraum, aber ein Mädchen saß da, das ich von der Weihnachtsfeier her kannte. Ich setzte mich neben sie. »Ich bin Angela«, sagte sie mit kaum zu verstehender Stimme.

Thorazin, vermutete ich.

»Ich habe mehrere Selbstmordversuche unternommen. Deshalb bin ich nach Brookhollow gekommen.« Angela war plötzlich bleich wie ein Gespenst. In ihren Augen war eine seltsame, unheimliche Leere. Ihr kleiner Körper wirkte vollkommen ermattet. Sie sprach sehr sanft und leise, als würde jedes Wort, das sie sagte, sie verfolgen. Dennoch faszinierte mich irgend etwas an ihr; ich wollte mehr über sie erfahren. Wir begannen uns lange und intensiv zu unterhalten.

Angela war zweiundzwanzig Jahre alt. Sie hielt das Leben für eine ungeheure Last, die mit jedem Jahr, das verstrich, noch schwerer wurde. Sie war in einer strenggläubigen Baptistenfamilie großgeworden, und sie haßte jeden Gedanken an ihre Kindheit. Aber in gewisser Hinsicht beneidete ich sie. Sie war schön, sehr sanft und geduldig, außerdem offen zu jedermann und intelligent. Wie konnte ein solcher Mensch so oft versucht haben, sich umzubringen? Ich wußte, der Grund dafür mußte sehr tief in ihr liegen, daß ich es nicht verstehen konnte.

Ich konnte ihr lediglich meine Freundschaft anbieten, um ihr zu zeigen, wieviel Mitgefühl ich für sie empfand. Als es immer später wurde, fühlten wir uns beide erschöpft. Wir umarmten uns, sagten uns gute Nacht und schworen uns immerwährende Freundschaft.

Es war elf Uhr abends, und auf der geschlossenen Station

herrschte hektische Betriebsamkeit. Eine erregte Diskussion schien im Gange zu sein. Als ich hinüberging, um zu sehen, was los war, steckte ich mir eine letzte Zigarette an. Henry und Dutch, einer der Pfleger, stritten sich laut und heftig. »Ich will verdammt sein, wenn ich mich mit irgend jemandem von euch einlasse« , schrie Henry und warf einen Mülleimer um.

Dutch, der sehr kräftig gebaut war, sah verängstigt aus. Er schien nie Schwierigkeiten zu haben, mit Patienten zurechtzukommen, aber mit Henry hatte er mehr als nur die üblichen Probleme. Plötzlich schlug Henry nach Dutch und verpaßte ihn nur um Haaresbreite. Dutch schnappte sich Henry und hielt ihn hoch in der Luft.

Ich hielt es für besser, mich davonzumachen, und lief auf die Tür zu. Als ich sicher in meinem Bett lag, schlief ich auch sofort ein.

13

Der Morgen dämmerte düster und freudlos. Sue weckte mich und bat mich, meine Medikamente zu nehmen. Ich richtete mich auf, mein Kopf fühlte sich sehr schwer an, und ich sah alles nur verschwommen, als ich nach der Tasse griff. *Sag nichts. Je mehr du sagst, desto länger werden sie dich hierbehalten.* Ich schluckte meine Medizin und legte mich wieder hin, in der Hoffnung, noch schlafen zu können. Sobald ich die Augen wieder geschlossen hatte, stürmte meine Zimmergenossin Sarah ins Zimmer. »Ich fühle mich einfach großartig!« rief sie. Sie sang, während sie sich anzog. Ich vergrub meinen Kopf unter dem Kissen. Doch ihr Gesang erklang immer lauter und lauter. Ein schreckliches Klingeln tönte durch meinen Kopf.

Ich stützte mich auf meine Ellbogen. »Bitte, siehst du nicht, daß ich versuche zu schlafen?« Wütend stürzte sie hinaus.

Eine Stunde später war ich wieder fähig, die Augen zu öffnen. Als ich aufstand, schaute ich zunächst erst einmal, ob Sarah wirklich gegangen war. Dann ging ich ins Bad, um mich anzuziehen. Und doch wollte ich nicht wirklich aufstehen. Ich fühlte mich viel zu matt und müde.

Dennoch hüllte ich mich in eine Decke ein und begab mich in den Aufenthaltsraum. Meine Füße taten mir weh, und mein Körper schmerzte. Es war eine Wohltat, mich hinzusetzen, als ich den Aufenthaltsraum erreicht hatte. Ich schob einen Stuhl direkt vor mich, um meine Füße daraufzulegen.

Ich fühlte mich sehr benommen. Ich schaltete von einem Kanal auf den anderen, aber ich vermochte selbst einem Trickfilm wie »Tom und Jerry« nicht zu folgen. Gestört wurde ich, als Alf plötzlich auftauchte. Ich sah ihn zum ersten Mal, seit ich in die Klinik zurückgekehrt war. Er begrüßte mich schwungvoll, doch ich hatte kaum die Kraft, ein Hallo zu erwidern.

»Fran, ich habe dich noch niemals so fertig gesehen«, sagte er.

»Komm mit mir zum Schwesternzimmer, damit ich Blutdruck messen kann.«

Ich nickte und hinkte langsam neben ihm zum Schwesternzimmer. Ich ließ mich auf einen Stuhl vor der Tür fallen. Während ich darauf wartete, daß Alf mit dem Blutdruckgerät zurückkehrte, kam Tom zu mir.

»Hallo, Fran«, sagte er und strich mir im Vorbeigehen über die Schulter.

Ich seufzte und versuchte zu lächeln. »Hallo, Thomas, es war an der Zeit, daß du auch einmal auftauchst.«

»Warum sitzt du hier draußen?« fragte er.

»Ich warte auf Alf«, erwiderte ich.

»Ich habe gehört, daß du dich körperlich nicht wohl fühlst«, sagte er, wobei er das Wort »körperlich« besonders betonte.

Ich nickte kraftlos. Mir war ganz schwindlig. Ich begann mir den Nacken zu massieren. Mein Nacken fühlte sich unter meinen Berührungen seltsam an. Alf kehrte zurück, und Tom ging. Er winkte zum Abschied.

»Er glaubt mir nicht. Er hält mich für verrückt«, murmelte ich vor mich hin.

»Was sagst du?« wollte Alf wissen, aber ich antwortete ihm nicht.

Während Alf mir den Blutdruck maß, sagte er: »Nun, meine Dame, glauben Sie, Sie können sich heute noch einmal anziehen, vielleicht pünktlich zu Dr. Lees Gruppensitzung?«

»Ich weiß es nicht«, murmelte ich träge. »Was ist an diesen Gruppensitzungen so interessant?«

»Da sind viele Dinge interessant«, erwiderte er und begann, mir die Manschette vom Arm zu nehmen.

Langsam ging ich in den Aufenthaltsraum zurück. Auf dem Tisch stand eine Schale mit in Honig gerösteten Erdnüssen. Ich liebe solche Nüsse. Da niemand in der Nähe war, bediente ich mich. Seit Tagen hatte ich einen trockenen Mund. Das Salz in den Erdnüssen brachte etwas Flüssigkeit in meinen Mund zurück.

Je mehr Erdnüsse ich aß, desto besser fühlte ich mich. Also leerte ich beinahe die ganze Schale. Bei den letzten Nüssen beschloß ich, sie sehr langsam zu kauen, um ihren Geschmack ganz in mich aufzunehmen. Doch ich bekam sie nicht mehr hinunter. Gelbe Flüssigkeit stieß mir auf. Ich spuckte die Nüsse wieder aus und lief in mein Zimmer, um etwas Wasser zu trinken. »Meine Kehle schnürt sich zusammen, ich werde ersticken«, murmelte ich.

Ich stürzte ein Glas Wasser nach dem anderen hinunter. Dann spürte ich plötzlich, wie sich mein Mund mit Erdnüssen füllte und lief zum Waschbecken. Hier blieb ich stehen, bis ich alle Erdnüsse wieder ausgespuckt hatte. Als ich den Kopf wieder hob, schoben sich die Wände auf mich zu, als würden sie heftig ein- und ausatmen. Die Wände bewegten sich vor meinen Augen vor und zurück.

Ich bedeckte meine Augen mit den Händen und betete: *Großer Gott, bitte laß mich nicht den Verstand verlieren*. Da klopfte es plötzlich an der Tür.

»Alles in Ordnung, Fran?« rief Alf. Langsam schob ich mich vorwärts und beugte mich über das Waschbecken.

»Alf, ich mache mich für die Gruppensitzung fertig.«

Er erwiderte: »Nun, sie beginnt gleich. Beeilen Sie sich.«

Ich wusch mir das Gesicht, putzte mir die Zähne und schlurfte in das Zimmer zurück, um mir einen Trainingsanzug anzuziehen. Dann hinkte ich los und begab mich zu der Sitzung. Alles und jeder schien um mich herum zu treiben, während ich den Gang entlangging. Ein paarmal stieß ich unvermittelt gegen die Wand, als ich mich vorwärtsschob.

Schließlich hatte ich es bis zur Gruppe geschafft. Ich setzte mich in den ersten Stuhl am Fenster, lehnte mich zurück und ließ meine Füße baumeln, damit sie nicht den Boden berührten. Meine Arme und Beine zuckten, und ständig wischte ich mir über die Nase.

Ich saß da und beobachtete, wie die anderen hereinkamen.

Cindy, Henry, Nancy, Dan, der Betreuer Marty, Angela, die beiden alten Damen, die immer den Gang entlang wanderten, und ein Dutzend andere Patienten, die ich nicht kannte.

Nachdem wir uns vorgestellt hatten, begann Cindy mit ihrer Predigt, wobei sie sich ganz offen an mich wandte. Ich wurde von Minute zu Minute nervöser. Schließlich brach es aus mir heraus. »Hör mit diesen verdammten Predigten auf!« Dr. Lee war schnell Herr der Lage.

»Cindy, ich glaube, Fran hat recht. Wir sollten hier nicht über religiöse Dinge reden.«

Dann wandte Dr. Lee sich an mich und fragte: »Was ist in der Zeit passiert, wo Sie nicht hier waren, Fran?« *Sollte ich es ihm verraten?* fragte ich mich. *Zumindest ein wenig.*

»Meine Familie versuchte, mich wieder einweisen zu lassen, aber mein Bruder Tony hat seinen Arm um mich gelegt und mich gerettet«, erklärte ich.

»Welche Gefühle hegen Sie nun Ihrer Familie gegenüber?« fragte Dr. Lee.

Ich erwiderte nichts, dafür ergriff Henry das Wort. Er begann über die Probleme mit seiner Frau zu reden. Dann sagte der Kerl, der neben ihm saß, etwas. Ihre Stimmen wurden lauter und lauter, bis der Lärm, der aus allen Richtungen drang, nicht mehr auszuhalten war.

Ich begann, den Kopf zu schütteln, und warf Dr. Lee einen flehenden Blick zu, doch er schenkte mir überhaupt keine Beachtung. Dann versuchte ich Martys Aufmerksamkeit auf mich zu lenken, aber er hörte Henry zu und bemerkte nichts. Ich schloß meine Augen und legte mir die Hände auf die Ohren, um den Lärm zu dämpfen.

Plötzlich verlor ich die Kontrolle über mich und fiel. Ich hielt mich an der Stuhllehne fest, um nicht vollends zu stürzen. »Ich wünschte, sie würden aufhören«, murmelte ich. Wieder warf ich Dr. Lee einen Blick zu. Er saß völlig entspannt auf seiner Couch und schaute in eine andere Richtung. Er erinnert mich daran, wie

Tony im Auto saß. Tony hatte auch seinen Arm auf die Rückenlehne meines Sitzes gelegt. Dann bedachte ich Marty mit einem Blick. Er wandte sich noch immer Henry zu.

Sie wollen mir etwas sagen. Wollen mir sagen, daß alles wieder gut wird. Ich entspannte mich ein wenig. Aber die Stimmen von Henry und dem anderen Mann wurden wieder lauter, sie drangen schmerzhaft in meinen Kopf, und dann wand ich mich wieder hin und her. Ich umklammerte die Lehne meines Stuhles noch heftiger. »Ich muß hier raus«, murmelte ich.

Plötzlich warf Henry einen Aschenbecher um. Ich sprang von meinem Stuhl auf. Worte brachen aus mir hervor. »Laßt mich in Ruhe! Laßt mich in Ruhe!« Mein Rücken war wie Gummi. Ich beugte mich vor und schrie hysterisch: »Laßt mich in Ruhe!«

So vorgebeugt schleppte ich mich zur Tür. »Laßt mich in Ruhe!« Wieder und wieder schrie ich diese Worte. Im Raum war es still. Alle Augen richteten sich auf mich, als ich die Tür öffnete und hinausging. Im Gang vermochte ich mich wieder aufzurichten und wankte zurück auf die geschlossene Station. Ich pochte gegen die Tür und steuerte auf mein Zimmer zu.

Da erklang Martys Stimme. »Fran!«

Ich drehte mich um und rief: »Ich bin total durcheinander. Ich brauche jemanden, der mich umarmt.«

Er kam zu mir und nahm mich in die Arme. Als ich meinen Kopf gegen seine Schulter legte, wiederholte er immer und immer wieder: »Alles wird gut werden. Du wirst wieder gesund.« Doch ich war zu verzweifelt, um getröstet werden zu können. Ich wand mich aus seiner Umarmung und ging auf das Fenster in meinem Zimmer zu. Als ich dastand und durch die Gitter blickte, spürte ich etwas an meiner Schulter.

Erschreckt riß ich den Kopf herum und schrie. Marty stand da. »Fran«, sagte er. Ich war zu aufgeregt, um ihm zuzuhören.

Doch ich unterbrach ihn und schrie: »Laß mich in Ruhe! Laß mich einfach in Ruhe!« Eine Minute lang schaute er mich verblüfft an, dann ging er. Ich starrte wieder vor mich hin und weinte. Ich begriff noch immer nicht, was eigentlich mit mir geschah, und warum ich mich in Brookhollow befand. »Du verlierst den Verstand, Fran. Du verlierst den Verstand.«

Nach beinahe einer halben Stunde beruhigte ich mich. Ich riß mich zusammen und kehrte zur Gruppe zurück. Ich setzte mich zwischen Dr. Lee und Marty. Sie begrüßten mich und sagten, wie stolz sie auf mich seien, daß ich es fertiggebracht hatte, zurückzukommen. Den Rest der Sitzung verharrte ich schweigend. Schließlich ging jeder hinaus, nur Marty und ich blieben im Raum.

Er fragte: »Kann ich einen Moment mit Ihnen sprechen?« Ich nickte. Marty war ein sehr fürsorglicher Mensch. Ich fühlte mich schrecklich, weil ich ihn angeschrien hatte, daher nahm ich sein Angebot zum Gespräch auch willig an. Doch als ich mich zu ihm beugte, um ihm zuzuhören, da begann sich mein ganzer Körper zu verkrampfen.

»Fran, was ist los?« schrie er. »Sind Sie in Ordnung?« Die Krämpfe endeten so schnell, wie sie gekommen waren.

Ich nickte. »Marty, wenn Sie nichts dagegen haben, sollten wir die Unterhaltung abbrechen. Helfen Sie mir, zurück in mein Zimmer zu gehen?«

»Natürlich, Fran.«

Schlaf übermannte mich, und die Stunden verstrichen. Als ich erwachte und wieder in den Aufenthaltsraum schlenderte, sagte niemand ein Wort über das, was während der Gruppensitzung vorgefallen war, und auch ich brachte das Thema nicht zur Sprache. Ich saß völlig taub da und hoffte, daß niemand über mich lachte. Da mir jede Bewegung Schmerzen bereitete, saß ich still, die Füße auf einen Stuhl gelegt. Ich starrte auf den Fernseher, nahm aber das Bild nur verschwommen wahr.

Dan und seine Frau gesellten sich zu mir. Dan begann irgendwelchen Unsinn zu reden, während er an seiner Zigarre zog. Ich beobachtete ihn, und ein Schauer überkam mich bei dem Gedanken, daß ich einmal so wie er enden würde. Ich blieb solange in dem Aufenthaltsraum, bis ich keine Sekunde länger zuhören konnte. Dann erhob ich mich und schlenderte zu meinem Zimmer.

Mit meinem Alleinsein war es vorbei, als Dr. Keogan auftauchte. Er hatte eine Mappe bei sich. Er setzte sich auf das Bett und öffnete die Mappe auf seinem Schoß, so daß auch ich hineinsehen konnte.

»Fran«, sagte er. »Ihr Blutdruck ist in Ordnung. Ihre Eisenwerte sind gut, mit ihrer Blase stimmt alles …«

Ich riß mich zusammen und unterbrach ihn. »Das interessiert mich alles nicht. Meine Augen bewegen sich hin und her; in meinem Kopf dröhnt es. Bin ich verrückt? Wollen Sie mir das damit sagen?«

»Hören Sie, Fran, meine Augen bewegen sich auch hin und her«, erklärte Dr. Keogan und wandte seine Augen von rechts nach links.

»Bin ich verrückt?« fragte ich wieder.

»Ich hatte gedacht, das hier würde Sie interessieren, aber dem ist wohl nicht so.« Er schloß die Mappe, stand auf und ging.

Ich war verwirrter als jemals zuvor. Offensichtlich begann Dr. Keogan, der einzige Arzt, der bisher meine Beschwerden ernstgenommen hatte, nun auch zu glauben, ich wäre verrückt. Voller Enttäuschung vergrub ich meinen Kopf im Kissen.

Ich lag da und dachte über die Vergangenheit nach, ich versuchte mir auf alles einen Reim zu machen. Aber ich wußte nur, daß ich einen Unfall gehabt hatte. Ich begriff auch nicht, warum sie alle glaubten, daß ich verrückt war.

Ich entschied mich, nicht mehr die Gründe für all das finden zu wollen; statt dessen sollte ich mich lieber darauf konzentrieren, Brookhollow zu verlassen. Ich wußte, daß ich hier nicht hingehörte. Es kümmerte mich nicht, was die anderen glaubten. Doch wie sollte ich das bewerkstelligen? Schließlich war ich nicht freiwillig hier und brauchte nicht einfach nur einen Brief schreiben wie beim letzten Mal, um entlassen zu werden.

Je länger ich dalag, desto heftiger wurden die Schmerzen in meinem Kopf. Schließlich stand ich auf, um mir ein Nachthemd anzuziehen. Da erinnerte ich mich plötzlich, daß Dr. Keogan gesagt hatte, ich würde bald als freiwillige Patientin eingestuft werden.

Ich warf mir einen Morgenmantel über und begab mich zum Schwesternzimmer. Wenn Dr. Keogan noch da war, würde ich herausfinden, ob ich mittlerweile als freiwillige Patientin galt.

Als ich den Gang hinunterlief, bemerkte ich, daß Cindy mir folgte. Das war mir unheimlich, und daher bat ich sie, zu verschwinden. Doch als ich innehielt, blieb auch sie stehen. Als ich sie anschaute, blickte sie in eine andere Richtung. »Sie macht mich nach«, murmelte ich vor mich hin. *Sehe ich etwa auch so aus?*

Da sie aussah, als wäre sie in Trance, protestierte ich nicht mehr gegen ihr Verhalten. Ich hatte Angst vor dem, was sie dann tun würde. Also drehte ich mich lediglich um und ging weiter. Sie blieb mir buchstäblich auf den Fersen. Ich ging schneller, um ihr zu entkommen, aber sie folgte mir im selben Tempo. Warum tut sie das?

Schließlich hielt ich inne und lehnte mich gegen die Tür des Schwesternzimmers, um die Aufmerksamkeit auf mich zu lenken. Cindy lehnte sich auf der anderen Seite gegen die Wand. Ich schaute sie an. Noch immer ahmte sie mich nach. »Hör auf damit!« schrie ich. Sie zuckte nicht mit der Wimper.

»Hör auf!« brüllte sie zurück. Ich scheute vor einer offenen Auseinandersetzung zurück. Die Krankenschwestern würden mich sicherlich zur Ordnung rufen. Ich steckte meinen Kopf ins Schwesternzimmer und fragte Sue nach Dr. Keogan. Cindy hielt sich im Hintergrund und starrte vor sich hin.

»Dr. Keogan ist heute abend nicht da«, sagte Sue. Obschon es mir nicht leichtfiel, beachtete ich Cindy nicht, sondern wandte mich einfach nur um und ging in den Aufenthaltsraum, um eine Zigarette zu rauchen. Binnen Sekunden war auch sie wieder da.

Ich blickte in eine andere Richtung, als ich den Gesellschaftsraum betrat.

Cindy blieb draußen. Ich war allein und genoß es, meine Zigarette zu rauchen, dann steuerte ich auf mein Zimmer zu. Cindy stand in der Tür, wand sich von der einen Seite zur anderen. Sie hatte den Kragen ihres Nachthemdes hochgeschoben, so daß er wie der meines Morgenmantels aussah. Voller Furcht beobachtete ich sie.

Dann, als wäre sie eine Braut, die auf den Altar zuschreitet, kam sie langsam auf mich zu. Ihr Blick war auf meinen Morgenmantel gerichtet. Ich stand reglos da und wußte nicht, was ich tun sollte. Ich war kurz davor wegzulaufen, da begab sich Cindy ohne ein Wort in ihr Zimmer. »Großer Gott, die ist aber seltsam«, murmelte ich vor mich hin.

Ich eilte in mein Zimmer und schloß die Tür hinter mir, obschon ich wußte, daß es gegen die Hausordnung verstieß. Sie würde nicht mitten in der Nacht hier herumschleichen. Stunden vergingen, bis ich so entspannt war, daß ich schlafen konnte.

Um mich von Cindy fernzuhalten, verließ ich am Morgen die geschlossene Station, sobald ich angezogen war. Es war der erste Morgen, an dem es mir gestattet war, im Speisesaal zu essen. Ich setzte mich an meinen alten Tisch, der ganz in der Nähe des Zigarettenanzünders stand.

Ich war allein im Speisesaal. Ich genoß es und schenkte mir eine Tasse Kaffee ein. Als ich meine zweite Tasse trank, gesellte sich Angela zu mir. Ich war nun doch froh, Gesellschaft zu haben. Wir saßen da und redeten über das Leben in Brookhollow.

Ich erinnerte mich an die Namen der Schwestern, vor denen Nancy mich gewarnt hatte und fragte Angela nach diesen Frauen, denn ich war ihnen nie wirklich begegnet.

»Ich kann mich über diese Schwestern nicht beklagen«, sagte sie. »Eigentlich scheinen sie alle ganz in Ordnung zu sein.« Ich begriff, daß ich mir eine eigene Meinung hätte bilden müssen, statt Nancys Klagen Beachtung zu schenken.

Dr. Keogan lief an uns vorbei, als ich gerade an meinem Kaffee nippte. Ich winkte ihn zu uns.

»Guten Morgen, Fran«, sagte er.

»Guten Morgen, Dr. Keogan. Ich möchte Ihnen eine Frage stellen. Gelte ich inzwischen als freiwillige Patientin?«

Er lachte, während er davoneilte. »Noch nicht, Fran.«

»Verdammt«, murmelte ich. Als er gegangen war, tauchte Jess, eine andere Krankenschwester, auf und steuerte geradewegs auf uns zu. Sie stemmte die Hände in die Hüften.

»Fran, wir haben Sie überall gesucht. Sie dürfen hier nicht hinuntergehen, es sei denn, Sie werden von jemandem von der Station begleitet. Gehen Sie bitte sofort auf die Geschlossene zurück«, sagte sie.

»Kann ich zuerst meinen Kaffee austrinken?« fragte ich.

»Nein, Sie gehen jetzt sofort hinauf«, entgegnete Jess.

»Es sieht aus, als hätte Nancy doch recht gehabt«, murmelte ich vor mich hin. Ich erhob mich vom Tisch und begab mich die Treppe hinauf. Jess folgte mir.

Als wir uns dem Fahrstuhl näherten, sagte Jess: »Sie müssen mit mir im Fahrstuhl fahren.«

Ich wollte ihr schon widersprechen, da kam ich zu dem Entschluß, daß ich besser den Mund hielt. Wir betraten beide den Lift. Als sich die Türen wieder öffneten, sah ich, daß Nancy vor dem Schwarzen Brett stand. Ich schlüpfte vorsichtig aus dem Fahrstuhl und bog um die Ecke auf die geschlossene Abteilung zu. Jess blieb dicht hinter mir. Auf der Station bat ich im Schwesternzimmer um eine Schachtel Zigaretten.

»Sie haben keine Zigaretten mehr«, entgegnete mir die diensthabende Schwester.

Ich konnte aber mehrere Schachteln meiner Marke auf dem Regal sehen. »Harriet, dort drüben«, sagte ich.

Die Schwester ging hinüber und schaute nach. »Auf den Schachteln steht Cindys Name.«

»Ich weiß aber genau, daß es meine Zigaretten sind«, widersprach ich. Cindy rauchte diese Marke gar nicht. »Sagen Sie Cindy, daß sie mir meine Zigaretten zurückgeben soll.«

»Aber es steht Cindys Name auf den Schachteln«, wiederholte die Schwester. Ich wurde wütend und stürzte davon, um Cindy zu suchen.

Sie hockte im Aufenthaltsraum und streichelte ihre Stoffkatze. Diesmal hatte sie ein anderes, rosafarbenes Nachthemd an. Der Kragen war hochgestellt, so wie ich es zu tun pflegte.

»Cindy, du hast meine Zigaretten genommen. Ich will sie zurückhaben!« sagte ich. Sie machte keine Anstalten, mir etwas zu entgegnen. Ich schrie sie an: »Ich will sie sofort zurückhaben!« Doch noch immer schwieg sie und rührte sich nicht.

Jess und eine andere Krankenschwester stürmten herbei. »Was ist hier los? Warum schreien Sie so, Fran?« fragte Jess.

»Sie hat meine Zigaretten, und ich will sie wiederhaben«, entgegnete ich.

»Nun, Fran, Sie sind sich nicht sicher, daß es Ihre Zigaretten sind, also hören Sie auf, Cindy zu beschuldigen«, sagte Jess.

»Ich bin mir ganz sicher«, widersprach ich.

»Also gut, wir regeln die Angelegenheit«, erklärte Jess. »Cindy, kommen Sie bitte eine Minute mit ins Büro?«

»Ja.« Cindy starrte dumpf vor sich hin.

Wir begaben uns alle zum Schwesternzimmer. Auf dem Weg dorthin kamen wir an Cindys Zimmer vorbei. Ich entdeckte meine Haarspülung auf ihrem Waschbecken.

»Sie hat auch meine Haarspülung!« schrie ich und deutete auf ihr Waschbecken. »Sie macht mich verrückt, stiehlt meine Sachen und schüchtert mich ein«.

»Fran, Sie können das nicht mit Sicherheit behaupten«, sagte Jess.

»Einen Moment«, erwiderte ich. »Cindy klaut immer irgendwelche Dinge, am liebsten meine. Jetzt hat sie meine Spülung genommen. Was soll eine Zeugin Jehovas überhaupt mit solchen Dingen. Angeblich sind sie doch alle nicht materialistisch eingestellt.« Ich kochte vor Wut. »Zuerst schüchtert sie mich auf Schritt und Tritt ein, und nun stiehlt sie meine Sachen.«

Im Schwesternzimmer hielt Jess Cindy eine Schachtel Zigaretten vor die Nase. »Sind das Ihre Zigaretten?« fragte sie. »Und wenn ja, woher haben Sie sie?«

»Es sind meine Zigaretten. Fran hat sie mir heute morgen gegeben«, antwortete Cindy bedächtig.

»Das habe ich nicht getan«, sagte ich.

»Schon gut, Fran.« Die Krankenschwester seufzte. »Da ist ein Fehler passiert. Es sind Ihre Zigaretten. Sie können Sie zurückhaben.«

»Ich will auch meine Spülung zurückhaben«, sagte ich zu Jess. Dann drehte ich mich zu Cindy um und schrie: »Ich glaube, irgend jemand hat dir eine Gehirnwäsche verpaßt.«

»Hör auf, Fran. Wir werden schon damit fertig«, mischte sich Jess ein.

»Also, Cindy, ist das ihre Spülung, die da in Ihrem Zimmer steht?« fragte Jess.

»Ja, Fran hat sie mir auch gegeben«, erwiderte Cindy.

»Ich habe sie ihr nicht gegeben. Nun, Jess, werden Sie mir die Spülung holen? Dann können Sie auch nachschauen, was Cindy mir noch gestohlen hat. Wenn Sie es nicht tun, gehe ich selbst«, erklärte ich.

Ein paar Minuten später hatte ich meine Haarspülung zurück. Triumphierend begab ich mich auf mein Zimmer, so, als hätte ich einen großen Sieg errungen. Ich wußte, ich hatte mich ziemlich kleinlich gezeigt, aber das scherte mich nicht.

Ich blieb in meinem Zimmer und unterhielt mich mit meiner Mitbewohnerin. Sam würde heute nach Hause gehen. Ich beneidete sie. Meine Aussichten, entlassen zu werden, waren äußerst gering. Ich war dazu verdammt, in Brookhollow zu bleiben. Ich hatte auch schon ganz vergessen, wie es war, im wirklichen Leben zu stehen und als ein normaler Mensch angesehen zu werden. Plötzlich wünschte ich mir nichts sehnlicher, als eine Zigarette zu rauchen und zu duschen und mir die Achseln zu rasieren.

Je länger ich mit Sam redete, desto mehr meinte ich, daß es die Klinik war, die mich verrückt machte; die Leute hier beeinflußten mich auf seltsame, ungute Art und Weise. Ich führte mich wie eine Verrückte auf, damit ich mit ihnen zurechtkam. Dann begriff ich, daß meine Eifersucht auf Sam völlig unvernünftig war. Ich entschuldigte mich, indem ich erklärte, Dr. Lees Gruppensitzung würde beginnen.

Als ich vor der Tür der Station stand und hinausgehen wollte, erinnerte mich Jess daran, daß ich vergessen hatte, meine Medikamente zu nehmen. Ich hatte immer noch keine Ahnung, was ich da eigentlich schluckte. Ich wollte nur aus Brookhollow herauskommen, und wenn die Tabletten mir dabei halfen, dann schluckte ich sie eben.

Niemand befand sich in dem Gruppenraum, also machte ich es mir bequem, steckte mir eine Zigarette an und wartete. Burt trat als nächster ins Zimmer. Er setzte sich auf die Couch neben mich und schüttelte den Kopf, während er mich mitleidig ansah.

Dann fragte er: »Na, Fran, wie geht es dir denn heute?«

Sein herablassender Tonfall brachte mich auf die Palme.

»Was glaubst du, mit wem du sprichst? Mit einer Irren?« Ich blickte ihm geradewegs in die Augen und sagte: »Scher dich zum Teufel!«

Das ließ ihn eine Minute schweigen, dann sagte er: »Weißt du, Fran, ich mache mir Sorgen wegen dir, besonders nach dem Vorfall gestern in der Gruppe. Willst du nicht mit mir darüber reden?«

»Ich weiß, wieviel Sorgen du dir machst. Scher dich zum Teufel«, erwiderte ich. Diesmal stand er auf und setzte sich auf einen anderen Stuhl.

Wenigstens hat er es kapiert, dachte ich zornig. *Ich kann niemanden gebrauchen, der mich wie eine Verrückte behandelt oder der mit mir über Dinge reden will, die ihn nichts angehen.* Die anderen Patienten der Gruppe kamen nach und nach herein. Ich war erleichtert, daß Burt keine Gelegenheit mehr hatte, mich anzusprechen. Henry trat als letzter in den Raum. Seine laute Stimme und seine abgehackten Gesten jagten mir Angst ein.

Er ließ sich auf den Stuhl neben mir fallen und sagte: »Hallo, Fran.«

Ich nickte ihm zu, sagte aber kein Wort. Statt dessen erhob ich mich und begab mich auf die andere Seite des Raumes, wo ich mir neben Dr. Lee einen Platz suchte. Henry machte ein verblüfftes Gesicht. Er bestritt nahezu die ganze Gruppenstunde, indem er brüllte und wild gestikulierte.

Mein Kopf tat mir weh. Als die Sitzung zu Ende war, eilte ich sofort auf die geschlossene Station zurück. Direkt vor der Tür vernahm ich einen höllischen Lärm, der von der Station drang. Ich spähte durch das Fenster und sah zwei Bauarbeiter, die mit zwei Bohrmaschinen auf dem Gang hantierten. Ich fühlte mich sehr unwohl. Der Lärm würde meine Kopfschmerzen noch verschlimmern. Auf der anderen Seite hatte ich keine Lust, alleine zu sein. Also begab ich mich auf die Geschlossene in der Hoffnung, die Arbeiten würden nicht lange dauern.

Cindy stand vor dem Aufenthaltsraum und spielte mit ihrem Haar. Als ich die Tür hinter mir geschlossen hatte, begriff ich, daß der Lärm doch viel zu schrecklich für mich war. »Ich muß hier raus. Ich kann es nicht ertragen«, murmelte ich vor mich hin, während ich darauf wartete, daß mir die Tür erneut geöffnet wurde.

Cindy kam zu mir und sagte: »Ich weiß warum.« Sie kniff ihre Augen zusammen, zog eine Grimasse und ließ ihre Stimme rauh und teuflisch klingen. »Ich weiß warum, und er weiß es auch«, sagte sie und ging davon.

»Wovon, zum Teufel, redest du?« fragte ich. Am Eingang zum Aufenthaltsraum hielt sie inne, warf mir ein bösartiges Lächeln zu, rollte mit den Augen und sagte: »Es wird nicht lange dauern.«

»Unsinn«, erwiderte ich. »Dieser Ort hier ist das Letzte.«

Ich schlug wütend gegen die Tür. Schließlich tauchte Jess auf und öffnete sie. »Sind wir heute ungeduldig, Fran?« Ich gab keine Antwort, sondern schlüpfte durch die Tür.

Meine Kopfschmerzen waren schlimmer als jemals zuvor. Wegen der Schmerzen bewegte ich mich langsam; mein ganzes Nervensystem wurde durch sie beeinträchtigt. Mein Körper fühlte sich schwer und kraftlos an, als ich mich über den Gang schob. Manchmal rempelte ich jemanden an oder stieß gegen die Wand. »Verdammt, ich kann nicht einmal geradeaus gehen.« Ich weinte und stolperte zu dem ruhigen Aufenthaltsraum.

Plötzlich stieß ich heftig gegen den Türrahmen. Ich hatte nur den einen Wunsch, mich hinzulegen. Als ich die Couch entdeckte, warf ich mich auf sie. Ich wollte mich niemals mehr bewegen. Schlaf übermannte mich, während die Schmerzen abklangen.

Dr. Kamari war das erste, was ich sah, als ich meine Augen wieder öffnete. »Möchten Sie mit mir reden?« fragte er. Es kostete mich mehrere Versuche, wieder auf die Beine zu kommen. Dann stand ich schwankend da und mühte mich vorwärts. Dr. Kamari wartete geduldig auf mich.

Ich stolperte zum Besprechungszimmer, während Dr. Kamari stets ein paar Schritte vor mir ging. Ich fühlte mich wie ein Hund, der an seiner Leine geführt wurde. Wir sprachen miteinander, das heißt, wir versuchten es, aber ich hatte große Mühe, seinen Worten zu folgen. Es fiel mir noch schwerer, selbst vernünftige Dinge zu sagen. Dr. Kamari wertete mein Verhalten als Affront gegen ihn, so beendeten wir unser Gespräch sehr bald.

Auf dem Weg aus dem Zimmer fiel mir ein, daß ich Dr. Kamari zum ersten Mal seit langem in der Klinik gesehen hatte. Die Tests, von denen Dr. Keogan gesprochen hatte, waren vermutlich abgesagt worden. Wahrscheinlich hatte Dr. Kamari sie seinem Kollegen ausgeredet. Ich schüttelte den Kopf und ließ mich von Dr. Kamari auf die geschlossene Station zurückbringen.

Meine Augen richteten sich auf die Lampen, die dumpfen Lichter. *Du solltest nicht die Lampen anstarren, Fran. Sie machen dich schwindlig. Nimm die Augen von den Lampen, bevor sie Gewalt über dich gewinnen.* Obschon ich wußte, daß alles stimmte, was ich mir sagte, konnte ich doch nicht aufhören, auf die Lampen zu starren. So sehr ich auch versuchte, meinen Blick woandershin zu richten, schaute ich immer wieder zu den Lampen hinauf. *Was stellen sie mit den Lampen an, daß ich sie immer wieder anstarren muß?* fragte ich mich.

Cindy war nirgendwo zu sehen, daher ging ich gleich auf mein Zimmer. Eine halbe Stunde später kam Sue herein. »Fran, würden Sie für eine Weile in den Aufenthaltsraum gehen? Sie bekommen eine neue Mitbewohnerin, die sich erst einrichten muß.«

Ich warf mir einen Morgenmantel über und lief zum Aufenthaltsraum. Aus den Augenwinkeln beobachtete ich Cindy, die mich wieder nachahmte. Sie tanzte wirre Kreise in ihrem neuen Nachthemd und hielt ihre Stoffkatze im Arm. *Das muß aufhören. Ich habe genug Schwierigkeiten, mich zurechtzufinden. Da muß ich nicht noch rauskriegen wollen, was sie tut und warum.*

»Cindy, verschwinde aus diesem Raum«, sagte ich unwirsch. »Sue, Sie müssen dafür sorgen, daß sie damit aufhört, oder ich werde mich wehren.«

»Was meinen Sie denn eigentlich?« wollte Sue wissen.

»Sie ahmt mich nach. Ich kann es nicht ertragen, ständig einem lebendigen Spiegelbild gegenüberzustehen. Sorgen Sie dafür, daß sie damit aufhört.«

»Ich glaube, Sie bilden sich da etwas ein, Fran«, meinte Sue.

»Das tue ich nicht!« erwiderte ich.

»Wir kümmern uns darum«, behauptete sie und warf mir einen seltsamen Blick zu. Doch mit diesem Versuch, mich zu besänftigen, war ich nicht zufrieden. Ich wollte, daß Cindy sofort mit diesem Unsinn aufhörte. Aber Sue war schon gegangen, bevor ich noch etwas sagen konnte.

Als ich im Aufenthaltsraum saß und rauchte, sah ich, wie ein Polizist und eine Frau jemanden den Gang hinunterführten.

Mit der Stimme eines kleinen Mädchens rief eine Frau:

»Hören Sie auf! Lassen Sie mich gehen!« Ich stürmte aus der Tür, um zu sehen, wohin die Frau gebracht wurde. Sie steuerten geradewegs auf mein Zimmer zu. *Was für eine Zimmergenossin mochte ich da bekommen?*

Ich ging zum Schwesternzimmer, um zu fragen, was da vor sich ging, und meine Einwände zu erheben. Natürlich schenkte mir niemand Beachtung. Ich beschloß, mich auf mein Zimmer zu begeben, um mir das Mädchen genauer anzuschauen. Mein Herz klopfte wild, und meine Augen weiteten sich, als ich sie auf dem Bett sitzen sah.

Sie war vielleicht zwanzig. Ihr Kopf war ihr auf die Brust gesunken; ihre Knie waren verdreht, als liege sie noch im Mutterleib, und aus ihrer Nase hing ein langes Plastikrohr. Sie stöhnte unentwegt. In einer Ecke des Zimmers saß der Polizist und starrte sie an.

»Bin ich Ihnen im Weg?« fragte sie. Atemlos stieß sie die Worte aus.

»Aber ganz und gar nicht«, erwiderte ich. Dann nahm ich Papier und einen Kugelschreiber und verließ das Zimmer. Am Schwesternzimmer fragte ich: »Was ist mit meiner neuen Zimmergenossin los? Warum sitzt da ein Polizist bei ihr?«

»Darüber müssen Sie sich keine Sorgen machen, Fran. Ihnen wird nichts passieren, beruhigen Sie sich«, sagte Sue.

»Ich möchte diese Frau nicht in meinem Zimmer haben, wenn sie ein Verbrechen begangen hat«, wandte ich ein.

»Vierundzwanzig Stunden am Tag wird eine Wache vor der Tür sitzen, bis wir auf einer anderen Etage ein Zimmer für Sie gefunden haben, Fran. Sie müssen sich keine Sorgen machen«, versicherte Sue mir.

Ich muß mir keine Sorgen machen? Ich zuckte bei dem Gedanken zusammen, die Nacht in meinem Zimmer zu verbringen. Doch weil ich wußte, daß meine Bemühungen und Einwände sinnlos waren, drehte ich mich um und kehrte in den Aufenthaltsraum zurück.

Ich begann, einen Brief an Steve zu schreiben. Als ich den Kugelschreiber hinlegte, um eine Zigarette zu rauchen, bemerkte ich Cindy, die draußen an der Tür vorbeiglitt und mich noch immer nachahmte. Diesmal hatte ich genug.

Ich sprang vom Stuhl auf und lief ihr nach. Sie rannte hinaus, doch ich folgte ihr auf den Gang. Sie rekelte sich auf einem Stuhl und tat so, als würde sie einen Brief schreiben.

Das verblüffte mich. »Was tust du da?« fragte ich. Sie tat weiter so, als würde sie schreiben und beachtete mich gar nicht.

»Du bist nicht ganz bei Trost«, schrie ich. Sue und zwei andere Krankenschwestern stürmten auf uns zu.

»Fran, lassen Sie Cindy in Ruhe und gehen Sie in den Aufenthaltsraum zurück«, sagte Sue.

»Ich habe überhaupt nichts gemacht. Es ist alles Cindys Schuld«, erwiderte ich. »Sie ahmt mich noch immer nach.«

»Das ist mir egal. Gehen Sie sofort in den Aufenthaltsraum«, entgegnete Sue. Ich kochte vor Wut, aber ich machte mich davon.

Im Aufenthaltsraum hockte ich unruhig da, trommelte mit den Fingern auf den Tisch. Ich fand es schrecklich, eingesperrt zu sein und ständig überwacht zu werden. Ich haßte die Krankenschwestern, ich haßte die Patienten. Der Haß wuchs und wuchs in mir, bis ich aufstand, hin und her lief und gegen alles schlug, was mir im Weg war. *Warum passiert mir so etwas?* wiederholte ich ständig im Geiste.

Lydia, eine der Schwestern, kam in den Aufenthaltsraum gestürzt. Ihr fetter Körper bebte vor Erregung. Als sie neben mir stehenblieb, fiel ein Aschenbecher zu Boden.

»Was tun Sie da?« Ich haßte Lydia. Sie war eine Mischung aus einer fetten Zirkusartistin und einer Rockerbraut. Jedesmal, wenn ich sie sah, fragte ich mich, wann sie mir ihre Tätowierungen zeigen würde.

»Ich verschaffe mir noch etwas Bewegung, bevor ich ins Bett gehe. Oder haben Sie etwas dagegen?« fragte ich.

»Heute gibt es keine Bewegung mehr. Machen Sie Ihre Zigarette aus und gehen Sie sofort auf Ihr Zimmer«, befahl sie mir.

Ich setzte mich, nahm meine Zigarette und rauchte weiter.

»Haben Sie gehört, was ich gesagt habe?« Sie schob sich ganz nah an mich heran.

»Ich gehe noch nicht auf mein Zimmer. Ich sehe noch ein wenig fern und schreibe meinen Brief zu Ende«, entgegnete ich.

Sie riß mir die Zigarette aus der Hand und drückte sie aus. »Gehen Sie in Ihr Zimmer!« brüllte sie.

»Ich gehe nirgendwohin. Ich habe nichts getan«, sagte ich. Lydia wollte mich am Arm packen, als Sue auftauchte.

»Was ist los, Fran?« fragte sie.

»Ich habe aus Versehen einen Aschenbecher umgeworfen, als ich meine Beine ausstreckte. Schwester Lydia meint, ich müsse deswegen auf mein Zimmer gehen. Ich sehe das ein wenig anders.«

»Kann ich einen Moment mit dir sprechen, Lydia?« fragte Sue. Beide wandten sich ab und verließen den Raum.

Ein paar Minuten später kehrte Sue zurück. »Der Aufenthaltsraum wird um elf geschlossen. Bis dahin müssen Sie in Ihrem Zimmer sein. Und lassen Sie bitte Lydia in Ruhe«, meinte sie.

»Aber sicher«, entgegnete ich und kicherte.

Eigentlich wollte ich sofort in mein Zimmer gehen. In meinem Kopf pochte es. Aber nun konnte ich nicht gehen; es sei denn, es war überhaupt nicht mehr auszuhalten. Statt dessen legte ich mich auf das Sofa. Bis elf blieb ich dort liegen. Dann kam Alf, um den Raum abzuschließen.

Er mußte nichts zu mir sagen. Ich begab mich schon zu meinem Zimmer, bevor er noch den Fernseher abgeschaltet hatte. Eine Krankenschwester saß vor meinem Zimmer und las etwas. Sie zu sehen gab mir nicht gerade ein Gefühl der Sicherheit. Sie war recht klein und als Wachtposten denkbar ungeeignet.

Bevor ich ins Bett stieg, sah ich mir meine neue Mitbewohnerin an, um sicherzugehen, daß sie schlief. Das Rohr hing noch immer aus ihrer Nase; sie atmete recht beschwerlich. Unsicher begab ich mich ins Bett.

Stunden vergingen, bevor ich einschlafen konnte. Um halb sechs am Morgen hüllte ich mich in eine Decke und ging zum Aufenthaltsraum. Er war noch verschlossen.

Ich setzte mich dann in den Gang, neben Krankenschwester Patty. Ich war verblüfft, als sie mir ihre Armmuskeln zeigte. Während wir uns unterhielten, kam Alf vorbei.

»Ich möchte bei Ihnen Blutdruck messen und Ihnen Ihre Medizin geben«, sagte er.

»Hören Sie, ich schlage ein Geschäft vor. Ich lasse mir den Blutdruck messen und nehme meine Medizin, wenn ich dafür in den Aufenthaltsraum darf, um eine Zigarette zu rauchen.«

Wenig später saß ich im Aufenthaltsraum. Gedanken an Steve gingen mir durch den Kopf. Ich erinnerte mich an die Zeit, als ich in ihn verliebt war. Dann wieder daran, wie sehr ich ihn haßte. Ich war völlig verwirrt. Welchen Wert besaß das Leben ohne ihn? Tränen liefen mir über die Wangen. Ich wünschte, wir wären wieder zusammen.

Dann kam Alf. Er spürte, wie aufgebracht ich war. Ich hätte ihm gerne erzählt, was ich fühlte und dachte, doch ich hielt meinen Mund, aus Angst davor, was er dann von mir denken würde.

»Was ist denn los, Fran? Sie können es mir ruhig sagen«, meinte er freundlich zu mir.

Ich rettete mich in eine Notlüge. »Ich habe es satt so krank zu sein, wie ich es wohl bin.«

Ich haßte mich dafür, daß ich ihn anlog, aber ich war überzeugt, daß ich gut daran tat. Dennoch fühlte ich mich schlecht, denn er begegnete mir mit ehrlicher Besorgnis.

Alf antwortete der wirklichen, nicht der scheinbar verrückten Fran. »Sie sind eine wunderbare Person. Bitte, vergessen Sie das nicht.« Diese Worte trafen mich tief, und für einige Momente hob sich meine Laune.

Alf umarmte mich und verschwand dann. Als ich wieder

allein war, trieb ich in eine andere, friedlichere Welt ab: Ich dachte nichts, ich rührte mich nicht. Dan trottete schließlich ins Zimmer und riß mich aus meiner Hochstimmung. Die Wirklichkeit von Brookhollow hatte mich mit einem Schlag wieder eingeholt. Dan erinnerte mich daran, wie auch mein Schicksal aussehen konnte. Ohne ein Wort zu sagen, verließ ich den Raum.

Im Gang versuchte ich mich zu entscheiden, welchen Ort ich aufsuchen sollte, um Ruhe zu finden. Wie ich dastand und nachdachte, sah ich, daß meine neue Mitbewohnerin unser Zimmer verließ. Ich beschloß, die Gelegenheit zu nutzen und mich zu duschen und anzuziehen.

Aber wie ich auf mein Zimmer zusteuerte, wanderten meine Augen wieder zu den hypnotisierenden Lichtern hinauf. *Sie werden dich bald in ihrer Gewalt haben. Schau, was sie mit dir schon angestellt haben. Nimm deine Augen von diesen Lichtern, Fran.*

Doch noch immer starrte ich auf die Lichter, als ich mich entkleidete, um zu duschen. Sofort war ich davon überzeugt, daß es an den Lichtern lag, daß es mir zusehends schwerer fiel, mich zu konzentrieren und die Schleier zu vertreiben, die in meinem Kopf umhergeisterten.

Zu duschen verschaffte mir für eine kurze Zeit Linderung von den Schmerzen, an die ich beinahe schon gewöhnt war. Ich seufzte erleichtert auf, als das heiße Wasser wohltuend über meinen Körper strömte. Meine Haut war dunkelrot, als ich aus der Dusche stieg.

Ich zog danach wieder den Trainingsanzug an, den ich schon seit Tagen trug. Wie ich aussah, kümmerte mich nicht mehr. Nachdem ich mich angezogen hatte, schwand die Entspannung schnell, die ich beim Duschen empfunden hatte. Ich geriet wieder zu einem Zustand wie in Trance. *Hör auf, diese Lichter anzustarren, Fran.*

Als ich mich vorbeugte, um mir meine Turnschuhe anzuziehen, war ich nicht fähig, in sie hineinzuschlüpfen. Ich hatte keine Ahnung, warum ich es nicht konnte. Ich schwor mir, niemanden etwas davon zu sagen. Genauso gut konnte ich auch meine Hausschuhe anziehen. Ich holte sie mir aus einer Ecke.

Mit jedem Schritt spürte ich heftige Schmerzen in meinen Füßen; es war, als würde ich auf den bloßen Knochen laufen. »Was ist los?« murmelte ich. Die Hausschuhe, in die ich hineinschlüpfte, linderten den Schmerz ein wenig. Ich hinkte zur Tür.

Auf dem Weg zum Frühstück hielt ich am Schwesternzimmer an, um zu fragen, ob ich allein gehen könnte. »Wir haben alle zu tun«, erwiderten die Schwestern unfreundlich. »Sie werden warten müssen, bis Sie jemand begleiten kann.«

Als ich mich gegen die Wand lehnte und versuchte, wieder zu Kräften zu kommen, kam eine exotisch aussehende Schwester mit dem Medikamentenwagen vorbei.

Ich wußte, ich hatte meine Medikamente längst genommen, dennoch wollte ich sehen, was die Karte über mich besagte. »Könnten Sie mir meine Medizin geben?« fragte ich. Die Schwester blätterte die Karten durch, konnte aber meinen Namen nicht finden.

»Ach, Sie sind Patientin auf der geschlossenen Station«, bemerkte sie. »Ich darf Ihnen Ihre Medizin nicht geben. Sie müssen auf eine Schwester von der Geschlossenen warten.« Ich war furchtbar wütend. Ich wollte doch nur herausfinden, was auf der Karte über mich stand.

»Die Schwestern haben alle zu tun, und ich möchte unbedingt frühstücken.« Ich versuchte besonders freundlich zu tun. »Meinen Sie nicht, daß Sie mir nur dieses eine Mal meine Medizin geben könnten? Bitte!«

»Nein, das darf ich nicht«, erwiderte die Schwester.

»Aber ich warte schon eine halbe Stunde lang, und mir knurrt der Magen vor Hunger. Nur dieses eine Mal«, bat ich die Schwester.

»Also gut, aber wenn ich Ärger bekomme, dann halte ich mich an Sie«, sagte die Schwester in ihrem seltsamen Akzent, dann ging sie ins Schwesternzimmer. Einen Moment später kehrte sie mit meiner Karte in der Hand zurück. »Es sieht so aus, als hätten Sie Ihre Medikamente heute morgen schon bekommen«, sagte sie.

»Ich erinnere mich nicht, irgendwelche Medikamente geschluckt zu haben. Darf ich einmal sehen«, sagte ich und warf einen schnellen Blick auf die Karte. Meine Augen richteten sich auf die Worte »Eine bipolare Geistesstörung«. Darunter stand: »Eine schizophrene Erkrankung«.

»Was? Was ist eine bipolare Geistesstörung?« rief ich. Die Schwester riß mir die Karte aus der Hand.

»Sie dürfen das ohne Ihren Arzt gar nicht sehen«, rief sie und nahm die Karte. Ich hatte gesehen, was ich sehen wollte.

Die Schwester brachte die Karte in das Schwesternzimmer zurück. Ich stand vollkommen verwirrt da. *Was hatte das zu bedeuten? War ich verrückt? Was stimmte mit meiner Persönlichkeit nicht?* Die Krankenschwester kam wieder. »Ich kann Sie zum Frühstück bringen, wenn Sie möchten«, meinte sie.

Ich wartete, daß sie ihren Medikamentenwagen beiseite gestellt hatte. *Sie halten mich für eine Hexe mit verschiedenen Persönlichkeiten. Bin ich das etwa?*

Ich bemerkte gar nicht, daß die Schwester zurückgekehrt war und versuchte, mich zum Fahrstuhl zu führen, indem sie mich am Arm berührte und sagte: »Wollen Sie nun frühstücken, oder nicht?« Für einen Moment kehrte ich in die Realität zurück und trat in den Fahrstuhl, dann glitten meine Gedanken wieder davon.

Eine bipolare Geistesstörung. Schizophrene Erkrankung. Sie haben mich für verrückt und geistesgestört erklärt. Es wäre besser für mich zu sterben, als für verrückt gehalten zu werden und mein Leben in einer psychiatrischen Anstalt zu verbringen. Ich versuchte das alles zu begreifen; meine Augen waren ins Nichts gerichtet, und meine Gedanken waren in Aufruhr. *Wie kann das alles wahr sein*? fragte ich mich und fand keine Antwort.

14

Bipolare Geistesstörung. Persönlichkeitszerrüttung. Schizophrene Erkrankung. Die Worte hallten in meinem Kopf wider. Langsam bahnte ich mir einen Weg in den Speisesaal und setzte mich allein an einen Tisch. Als Angela sich zu mir gesellte, machte ich nicht wie gewöhnlich irgendwelche Scherze. Ich sprach nur zögernd und hörte kaum auf das, was sie sagte.

Alle meine Hoffnungen, aus Brookhollow herauszukommen, waren zerstört worden. Sie hielten mich für verrückt. Die Gedanken rasten durch meinen Kopf. Nirgendwo schien Hilfe in Sicht. Ich war verurteilt und verdammt.

Plötzlich kam mir eine Idee, und ich richtete mich unwillkürlich auf. In diesem Augenblick verschwanden alle Schmerzen, mit denen ich so lange gelebt hatte. Doch wie ich mich besser fühlte, verschwand auch die Idee, die mir gekommen war. Ich fühlte mich einfach zu gut, um mir Sorgen zu machen.

Mein Kopf war klar, mein Verstand arbeitete, und mein Körper war völlig entspannt. Ich empfand keine Hoffnungslosigkeit mehr. Wenn ich mich wohlfühlte, würde ich auch aus Brookhollow herauskommen. Ich konnte etwas tun. Ich legte meine Beine auf den Stuhl vor mir und genoß es, keine Schmerzen zu haben.

Nachdem Angela gegangen war, blieb ich sitzen und sah zu, wie der Speisesaal sich leerte. »Es geht mir besser«, murmelte ich vor mich hin.

Ich mußte aus dem Speiseraum geworfen werden, bevor ich mich aus eigenen Stücken erhob. Leider kehrten die Schmerzen zurück, als ich die Treppe hinaufstieg. Auch mein Kopf schmerzte wieder.

Als ich den ruhigen, kleineren Aufenthaltsraum erreicht hatte, hatte ich Schleier vor den Augen und fühlte mich erschöpft. Ich hatte nur einen Wunsch: mich auf die Couch zu legen. Ich blieb dort, bis Marty kam, um mich zu der Gruppensitzung zu holen.

Ihm zum Gefallen ging ich hin. Ich fühlte mich matt, von Schmerzen geplagt und war ziemlich depressiv.

Während der Sitzung schwieg ich die ganze Zeit. Hinterher kehrte ich sofort in den Aufenthaltsraum zurück und suchte mir eine stille Ecke, wo ich ungestört nachdenken konnte.

Innerhalb von Minuten tauchten verschiedene seltsame Gesichter auf. Ich versuchte, sie nicht zu beachten, aber dann entstand auf dem Gang ein heftiger Aufruhr. Ich rührte mich nicht, sah aber, daß jeder im Raum seinen Kopf aus der Tür steckte, um nachzuschauen, was dort vor sich ging. Bald aber wurden sie von Jean, einer Schwester, wieder zurückgedrängt.

Als alle im Aufenthaltsraum versammelt waren, verkündete Jean: »Bis auf weiteres darf niemand den kleinen Aufenthaltsraum verlassen.« Überall wurden daraufhin Fragen gestellt, aber die Schwester gab nichts mehr bekannt.

Im Raum begann ein heftiges Gerede; jeder reimte sich seine eigene Geschichte zurecht. »... jemand hat ein Messer ... jemand hat Drogen geschmuggelt ... er hat mit der Schwester gekämpft ... er hat einen Arzt als Geisel genommen.«

Auch ich fragte mich, was passiert war. *Um wen ging es?* Wer immer es auch war, ich hoffte jedenfalls, daß er den Kampf gewonnen hatte. Der Gedanke, daß jemand vom Personal in Schwierigkeiten geraten war, gefiel mir; so konnte ich meine feindseligen Gefühle ausleben. Hier in Brookhollow hielten sich alle für Götter.

Als jemand anfing, zu wetten, um wen es ging und was bei der ganzen Sache herauskommen würde, kehrte Jean zurück und erklärte, wir könnten uns wieder frei bewegen. Sofort liefen alle in den großen Aufenthaltsraum.

Angela hockte traurig auf dem Sofa. »Es war Henry«, sagte sie leise. »Er war völlig außer Rand und Band. Sie brauchten drei Pfleger und zwei Polizisten, um ihn aus der Klinik herauszubekommen. Sie bringen ihn in eine Verwahranstalt. Er ist zu wild für Brookhollow.«

Ich wußte nicht, ob ich froh oder traurig sein sollte, daß Henry fort war. Er hatte mir immer Angst eingejagt, aber die Tatsache, daß man ihn in eine Verwahranstalt gebracht hatte, ängstigte mich noch mehr.

Schließlich kehrte ich in mein Zimmer zurück und blieb dort, bis Dr. Kamari kam. Wir schlenderten zu unserem üblichen Besprechungsraum hinüber. Er hielt mir die Tür auf und wartete, daß ich vor ihm eintrat. So wollte er sichergehen, daß ich mich nicht davonmachte.

Den ganzen Tag hatte ich über die Fragen nachgedacht, die ich ihm stellen wollte, aber als es jetzt soweit war, vermochte ich keine einzige zu stellen. Es fiel mir schwer, mich überhaupt zu konzentrieren, und wenn ich Dr. Kamari anschaute, schien er von einem dunstigen Schleier umgeben zu sein. Seine Worte klangen, als kämen sie aus einem langen, dunklen Tunnel, und dann fiel ich ihm plötzlich ins Wort und rief: »Muß ich diesen Nebel im Kopf nun für alle Ewigkeit ertragen?«

Dr. Kamari entgegnete irgend etwas, das ich aber nicht verstand.

»Was sagen Sie da?« beschwor ich ihn.

Er sprach lauter. »Nein, wir bringen Sie jetzt zurück.«

Diesmal verstand ich ihn. Nicht nur seine Worte, sondern auch, was er meinte. Er hielt mich für vollkommen verrückt. »Hören Sie zu«, versuchte ich es ihm zu erklären. »Diese Lichter hypnotisieren mich, deshalb muß man mich zurückbringen.«

Doch eigentlich dachte ich: *Ich sollte das nicht zulassen. Ich wünschte, meine Schwester Jackie wäre hier, sie würde verhindern, daß man mir das antut.* Ich begann auf den Tisch zu trommeln und rief: »Ich will Jackie sehen, ich will Jackie sehen.« Dr. Kamari erwiderte nichts. *Er läßt mich nicht Jackie sehen.*

Ich beugte mich über den Tisch und rief immer wieder: »Ich will einen anderen Arzt.«

»Wenn Sie wollen, können Sie einen anderen Arzt haben«, sagte er und erhob sich, um zu gehen. Ich folgte ihm auf dem

Fuße. Doch als wir im Flur waren, hatte ich schon vergessen, was ich eben noch gesagt hatte.

In meinem Zimmer legte ich mich aufs Bett und schlief sofort ein. Am Abend erwachte ich abrupt. Als ich die Augen ein wenig öffnete, sah ich nur noch verschwommen. Jemand in einem roten Umhang mit einer roten Kapuze lief durch das Zimmer. »Der Teufel!« murmelte ich. Ich sprang aus dem Bett und schrie aus Leibeskräften.

Dann stieß ich die Tür auf und warf mich Dutch entgegen, einem der Aufseher. Er packte mich an den Händen und umarmte mich.

»Was ist los, Fran?« fragte er.

Ich gab keine Antwort.

»Kommen Sie, wir gehen in Ihr Zimmer zurück«, sagte er und wollte mich in mein Zimmer zurückbringen.

Ich rührte mich nicht vom Fleck. »Nein, ich gehe nicht zurück. Dazu können Sie mich nicht zwingen.«

»Sie müssen irgendwo schlafen«, sagte er.

»Nicht in diesem Zimmer! Haben Sie keinen anderen Raum?«

»Sie können in Cindys Zimmer schlafen. Sie haben ja keine Angst vor ihr«, entgegnete er.

Ich verstand das alles nicht. Dutch half mir in ihr Zimmer zu gehen. Im Innern war es stockdunkel und unheimlich. Ich atmete tief ein und legte mich vorsichtig auf das Bett. Cindys Worte hallten in meinem Kopf wider. »Ich weiß warum.« Ich sprang von dem Bett und lief auf den Gang hinaus.

»Gibt es keine andere Möglichkeit?« fragte ich.

»In dem leeren Zimmer liegt eine Matratze, wo Sie schlafen können. Das ist die einzige andere Möglichkeit«, sagte Dutch.

»Ich kenne das Zimmer. Jeder redet davon. Dort wird man eingesperrt, wenn man völlig außer sich gerät und niemand einen noch bändigen kann. Dort will ich auch nicht schlafen.«

Völlig verwirrt setzte ich mich im Gang auf den Boden. In keinem der Zimmer wollte ich bleiben.

»Sie müssen sich bald entscheiden, Fran. Sie können nicht die ganze Nacht auf dem Flur bleiben«, meinte Dutch.

Ich erhob mich und beschloß, doch in mein Zimmer zurückzukehren, doch dann änderte ich meinen Entschluß. Ich geriet ins Schwanken. Meine Verwirrung wurde immer noch größer.

»Fran, Sie kommen nie zu einem Entschluß, wenn Sie sich nicht ein wenig beeilen«, sagte Dutch.

Ich geriet in Panik und schrie: »Bitte sperren Sie mich dort nicht ein. Bitte!«

Patty, eine andere Krankenschwester, kam auf uns zu. »Wir werden Sie nirgendwo einsperren. Wir wollen nur, daß Sie wieder ins Bett gehen. Nun, suchen Sie sich ein Zimmer aus.«

»Ich werde auf der Matratze schlafen, wenn Sie mir eine Decke geben und solange bei mir bleiben, bis ich eingeschlafen bin«, sagte ich. Patty gab mir eine Decke und ging dann mit mir in den leeren Raum. Sobald ich mich hingelegt hatte, verschwand sie. Ich blickte zur Tür, um zu sehen, ob sie abgeschlossen wurde. Aber Patty verriegelte die Tür nicht. Ich schlief schließlich ein.

Früh am Morgen schlich ich zur Tür, um sie zu kontrollieren. Sie war noch immer nicht verschlossen. Ich zögerte, in mein Zimmer zu gehen. Mein ganzer Körper tat mir weh, ich fühlte mich vollkommen erschöpft. Ich hüllte mich in die Decke und begab mich statt dessen in den Aufenthaltsraum.

Dort legte ich mich auf die Couch, doch irgendwie war es sehr unbequem. Ich versuchte es in einem Sessel, aber das war noch unbequemer. Also kehrte ich auf die Couch zurück. Eine Viertelstunde später setzte ich mich in einen anderen Sessel. Den ganzen Morgen versuchte ich eine bequeme Lage zu finden, doch nirgendwo fühlte ich mich behaglich.

Schließlich legte ich mich in dem leeren Zimmer wieder auf die Matratze. Danach hatte ich gesucht. Endlich schien sich mein Körper zu entspannen. Die kühle Luft tat meinem Kopf gut. Ich war sogar fähig, ruhig und klar zu denken. Und ich sah auch nicht mehr so verschwommen wie zuvor.

Dann aber kühlte nach einigen Minuten meine linke Seite unangenehm ab. Das kam mir sonderbar vor, denn gleichzeitig fühlte sich meine rechte Seite sehr warm an. Dieses Phänomen ängstigte mich so sehr, daß ich aufstand, um eine Schwester zu suchen.

Jane hatte Dienst. Ich versuchte, ihr mein sonderbares Gefühl zu erklären. Sie blickte mich nur verblüfft an.

Ich versuchte es noch einmal. »Heute morgen fühlten sich meine rechte und linke Seite ganz unterschiedlich an, so, als gehörten sie nicht zu ein und demselben Körper. Als ich mich dann hinlegte, fühlte ich mich ein paar Minuten lang sehr wohl, aber dann begann die eine Seite abzukühlen, so daß ich fror, während die andere Seite ganz heiß war. Was stimmt da nicht mit mir?«

»Sie haben sich wahrscheinlich nicht richtig zugedeckt«, erwiderte die Schwester.

War ich eine Närrin? Gehörte ich wirklich nach Brookhollow? Ich lief in mein Zimmer und schwor mir, nie wieder jemandem zu verraten, wie ich mich wirklich fühlte.

Stunden später kam Jane herein. »Möchten Sie nicht zum Essen gehen?« fragte sie.

»Lassen Sie mir das Essen hierherbringen«, antwortete ich lustlos.

»Sie wollen also nicht in den Speisesaal gehen? Das sieht Ihnen aber gar nicht ähnlich, Fran«, sagte die Schwester.

»Ich kann heute nicht gehen. Ich möchte wirklich, daß man es mir raufbringt«, erwiderte ich.

»Also gut«, sagte sie und ging.

Als das Essen dann gebracht wurde, erhob ich mich schließlich doch aus dem Bett und setzte mich wie ein Indianer auf den Boden, das Tablett vor mir. Als ich den Deckel vom Tablett hob, mußte ich würgen: das grünliche Essen sah ekelerregend aus. Ich hatte keine Ahnung, was es war. Ich trank den Saft und stocherte dann in dem Essen herum. Ich vermischte das Gemüse mit dem Fleisch und probierte einen Bissen.

Mir wurde übel. Ich stürzte ins Bad und spuckte alles aus. *Das sieht dir nicht ähnlich, Fran. Das tust du sonst nie.* Jedesmal, wenn ich das Bad wieder verlassen wollte, drehte sich mir wieder der Magen herum, und ich kniete erneut vor der Toilette. Schließlich schaffte ich es, mich ins Bett zu legen.

Früh am nächsten Morgen kam Jane ins Zimmer und rief: »Sie ziehen heute in ein Zimmer im Haupttrakt.« Ich war ganz aufgeregt.

»Sie müssen denken, daß es mir besser geht«, murmelte ich.

Sie nickte. »Gleich nach dem Mittagessen ziehen Sie um.« Der Vormittag schleppte sich dahin; die Zeit wollte und wollte nicht verstreichen.

Schließlich räumten Timmy und Jane meine Sachen aus. Mein neues Zimmer bot ganz andere Perspektiven. Meine neue Zimmergenossin war jünger und lebhafter. Das Zimmer war größer und heller. Auch herrschte im Haupttrakt viel mehr Betrieb. Als erstes wollte ich nach draußen gehen und einen Spaziergang machen. Ich fragte Timmy, ob er mich begleiten würde.

»Ich muß das mit Dr. Keogan besprechen«, sagte er. Nach ein paar Minuten kehrte er zurück. »Es tut mir leid. Dr. Keogan glaubt, daß Sie noch nicht so weit sind. Sie haben erst heute die geschlossene Station verlassen.«

»Sie machen wohl Witze? Wo ist Dr. Keogan? Ich will selbst mit ihm sprechen«, sagte ich.

»Er ist im Schwesternzimmer.«

Ich lief zum Schwesternzimmer. »Dr. Keogan, darf ich nicht doch gehen? Mir geht es gut. Ich will auch nicht lange spazierengehen. Ich glaube, die frische Luft wird mir guttun. Bitte!«

»Ich weiß nicht, Fran«, meinte er unschlüssig.

»Bitte. Ich verspreche, ich werde nicht lange bleiben«, flehte ich ihn an.

»Also gut, Sie dürfen gehen«, gab er nach. »Aber wirklich nur für einen kleinen Spaziergang.«

»Vielen Dank!« Ich lief zu meinem Zimmer zurück, um es Timmy mitzuteilen.

Ein anderes Mädchen schloß sich uns an, und wir gingen zur Treppe. Dann hörten wir den Summer, und wir waren in Freiheit. Der kühle Wind umwehte meine Wangen. Es war frisch, und die Luft tat gut. Timmy und das andere Mädchen mit dem Namen Janice liefen ein Stück voraus. Ich versuchte zu ihnen aufzuschließen, aber sie gingen zu schnell.

Dann jagten furchtbare Schmerzen wie spitze Nadeln durch meine Füße. Bei jedem Schritt stach es. Ich ging langsam weiter, aber ich gab nicht auf. Nach ein paar weiteren Schritten aber geriet ich ins Stolpern.

»He, ihr beiden, helft mir!« schrie ich.

Timmy und Janice kehrten um und liefen auf mich zu. Ich stützte mich auf Timmys Arm. »Ich muß zurück. Ich fühle mich nicht gut«, sagte ich.

Wir steuerten wieder auf Brookhollow zu. Dann raste plötzlich ein Wagen um eine Kurve. Ich riß meinen Kopf herum und blickte zur Straße. Auf einmal konnte ich nicht mehr atmen. Ich keuchte und stützte mich noch heftiger auf Timmys Arm.

»Laßt uns nach Brookhollow zurückgehen«, sagte er. In der Eingangshalle zog ich meine Stiefel aus. Meine Füße taten fürchterlich weh. »Ich will den Fahrstuhl nehmen«, schluchzte ich. Ich hinkte zum Fahrstuhl und hielt mich an Timmy fest. Ich stützte mich auf ihn, und so gelangten wir zum Lift. Ich kam mir völlig leblos vor.

Timmy brachte mich in mein Zimmer. Ermattet sank ich auf das Bett. Da blieb ich reglos ein paar Stunden lang liegen. »Was stimmt bloß mit mir nicht?« murmelte ich unentwegt vor mich hin. Die Krankenschwestern kamen und gingen; niemand richtete ein Wort an mich.

Dann klopfte jemand an. Dr. Kamari trat ein. Er zeigte sich sehr beherrscht und geduldig.

»Ich werde mich um Sie kümmern«, sagte er sehr bestimmt.

Sein Gesicht wirkte entschlossen. »Wir werden es mit einer Schlaftherapie versuchen.«

»Mit was wollen Sie es versuchen?«

»Ich werde Alf sagen, daß er Ihnen eine Spritze Thorizen gibt. Unter keinen Umständen stehen Sie aus dem Bett auf«, sagte er.

»Wie Sie meinen«, erwiderte ich.

Warum tut er all das? Warum stimme ich ihm zu?

»Alf wird gleich kommen«, sagte Dr. Kamari, bevor er ging.

Ich zog mir meinen Schlafanzug an und wartete auf Alf. Er kam ins Zimmer und grinste breit. In der Hand hielt er eine riesige Spritze.

»Ahaha!« rief er scherzhaft.

»Sie sind ja richtig unheimlich«, entgegnete ich.

Er lachte. »Miss, Sie müssen sich auf die Seite legen. Dieser Schuß geht in den Hintern«, sagte er. Ich legte mich auf den Bauch und entblößte mein Hinterteil. Dann war es schon vorüber, und Alf verschwand.

Ein paar Minuten später waren Dr. Kamari und Alf wieder da.

»Ich möchte, daß Sie auf keinen Fall mehr aus dem Bett aufstehen, Fran. Haben Sie verstanden?« fragte Dr. Kamari.

»Nicht einmal um eine Zigarette zu rauchen?« fragte ich.

»Gut, um eine Zigarette zu rauchen, dürfen Sie gelegentlich aufstehen. Aber dann müssen Sie sofort wieder ins Bett gehen«, sagte er.

»Was ist Thorizen?« fragte ich.

»Ein anti-psychotisches Medikament. Wir beginnen mit einer sehr hohen Dosis. Sie werden dann sehr schläfrig sein, daher dürfen Sie nicht umherspazieren. Wenn Sie etwas wünschen, muß es Ihnen jemand besorgen oder für Sie tun«, sagte er.

»Ich habe verstanden«, entgegnete ich.

»Sie bekommen eine Klingel, Fran, wenn Sie versprechen, Sie auch richtig zu benutzen«, sagte Alf.

Was meinte er nur damit? Sie beide verließen mich rasch wieder.

Eine halbe Stunde später kam Lydia herein. »Es ist Zeit für Sie, Ihre Medikamente zu nehmen, Fran«, sagte sie. *Warum haben sie* von *all den Schwestern ausgerechnet Lydia geschickt?* Sie reichte mir eine Tasse, die bis zum Rand gefüllt war. Es sah aus wie Orangensaft, schmeckte aber bitter.

»Was ist das?« fragte ich.

»Thorizen«, erwiderte sie und verließ das Zimmer.

Kurz danach trat eine andere Schwester ein. »Zeit für die Medizin«, rief sie. Ich nahm die Tasse und trank den Inhalt in einem Zug aus. Ein Schauer lief durch meinen Körper. Die Schwester verschwand sofort wieder.

Nach einiger Zeit begann ich mich wie ein Zombie zu fühlen. Mein Kopf war so schwer, daß ich ihn nicht vom Kissen heben konnte. Meine Gedanken entglitten mir.

Dann stand wieder eine andere Schwester vor mir. »Zeit für die Medizin«, sagte sie. Ich ließ sie die Tasse zu meinem Mund führen, so daß ich liegenbleiben konnte.

Während ich an der Medizin nippte, verzog ich vor Ekel das Gesicht.

»Schlucken Sie es einfach runter«, meinte die Schwester.

»Werde ich sterben?« fragte ich. Ich zog mir die Decke über das Gesicht. Ohne etwas zu erwidern, ging die Schwester hinaus.

Dr. Kamari suchte mich als nächster auf. »Glauben Sie noch immer, daß Sie sterben werden? Sie werden nicht sterben.«

Ich konnte als Erwiderung nur stöhnen. Ich blieb reglos auf dem Bauch liegen. Die Zeit verging und flog an mir vorbei. Als nächstes erinnere ich mich, daß wieder eine Schwester kam, um mir meine Medizin zu verabreichen. Dann glitt ich in Ohnmacht.

Am nächsten Morgen tauchte eine Schwester mit noch mehr Thorizen auf. Den ganzen Tag über verabreichten sie mir meine Medizin. Ich war nur bei Bewußtsein, wenn ich etwas zu essen bekam, doch vermochte ich nicht einmal meinen Kopf zu heben. Die nächsten viereinhalb Tage lag ich einfach nur da.

Am Nachmittag des fünften Tages meiner Schlaftherapie

stand ich aus dem Bett auf, um eine Zigarette zu rauchen. Ich bewegte mich wie eine Betrunkene. Vor dem Aufenthaltsraum traf ich Dr. Kamari.

»Warum sind Sie nicht im Bett?« fragte er.

»Sie haben gesagt, ich dürfte eine Zigarette rauchen«, erwiderte ich.

»Ja, das habe ich Ihnen gestattet, aber dann gehen Sie sofort wieder ins Bett.«

Ich wollte gerne mit ihm reden; es gab so viele Dinge, die ich ihn fragen wollte und die ich nicht verstand.

»Bin ich verrückt?« fragte ich.

»Ja, Sie sind verrückt«, entgegnete er.

Ich war plötzlich noch müder, meine Gedanken liefen leer. »Ich muß gehen«, sagte ich und stolperte davon. *Ich bin nicht verrückt, und ich werde es ihnen allen beweisen.*

Ich lief Dr. Keogan in die Arme. »Dr. Kamari hält mich für verrückt. Glauben Sie auch, daß ich verrückt bin?« fragte ich ihn.

»Ich glaube nicht, daß das hier der richtige Ort ist, um darüber zu reden. Kommen Sie mit.« Er zog mich in eine ruhige Ecke.

»Fran«, sagte er und schaute mich eindringlich an. »Ich glaube nicht, daß Sie verrückt sind. Ich will ein paar Tests mit Ihnen durchführen. Haben Sie noch ein wenig Geduld mit mir. Es ist alles zu kompliziert, um es Ihnen zu erklären.«

Irgend etwas in seiner Stimme verlieh mir neue Hoffnung. Ich stellte ihm keine weiteren Fragen. Am späten Nachmittag suchte Alf mich in meinem Zimmer auf.

»Stehen Sie morgen nicht zu spät auf. Sie haben einen anstrengenden Tag vor sich«, sagte er.

»Was tue ich denn morgen?« fragte ich.

»Sie werden mit einem Computertomographen untersucht.«

»Was ist denn das?«

Alf setzte sich und erklärte: »Es ist eine große Maschine, die Bilder von Ihrem Kopf herstellt.«

»Und wie funktioniert das genau?« wollte ich wissen.

»Es ist sehr kompliziert. Ich glaube nicht, daß Sie es verstehen würden. Aber Sie brauchen sich keine Sorgen zu machen. Gehen Sie heute abend nur früh schlafen«, sagte er.

15

In dieser Nacht schlief ich so gut wie lange nicht mehr.

Am nächsten Morgen marschierte Lydia ins Zimmer. »Mary wird Sie zu Ihrem Termin bringen«, erklärte sie förmlich. »Und zwar in einer halben Stunde. Also stehen Sie auf und ziehen Sie sich an. Und wenn Sie fertig sind, kommen Sie zum Schwesternzimmer.« *Ich mußte die Klinik verlassen und nach draußen gehen.*

Mary wartete schon vor dem Schwesternzimmer auf mich. »Sind Sie fertig, Fran?« fragte sie und tat geheimnisvoll.

»O ja!« erwiderte ich. »Ich kann es gar nicht erwarten, nach draußen zu kommen.«

Wir mußten zwanzig Minuten fahren, bevor wir unser Ziel erreicht hatten. Die ganze Zeit unterhielten Mary und ich uns. Sie war sehr nett, aber auch sehr vorsichtig. Ich geriet in eine ähnliche Stimmung wie sie. Ich wählte meine Worte mit Bedacht und bewegte mich auch sehr vorsichtig. Wir hielten vor einem weißen, einstöckigen Gebäude. Dann gingen wir zusammen hinein.

Mary und ich waren die einzigen, die am Empfang warteten. Dann lief ein Pfleger auf mich zu. »Hallo, ich bin Bill. Sie müssen sich einen Bademantel anziehen. Und Sie müssen Ihre Unterwäsche ablegen, sogar Ihren Schmuck. Wenn Sie fertig sind, kommen Sie in den Raum dort drüben. Ich warte dort auf Sie.«

Ich ging, um mich auszuziehen, und begab mich dann zu Bill. Er führte mich in den Nachbarraum. Inmitten des Raumes stand eine große, silberfarbene Maschine. Sie sah aus wie eine Rakete, die in der Einsamkeit eines sauberen weißen Labors gelandet war.

»Was ist das?« fragte ich. »Muß ich da einsteigen?« Ich trat einen Schritt heran. »Darf ich es mir anschauen?«

»Sicher, aber bitte berühren Sie nichts«, sagte er.

Ich ging hinüber und blickte in die Maschine. Sie glich einem Tunnel von etwa fünfzig Zentimeter Durchmesser.

Als ich an der Maschine entlanglief, begann mein Kopf zu beben, und ich spürte einen heftigen, stechenden Schmerz. Ich stolperte zurück, warf meine Hände in die Höhe und schrie: »Es tut weh!« Dann schlich ich an der Wand entlang, die am weitesten von der Maschine entfernt lag. So wankte ich zu Bill zurück. »Mein Kopf«, sagte ich.

»Alles in Ordnung mit Ihnen?« fragte Bill besorgt.

»Ich weiß nicht«, erwiderte ich unsicher.

»Glauben Sie, daß Sie da einsteigen können, oder brauchen Sie Hilfe?« fragte Bill.

Irgendwie schaffte ich es, mich zusammenzureißen.

»Wir müssen noch ein paar Dinge einstellen, bevor wir anfangen können«, erklärte Bill.

Er trat hinter mich und befestigte zwei Drähte an meinem Rücken. »Legen Sie sich hin«, sagte er und sorgte dafür, daß mein Kopf richtig auflag. Als er fertig war, legte er zwei Gurte um meinen Kopf.

»Das tut weh«, wandte ich ein, als er die Gurte festzog.

»Ist das so besser?« fragte er und zog nicht mehr ganz so fest. Durch die Gurte fühlte sich mein Kopf noch schwerer an. Ich wollte nicht, daß Bill mit seiner Prozedur weitermachte, aber ich sagte kein Wort.

Dann schob Bill ein Stück harten Schaumstoff zwischen meinen Kopf und die Stütze, in der er eingeklemmt war. So konnte ich meinen Kopf keinen Millimeter mehr bewegen. »Ich lasse Sie jetzt allein«, erklärte Bill freundlich. »Sie werden ein paar Zuckungen verspüren, aber haben Sie deswegen keine Angst. Wir bringen Sie so nur in die richtige Position. Später haben wir Gelegenheit, miteinander zu sprechen«, sagte er.

»Ich glaube nicht, daß ich das aushalte.« Ich stöhnte auf.

»Aber sicher halten Sie das aus. Soll ich Ihnen etwas über die Augen legen?« fragte er.

»Ja, ich versuche es mal so«, erwiderte ich. Bill legte mir ein Stück Stoff über die Augen und ging.

Ein paar Minuten später spürte ich einen Ruck, und dann wurde ich rückwärts in den Tunnel geschoben. Ich betete: *Großer Gott, bitte laß dieses Ungetüm nicht über mir zusammenkrachen.*

»Hallo«, hörte ich dann eine Stimme aus dem Nichts. Ich fühlte mich gleich besser, als ich die Stimme vernahm. »Sie werden gleich ein paar pochende Geräusche hören, lassen Sie sich davon nicht beunruhigen. Ich habe Sie ständig unter Kontrolle, und wenn Sie meinen, daß Sie nicht mehr weitermachen können, sagen Sie einfach Bescheid, okay? Sie werden jetzt die Geräusche hören«, sagte er.

Das Pochen und Klingeln setzte ein. Mein Körper spannte sich. Ungefähr fünf Minuten lang hörte ich die Geräusche. Dann kehrte Bills Stimme zurück. »Wie geht es Ihnen?« fragte er.

»Alles in Ordnung«, erwiderte ich.

»Jetzt tritt für einige Zeit Stille ein, dann kommen die Geräusche wieder«, sagte er.

Das Ganze ging ungefähr zwanzig Minuten weiter, dann sagte Bill: »Wir haben es geschafft. Wir holen Sie jetzt wieder raus.« Einen Moment später tauchte Bill auf und nahm mir die Gurte ab.

Als ich mich wieder setzen konnte, fragte ich: »Kann ich noch mal zurück ohne die Augenbinde?«

»Aber sicher«, entgegnete Bill. Ich legte mich wieder hin. Ich wollte jetzt wissen, wie es innen wirklich war. Der Tisch machte eine schnelle Bewegung und bevor ich es wirklich wahrnahm, war mein Körper wieder im Innern der Maschine. Außer einem Spiegel gab es dort nichts Besonderes. *Warum hattest du Angst, Fran?* fragte ich mich. Ich stieg wieder aus.

Bevor ich wußte, wie mir geschah, befanden Mary und ich uns auf dem Weg zurück nach Brookhollow. Auf der Station begab ich mich sofort auf mein Zimmer und trank wie gewöhnlich meinen geliebten Preiselbeersaft. Dann ging ich in den Aufenthaltsraum, um eine Zigarette zu rauchen. Dort blieb ich den ganzen Nachmittag, sah MTV und plauderte mit jedermann. Doch in Wirklichkeit dachte ich nur an den Test. *Was hatte der Test gebracht? Was stimmte mit mir nicht?*

Nach dem Abendessen kam Dr. Kamari in den Aufenthaltsraum. »Würden Sie mit mir reden?« fragte er. Ich lag auf der Couch und wollte eigentlich ablehnen, denn ich hatte wirklich genug von ihm, aber dann nahm ich mein Kissen und ging doch mit.

Als wir sein Büro betraten, fragte er: »Haben Sie immer Ihr Kissen bei sich?«

»Dummkopf«, murmelte ich vor mich hin.

»Wie bitte?« fragte er.

Ich gab keine Antwort, sondern ließ mich auf einen Stuhl fallen. Dr. Kamari setzte sich hinter seinen Schreibtisch. »Wie geht's Ihnen heute abend?« fragte er beiläufig.

»Und wie geht es Ihnen?« fragte ich im gleichen Tonfall zurück.

Er begann etwas in meine Akte zu schreiben. Ich beugte mich vor, um zu sehen, was er da schrieb. Dann blickte er auf und sagte: »Da ist etwas in Ihrem Gehirn.«

»Wie bitte?« fragte ich voller Angst.

»Da ist etwas in Ihrem Gehirn«, wiederholte er.

»Ich verstehe nicht.« Ich blickte ihn verwirrt an. Eine unheimliche Stille erfüllte den Raum. »Ist es ein Tumor oder ein Bluterguß?«

»Wir wissen es noch nicht«, erwiderte Dr. Kamari.

Ich starrte ihn entgeistert an. Dr. Kamari blieb stumm.

»Was soll jetzt geschehen?« fragte ich.

»Vielleicht eine Operation«, sagte er.

»Und wer wird diese Operation vornehmen?«

»Ich auf jeden Fall nicht!« sagte er.

Wieder trat Stille ein. Ich starrte an die Wand. »Sie lügen«, sagte ich dann. »Mit mir ist alles in Ordnung.« Tränen liefen mir über die Wangen. »Da ist nichts in meinem Kopf, und ich bin auch nicht verrückt. Sie wollen nur, daß ich genauso werde wie der Mann in dem Film *›Einer flog über das Kuckucksnest‹*.«

»Es tut mir leid, Fran. Ich weiß, Sie wollen länger mit mir reden, aber ich muß jetzt gehen.« Dr. Kamari erhob sich. »Ich habe einen wichtigen Termin.«

Ich saß wie betäubt da. »Zuerst gelte ich als verrückt, und dann habe ich etwas in meinem Kopf.« Ich konnte es überhaupt nicht fassen. *Was war die Wahrheit, und was war gelogen?* »Werde ich sterben?« fragte ich.

»Ich weiß es nicht«, erwiderte Dr. Kamari, als er hinausging.

16

Tränen traten mir in die Augen. Kaum fähig, etwas um mich herum zu erkennen, ging ich in den Aufenthaltsraum, in dem sich viele Patienten und Besucher befanden. Ich schob mich an etlichen Leuten vorbei, als wären sie nur Möbelstücke. Dann warf ich mich auf die Couch, meine Beine warf ich auf einen Beistelltisch, und meine Arme legte ich um meinen Körper, als müßte ich mich selbst festhalten. Ich weinte die ganze Zeit.

Was hatte diese Eröffnung Dr. Kamaris zu bedeuten? War so etwas besser, als für verrückt gehalten zu werden?

Angela setzte sich zu mir. »Was tust du da, Fran?«

»Laß mich einfach nur in Ruhe«, schluchzte ich. Sie erhob sich und ging wieder. *Das alles kann doch nicht mir passieren. Ich muß hier raus*. Ich stand auf, steuerte auf die Tür zu und traf geradewegs Dr. Kamari.

»Sie haben geweint«, sagte er. Ich stöhnte auf und schob mich an ihm vorbei.

»Steve wird mich hier rausholen«, murmelte ich. Ich ging zu den Telefonen und wählte Steves Nummer. Es meldete sich nur sein Anrufbeantworter. Niemand war zu Hause. Wütend knallte ich den Hörer auf die Gabel. »Verdammt, gerade jetzt, wo ich ihn brauche.« Ich schluchzte vor mich hin.

Ich lief auf mein Zimmer zu. Im Gang begegnete ich Dr. Keogan. »Bin ich jetzt eine freiwillige Patientin in der Klinik?« fragte ich ihn.

»Noch nicht«, lautete seine Antwort.

»Und wie komme ich hier wieder heraus?« fragte ich und stöhnte. Er schüttelte den Kopf, als ich an ihm vorbeiging. In meinem Zimmer kroch ich sofort ins Bett. Ich drückte meinen Kopf in das Kissen und sagte immer wieder: »Ich will nicht sterben.« Es war beinahe wie ein Mantra. Bald schlief ich ein, und die Nacht verging.

Als ich erwachte, ging ich zum Schwesternzimmer und fragte, ob Alf den Aufenthaltsraum für mich aufschließen würde. »Es ist halb fünf«, sagte er und schüttelte den Kopf. »Ist es nicht ein wenig früh für eine Zigarette?« Also setzte ich mich im Schwesternzimmer vor seinen Schreibtisch.

»Da ist etwas in meinem Gehirn«, sagte ich leise. Seine Augen hoben sich von den Papieren, die vor ihm lagen. Ruhig antwortete er: »Ich weiß.« Dann sprach keiner von uns ein Wort. In der nächsten Stunde beobachtete ich lediglich, wie Alf seinen Papierkram erledigte.

Schließlich sagte er und strich mir über den Arm: »Komm, Fran, ich schließe den Aufenthaltsraum für dich auf.«

Im Dunkeln saß ich da und rauchte eine Zigarette nach der anderen. Ich hatte mir gerade meine letzte Zigarette angesteckt und war noch immer im Nachthemd, als andere Patienten in den Raum strömten. Ich beachtete sie gar nicht.

Dann kam Nancy zu mir. »Wie geht es dir, Fran?« fragte sie freundlich.

»Alles in Ordnung«, antwortete ich mürrisch. Dann schwiegen wir eine Weile. Schließlich sprang ich hastig auf. »Ich muß gehen.«

In meinem Zimmer legte ich mich sogleich ins Bett. Zwei Stunden später erinnerte ich mich daran, daß Steve zu Besuch kommen wollte, und ich zwang mich, aufzustehen und zu duschen. Ich wünschte mir nichts sehnlicher, als daß er kam, mich in den Arm nahm und mir sagte, daß alles gut werden würde. Es war alles so verwirrend.

Während ich duschte, klopfte es an die Badezimmertür. »Die Gruppensitzung beginnt in wenigen Minuten. Wir möchten, daß Sie auch kommen«, sagte Marty.

»Vielleicht komme ich«, rief ich zurück. Als ich aus der Dusche trat, fiel mir ein, daß Dr. Keogan heute die Gruppe leiten würde. Schnell zog ich mir etwas über und lief los.

Ich setzte mich auf den letzten freien Platz im Raum, direkt neben Dr. Keogan, der mich anlächelte. Das Gespräch verlief so lebhaft und laut, daß ich mich nicht darauf konzentrieren konnte. Schließlich bat mich Dr. Keogan der Gruppe zu erklären, warum ich nach Brookhollow gekommen war.

»Ich hatte einen Autounfall«, begann ich.

Martha unterbrach mich. Ich lächelte sie an. Plötzlich fühlte ich mich so schwach, daß ich nicht mehr weiterreden konnte. Als ich nur dasaß und zuhörte, sank mein linker Arm schlaff herab. Ich hielt ihn mit meiner anderen Hand fest. Dann wurde mir mein Kopf immer schwerer, und er sank mir auf die Brust. Marthas Worte wurden immer undeutlicher. Ich begann zu zittern.

»Entschuldigung, ich muß noch eines sagen.« Dr. Keogan fiel Martha ins Wort. »Es tut uns leid«, sagte er und schaute mir in die Augen. Seine Worte waren klar und deutlich, doch ich begriff ihren Sinn nicht.

Was weiß Dr. Keogan? Versucht er mich vor dem zu warnen, was mir passieren wird? Mein Kopf tat mir weh, als ich darüber nachdachte. Dann tippte mir jemand auf die Schulter.

Ich drehte mich um und sah, daß Jane hinter mir stand. »Da ist ein Doktor Mahar, der Sie sehen möchte«, flüsterte sie mir zu.

Sofort verließ ich die Gruppe. Vor der Tür traf ich einen großen, muskulösen Mann mit blauen Augen, die Offenheit und Selbstsicherheit ausstrahlten. Er streckte mir eine Hand entgegen, in der anderen hielt er eine überdimensionale Aktentasche.

»Es freut mich, Sie zu sehen, Miss Deitrick. Ich bin Doktor Mahar«, sagte er höflich zu mir.

Ich schüttelte seine Hand. »Freut mich auch, Sie zu sehen. Sagen Sie ruhig Fran zu mir.«

Seine höfliche Art versetzte mich in Erstaunen; niemand hatte mich, die Irre, in der letzten Zeit so respektvoll behandelt. Er gab mir das Gefühl, ein normaler Mensch zu sein. Unwillkürlich begann ich Doktor Mahar zu mögen.

»Ich würde Sie gerne in Ihrem Zimmer untersuchen, wenn Sie mir zeigen würden, wo das ist«, sagte er.

Ich hatte keine Ahnung, was für eine Art Arzt er war und warum er mich untersuchen wollte, aber ich erwiderte: »Natürlich zeige ich Ihnen, wo mein Zimmer ist.«

Dr. Mahar schloß die Tür hinter sich, als wir mein Zimmer betreten hatten. Seine Tasche legte er auf das Bett meiner Zimmergenossin, dann öffnete er sie, und ich entdeckte ein Dutzend sonderbarer Instrumente. Sie sahen irgendwie furchterregend aus. Jane kam herein.

»Würden Sie mir bitte einen Kittel bringen?« fragte Dr. Mahar sie. Jane drehte sich um und lief hinaus.

Als sie mit einem Kittel in der Hand zurückkehrte, wies Dr. Mahar mich an, ins Bad zu gehen, um mich zu entkleiden. »Die kleine Waise Annie«, murmelte ich vor mich hin, während ich mich im Spiegel betrachtete. Ich ging zurück und hielt das Krankenhaushemd auf dem Rücken zusammen.

Dr. Mahar kam sofort zu mir. »Lassen Sie mich das für Sie zusammenbinden, damit Ihnen die ganze Angelegenheit nicht peinlich sein muß«, sagte er.

Sobald er fertig war, sagte er: »Gehen Sie bitte zum Fenster hinüber und zurück.« Ich tat, wie mir geheißen. Dann meinte Dr. Mahar: »Okay, dann können wir uns setzen.«

Ich setzte mich auf das Bett, er gegenüber auf das andere. Er langte in seine Tasche und holte zwei Instrumente heraus. Das eine schraubte er auf das andere.

»Schließen Sie bitte die Vorhänge«, sagte er zu Jane.

Ein heller Lichtstrahl drang aus dem silberfarbenen Instrument, das er in der Hand hatte. »Schauen Sie bitte in eine Ecke«, sagte er. Er schob sich dicht vor mich und richtete das Licht von einem Auge zum nächsten.

Was geht hier vor? fragte ich mich.

»Alles in Ordnung, Sie können die Vorhänge wieder aufziehen«, sagte er und machte Jane ein Zeichen. Dann legte er das Instrument beiseite und nahm etwas anderes zur Hand, einen kleinen Hammer, mit dem er mir gegen die Knie, die Knöchel, die Handgelenke und gegen die Ellbogen pochte. Dann ließ er mich genau hinsehen, während er ein Stück gestreiften Stoff vor meine Augen zog. Danach mußte ich meine Finger von jeder Hand so fest zusammendrücken, wie ich konnte.

Als nächstes sagte er: »Pressen Sie die Augen möglichst fest zusammen und halten Sie sie geschlossen.« Er versuchte sie zu öffnen. Ich wollte ihn fragen, was das alles sollte, aber dann tat ich es nicht, sondern ließ ihn einfach weitermachen.

Dann holte er eine Stimmgabel hervor und sagte: »Schließen Sie Ihre Augen.« Ein schrecklicher Lärm erfüllte den Raum. Ich schrie und sprang auf. »Ich bin nicht hier, um Ihnen weh zu tun, sondern um Ihnen zu helfen«, sagte Dr. Mahar.

Ich setzte mich wieder hin und ließ ihn weitermachen. Er legte die Stimmgabel erst auf meine Hände und dann auf meine Füße und fragte mich, wie es sich anfühlte.

Als er das getan hatte, fragte er mich: »Können Sie mir sagen, was mit Ihnen passiert ist?«

»Ich hatte einen Autounfall«, erwiderte ich.

»Was geschah bei diesem Autounfall?«

»Ich weiß es nicht. Ich hielt an einem Stoppschild, und dann drehte ich mich. Mein Wagen stand in der falschen Richtung, als ich ausstieg. Ich habe den Lastwagen gar nicht kommen sehen«, sagte ich.

»Auf welcher Seite war der Lastwagen?« fragte er.

»Auf der rechten Seite. Ich wurde ins Krankenhaus gebracht. Ich klagte über meine Schmerzen im Kopf, aber niemand hörte mir zu. Sie hielten mich für verrückt. Schließlich ging ich nach Hause, aber die Schmerzen wurden immer schlimmer, und ich zeigte seltsame Symptome. Und danach lief nichts mehr so, wie es sollte, und so kam ich bis hierher.«

»Ich verstehe«, entgegnete Dr. Mahar und nickte.

»Gibt es noch etwas, an das Sie sich erinnern können?« fragte er.

»Warum wollen Sie denn all das wissen?« entgegnete ich.

Dr. Mahar ging nicht darauf ein. Ich fuhr fort: »Nach dem Unfall reichte mir ein Polizist ein paar Formulare, die ich ausfüllen sollte, aber ich konnte sie nicht richtig erkennen. Ich erinnere mich auch nicht, in einem Krankenwagen gefahren zu sein, aber ich weiß, daß ich in einer Klinik war.« Ich hielt inne. Etwas anderes wollte ich ihm nicht sagen. Ich wußte nicht, ob ich ihm völlig vertrauen konnte.

Dr. Mahar schien auch zufrieden mit dem zu sein, was ich ihm mitgeteilt hatte. »Strecken Sie bitte die Zunge heraus!« Dann bat er mich, die Augen zu schließen. Dann stach er mit einer Nadel in die Stirn und sagte: »Stark.« Ich schüttelte den Kopf. Danach berührte er dieselbe Stelle mit etwas Sanftem und sagte: »Schwach.« Wieder schüttelte ich den Kopf.

»Ich möchte, daß Sie mir jedesmal sagen, wie es sich anfühlt, wenn ich sie mit etwas berühre«, erklärte er. Er stach mich mit der Nadel, dann wieder berührte er mein Gesicht, meine Beine und Füße nur sehr sanft.

»Okay«, sagte er, als er damit fertig war, »und nun möchte ich, daß Sie mit ihrer rechten Ferse über Ihr linkes Schienbein fahren.« Ich tat wie mir geheißen, während er mich aufmerksam beobachtete. »Sehr gut.«

»Nun möchte ich, daß Sie sich auf das Bett legen«, sagte er dann. Er nahm einen Gegenstand aus seiner Tasche und fuhr damit über meine Fußsohle. Mein Fuß zeigte keinerlei Reaktion. *Sollte sich mein Fuß nicht eigentlich bewegen?* fragte ich mich.

Obschon ich sehr neugierig war, stellte ich ihm keine einzige Frage. Ich blickte Dr. Mahar nur unverwandt an. Dr. Mahar ergriff dann meine Beine an den Knien und ließ sie abrupt auf das Bett fallen. *Wozu soll das gut sein?*

Dann ging er zu seiner Tasche, schloß sie und sagte: »Sie können sich wieder anziehen, danach sprechen wir noch miteinander.« Er verschwand, und ich ging ins Bad.

Ich saß auf dem Bett und wartete, daß Dr. Mahar zurückkehrte. Er trat ein, lehnte sich gegen die Wand am Bett und sagte laut und deutlich: »Sie hätten niemals in eine solche Klinik eingewiesen werden dürfen. Sie hätten in ein Krankenhaus gehört.« Ich verstand nicht genau, was er sagte und starrte ihn verblüfft an.

»Am Montag werden Sie in das St.-Elisabeth-Hospital überstellt, so daß wir weitere Tests durchführen und feststellen können, was Ihnen wirklich fehlt. Sie müssen mir versprechen, daß Sie nicht davonlaufen werden.«

Ich nickte. Endlich begriff jemand, was mir widerfahren war. In diesem Augenblick wäre ich am liebsten aufgestanden und hätte Dr. Mahar geküßt. Ich liebte diesen Mann für das, was er für mich tat; aber ich hielt mich natürlich zurück. »Ich verspreche, daß ich nicht davonlaufen werde.«

Eine grenzenlose Freude erfüllte mich. *Ich komme aus Brookhollow heraus! Ich bin nicht verrückt. Ich habe es gewußt!*

Sobald Dr. Mahar gegangen war, begann ich meine Sachen zusammenzupacken. Ich lächelte, als ich meine Kleider umherwarf. »Ich bin frei!« Als ich alle meine Sachen auf mein Bett geworfen hatte, lief ich zum Schwesternzimmer, um meine Koffer zu holen.

»Es tut mir leid, ich kann Ihnen Ihre Koffer nicht geben, bevor Sie nicht wirklich gehen«, sagte Lydia.

»Also gut«, erwiderte ich. Ich wollte mir von niemandem den Tag verderben lassen, am wenigsten von Lydia.

Ich begriff überhaupt nicht, wie ich nach Brookhollow gekommen war, warum ich es jetzt wieder verließ und was das alles zu bedeuten hatte, aber es kümmerte mich auch nicht. Ich dachte nur daran, daß ich nicht verrückt war; nun wußte ich es genau. Mein Selbstbewußtsein wuchs wieder, und ich sah die Dinge auf einmal positiv.

Als ich zurück zu meinem Zimmer ging, rief mich jemand: »He, Schätzchen.«

Ich drehte mich um und sah Steve, meinen Exfreund. Für

einen Moment verharrte ich reglos. Tränen liefen über meine Wangen. Steve war so groß und blond und gutaussehend. Er kam auf mich zu, und ich rannte ihm entgegen. »Ich bin nicht verrückt!« rief ich.

»Ich habe nie geglaubt, daß du verrückt bist«, erwiderte er sanft. »Darfst du für einige Zeit rausgehen?« fragte er dann.

»Ich weiß nicht. Ich muß erst fragen«, entgegnete ich. Zusammen gingen wir zum Schwesternzimmer.

»Kann ich am Nachmittag rausgehen?« fragte ich Lydia.

»Sie haben keine Erlaubnis dazu«, erwiderte sie.

»Aber ich habe geglaubt, daß ich die Erlaubnis habe. Was ist vorgefallen?«

»Vielleicht haben Sie die Erlaubnis mal gehabt, jetzt haben Sie sie jedenfalls nicht mehr.«

Ich wollte schon losschreien, als Steve mich am Arm berührte. »Das ist schon in Ordnung. Ich bleibe hier bei dir.«

Wir gingen in mein Zimmer. Ein gewisses Unbehagen breitete sich zwischen uns aus. Ich versuchte mich zu entscheiden, ob und wie ich ihm beibringen konnte, daß ich da einen Tumor im Kopf hatte und am Montag ins St.-Elisabeth-Hospital gehen würde. Den Tränen nahe hockte ich mich auf mein Bett.

Er setzte sich neben mich. »Was ist los, Liebes?« fragte er.

Ich legte meinen Kopf auf seine Schultern und flüsterte: »Danke, daß du gekommen bist. Du weißt gar nicht, wieviel mir das bedeutet und wie sehr ich dich brauche.«

»Ich wollte dich unbedingt sehen«, sagte er leise.

Wir sahen einander an und versuchten beide zu begreifen, was wir einander noch bedeuteten.

»Heute morgen war ein gewisser Dr. Mahar da«, sagte ich.

»Ja und?«

Ich schluckte und fuhr fort: »Er sagte mir, daß ich niemals hätte eingewiesen werden dürfen. Weißt du, sie haben etwas in meinem Kopf gefunden, und darum hat er das gesagt.«

»Was haben sie gefunden?«

»Sie haben etwas in meinem Gehirn gefunden. Ich werde am Montag ins St.-Elisabeth-Hospital gebracht«, sagte ich. Nun konnte ich die Tränen nicht mehr zurückhalten. Steve drückte mich an sich.

Plötzlich begriff ich, was wirklich passiert war. Ich schluchzte: »Ich möchte nicht sterben, Steve. Bitte, ich will nicht sterben.« Ich drückte mein Gesicht an seine Brust. Er hielt mich noch fester.

Keiner von uns rührte sich, bis Lydia ins Zimmer trat. »Die Tür darf nicht geschlossen werden, und er soll sich hier nicht aufhalten«, sagte sie unfreundlich.

Steve sprang auf, und ich sagte: »Wir tun hier doch gar nichts. Können wir nicht ein wenig ungestört zusammen sein?« Ich wischte mir die Tränen aus den Augen.

»Sie können in den Aufenthaltsraum gehen«, antwortete Lydia und bedeutete uns, das Zimmer zu verlassen.

»Sie ist eine Hexe«, sagte ich zu Steve, als wir den kleineren Aufenthaltsraum aufsuchten. Wir waren dort ganz allein und machten es uns auf der Couch bequem.

»Was für ein Arzt ist dieser Dr. Mahar?« wollte Steve wissen.

»Ich weiß es nicht genau, aber er war sehr nett. Er hat wirklich Eindruck auf mich gemacht, er wirkte sehr kompetent«, sagte ich.

»Nun, warum hast du ihn nicht gefragt, was für ein Arzt er ist?« fragte Steve.

»Ich weiß nicht.«

»Wie konnte er wissen, daß da etwas in deinem Gehirn ist?«

»Ein Tag zuvor haben sie Fotos von meinem Gehirn gemacht.«

»Warum hast du mich nicht angerufen und es mir erzählt?« fragte er.

»Ich habe es versucht, aber es war nur dein Anrufbeantworter eingeschaltet«, erklärte ich.

Eine Stunde später erhob Steve sich, um zu gehen. »Du kannst mich zu jeder Zeit anrufen«, sagte er unbekümmert und küßte mich zum Abschied. Ich sah ihm nach, bis er verschwunden war. Er war sehr freundlich gewesen und erweckte so viele der alten Gefühle, die ich für ihn gehegt hatte, aber als er ging, spürte ich eine große Leere. Nun hatte ich das sichere Gefühl, daß alles nur ein Trugbild war; unsere Beziehung war wirklich zu Ende.

Ich kehrte zum Aufenthaltsraum zurück. Ich dachte an Dr. Mahar und das St.-Elisabeth-Hospital. Komischerweise hatte ich Angst vor dem, was vor mir lag, Angst, Brookhollow zu verlassen.

Dann kam Dr. Lee in den kleinen Aufenthaltsraum. »Hallo, Fran, würden Sie gerne …«

Ich unterbrach sie. »Sie haben etwas in meinem Gehirn entdeckt. Ich glaube, es ist ein Tumor, aber ich bin mir nicht sicher. Ich verstehe nichts davon. Würden Sie es mir erklären?«

»Ich weiß davon. Die Computertomographie hat gezeigt, daß da etwas in Ihrem Kopf gewachsen ist. Sie wissen nicht genau, was es ist und wie sie es behandeln sollen. Sie müssen es noch genauer untersuchen. Dr. Keogan hat Dr. Mahar hinzugezogen, weil er am besten mit solchen Dingen umgehen kann«, sagte sie.

Mit bebender Stimme fragte ich: »Was für ein Arzt ist er?«

»Er ist Neurologe.«

»Wie lange werde ich im Krankenhaus bleiben?«

»Das läßt sich noch nicht sagen.«

»Dr. Mahar meinte, ich hätte niemals eingewiesen werden dürfen. Was hat er damit gemeint?«

»Er glaubt, Ihr Verhalten wäre vorwiegend auf das Tumorwachstum zurückzuführen«, sagte Dr. Lee.

Ich begriff immer noch nicht wirklich, was passiert war und passieren würde, aber ich war plötzlich sehr wütend auf all die Ärzte. *Was hatten sie mir angetan!*

Doch statt näher darauf einzugehen, fragte ich: »Darf ich jetzt gehen. Ich würde gerne meine Familie anrufen.«

»Aber sicher. Ich möchte noch, daß Sie wissen, daß ich an Sie denken werde, wenn Sie im Krankenhaus sind, und daß ich Ihnen alles Gute wünsche.«

»Vielen Dank«, antwortete ich matt und ging davon.

Ich begab mich geradewegs zum Telefon und rief zu Hause an. »Hallo, Mom, es ist etwas passiert.«

»Ich weiß«, unterbrach sie mich.

»Wie kannst du das wissen?« fragte ich.

Mit zitternder Stimme entgegnete sie: »Dr. Kamari hat uns angerufen, Fran.«

Ich wollte nicht, daß sie weinte. Denn dann hätte ich mich auch nicht mehr zusammenreißen können. Also fuhr ich fort: »Am Montag komme ich ins St.-Elisabeth-Hospital. Glaubst du, du kannst mich morgen besuchen und ein paar Sachen mitnehmen?«

»Wann ist am Sonntag Besuchszeit?«

»Ab zwei Uhr nachmittags.«

»Dann sind wir morgen um zwei Uhr da«, antwortete meine Mutter entschieden.

»Danke«, erwiderte ich und hängte ein.

Wie betäubt saß ich noch eine Weile am Telefon. *Ich will nach Hause. Woher weiß ich, daß sie mir die Wahrheit sagen? Vielleicht nicht. Wahrscheinlich werden sie mich in einen Zombie verwandeln, und ich werde den Rest meines Lebens hier verbringen. Mit den Lichtern haben sie angefangen, und nun machen sie so weiter.*

Andere Gedanken machten mir zu schaffen. *Vielleicht ist es wirklich ein Tumor. Heißt das, ich habe Krebs?* Dann schob ich alles beiseite. *Es wird nichts sein. Ich weiß es genau. Zerbreche dir nicht den Kopf, Fran, tue so, als würdest du zum Zahnarzt gehen.*

Ich begann zu weinen. *Warum ausgerechnet ich! Ich will leben.* Bitte, Gott, hilf mir. Ich verspreche Dir, wenn ich aus dieser Sache herauskomme, werde ich ein viel besserer Mensch werden. Was hat Dr. Kamari meiner Mutter gesagt, als er sie anrief?

Ich wünschte, er hätte ihnen nichts gesagt. Sie werden sich große Sorgen machen. *Was wird mir widerfahren?*

Ich wählte Steves Nummer, aber es meldete sich nur der Anrufbeantworter. Ich ließ den Hörer fallen und sah, wie er an der Schnur baumelte. Du könntest dir die Schnur um den Hals legen, Fran, und dann wärest du aus allem heraus. Ich schob den Gedanken beiseite, nahm den Hörer und legte ihn auf die Gabel.

Mit gesenktem Kopf, ohne den Blick nach links oder rechts zu wenden, kehrte ich in mein Zimmer zurück und kroch ins Bett. Dort fühlte ich mich sicher. Ich lag da und starrte den ganzen Tag nur vor mich hin.

Ich war vollkommen hilflos. Mein Leben lag nun in den Händen von Dr. Mahar. Ich haßte das Gefühl, mein Leben nicht selbst bestimmen zu können, sondern von anderen abhängig zu sein. Aber ich hatte keine Wahl.

Die Stunden verstrichen, und viele verschiedene Gefühle überwältigten mich: Zorn und Furcht und ein richtiges Grauen vor dem, was passieren würde. Ich erging mich in Selbstmitleid und war vollkommen verzweifelt. Aber dann begannen sich alte Kräfte in mir zu regen. Verdammt, dachte ich, sie haben sich alle geirrt. Ich bin keine Verrückte, ich bin wirklich krank. Und wenn man krank ist, kann man auch wieder gesund werden. Mit einem Male spürte ich wieder Leben in mir, mein Verstand arbeitete auf Hochtouren. Ich würde gegen das Schicksal ankämpfen und den Tumor und all das besiegen. Nichts würde Frances I. Deitrick umwerfen.

Langsam glitt ich in den Schlaf und träumte von einem Leben, in dem es keine Ärzte gab, keinen Schmerz, keine Verwirrung, keine Irrtümer und wo niemand gegen seinen Willen beherrscht wurde.

Am nächsten Morgen, als das erste Licht hereinbrach, duschte ich und nahm mein Frühstück ein. Noch war kein anderer Patient erwacht. Ich genoß das Alleinsein. Nun mußte ich nur noch meine Koffer holen und auf meine Familie warten.

Ich mußte Lydia anflehen, daß sie mir die Koffer aushändigte, bevor meine Familie eingetroffen war, aber schließlich willigte sie ein. »Vielleicht steckt doch ein guter Mensch in ihr«, murmelte ich vor mich hin. Ich brauchte fünf Minuten, um zu packen, dann ging ich in den Aufenthaltsraum.

Ich starrte auf die Uhr und rauchte eine Zigarette nach der anderen. Es war Sonntag, wo jeder entweder nach Hause ging oder irgend etwas unternahm. Es war deprimierend, einfach nur dazusitzen.

Gegen zwei Uhr spähte ich unentwegt auf den Gang hinaus, um zu sehen, ob meine Familie eingetroffen war. Um Punkt zwei sah ich meine Mutter, meinen Vater und meine Schwestern Eileen und Connie den Gang hinunterkommen. Ich lief am Schwesternzimmer vorbei, um sie zu begrüßen. Dann gingen wir in mein Zimmer.

»Das ist für dich, Fran«, sagte meine Mutter und reichte mir eine blaue Schachtel.

»Was ist das?« fragte ich.

»Du gehst ins Krankenhaus«, entgegnete sie.

»Und wo bin ich hier gewesen?« erwiderte ich.

»Du weißt schon, was ich meine. Jetzt gehst du in ein richtiges Krankenhaus.«

Die Situation wurde ein wenig peinlich. Tränen liefen mir über die Wangen. Ich mußte mich zu einem Lächeln zwingen, als ich das Geschenk auspackte.

»Ist das schön!« sagte ich, als ich das Nachthemd auspackte. Die rosa Farbe funkelte in den Sonnenstrahlen auf, die feinen Spitzen und Knöpfe ließen das Nachthemd sehr elegant aussehen. Ich küßte meine Mutter zum Dank.

»Es ist auch ein Geschenk deines Vaters«, sagte sie. Ich wich für einen Moment zurück. Mein Vater hatte sich nie wirklich um mich gekümmert und mich nie besucht; offensichtlich war es ihm peinlich, daß seine Tochter in einer psychiatrischen Anstalt war. Ich entschied mich, das Geschenk als eine Art Friedensangebot aufzufassen.

Ich ging zum Koffer hinüber und legte das Nachthemd hinein. Da entdeckte Connie meinen neuen Morgenmantel und fragte: »Nimmst du den mit?«

Ich hatte ihr nie von Cindy erzählt, die mich nachahmte, wenn ich den Morgenmantel trug. Zitternd blickte ich den Morgenmantel an und erwiderte: »Dafür wird es im Krankenhaus zu warm sein.«

Dann war das Thema erledigt, und ich war froh darüber. Ich wollte nicht mehr über meine Erfahrungen und Erlebnisse in Brookhollow erzählen. Meine Familie wußte nur, daß ich hiergewesen war. Und so sollte es bleiben.

Wir unterhielten uns noch eine Stunde, bis mein Vater meinte: »Fran, wir müssen gehen, wenn wir vor Einbruch der Dunkelheit zu Hause sein wollen.« Wir verabschiedeten uns, und ich sah ihnen nach, wie sie in die Freiheit hinausschritten. Ich hatte das Gefühl, als ließen sie mich im Stich, so wie jemand ein eingesperrtes Tier im Zoo im Stich läßt. Wie sehr wünschte ich mir, mit ihnen gehen zu können.

Ich ging in den Aufenthaltsraum und rauchte. Nach und nach füllte sich das Zimmer mit Patienten, die von ihren Ausflügen zurückkehrten. Jeder plauderte und plapperte von dem, was er an diesem Tag erlebt hatte. Ich fühlte mich sehr fern von diesen Leuten, die zwar wie ich eingesperrt waren, aber die meine Ängste vor morgen nicht kannten. Nach einer Weile zog ich mich in die Stille meines Zimmers zurück. Hier verbrachte ich die Nacht, ohne zu schlafen.

Am nächsten Tag drehte sich mir der Magen um, als ich den Gang hinunterschritt. Ich wartete darauf, ins St.-Elisabeth-Hospital gebracht zu werden. Ich hatte Angst zu gehen, und doch spürte ich auch eine gewisse, eher freudige Erregung. Als Mary zu mir kam und meinte, es sei an der Zeit zu gehen, begann ich zu weinen. Ich lief in mein Zimmer und packte meine letzten Sachen zusammen. Auf dem Weg nach draußen blieb ich vor der

Tür noch einmal stehen; ich drehte mich um und sagte: »Ich werde euch überhaupt nicht vermissen.«

Dann erklang der Summer, und ich trat nach draußen in das Licht. Ich atmete die frische, kühle Luft ein.

17

Brookhollow war ich entkommen, doch damit war es für mich noch nicht zu Ende. Ich hatte Angst davor, wie ich behandelt werden würde, was die Leute von mir denken würden. Es kam mir vor, als trüge ich ein Zeichen auf der Stirn: »Psychisch Kranke«. All mein Selbstbewußtsein, meine Fähigkeit, die Achtung anderer zu gewinnen, und all mein Lebenswille waren verschwunden. Meine größte Furcht bestand darin, wieder in Brookhollow eingewiesen zu werden.

Während der Fahrt zum St.-Elisabeth-Hospital sprach ich kein Wort. Ich hatte mich ganz in mich zurückgezogen, um mich für das zu wappnen, was vor mir lag. Schließlich hatten wir unser Ziel erreicht. Langsam fuhr der Wagen die gewundene Auffahrt hinauf und stoppte. Der Anblick des Backsteingebäudes ließ mein Herz schneller schlagen. Es sah geheimnisvoll und dunkel aus.

Als wir das Gebäude betraten, ergriff Mary meinen Arm, um mir beizustehen; dadurch fühlte ich mich aber wie eine Invalide. Das brachte mein Selbstbewußtsein noch mehr ins Schwanken.

»Bitte, Fran, machen Sie Ihren Mantel zu, sonst holen Sie sich noch eine Erkältung. Und gehen Sie schön langsam.«

Daß ich so bevormundet wurde, erregte meinen Widerstand.

»Sagen Sie nichts mehr. Sie sollen mich hierher bringen; das ist alles.«

Sofort bedauerte ich, so grob gewesen zu sein, aber nun war es zu spät.

Am Empfang händigte man mir einige Formulare aus, die ich ausfüllen mußte. Wir setzten uns und warteten darauf, daß jemand kam, der mich weiter begleiten würde.

»Sie müssen jetzt nicht mehr bei mir bleiben«, sagte ich zu Mary.

»Doch, ich habe meine Weisungen«, erwiderte sie überheblich.

Ich starrte sie an und begriff auf einmal, daß mein Aufenthalt in Brookhollow noch lange Nachwirkungen bei mir haben würde. Schließlich tauchte ein Krankenpfleger auf, der sich meiner annahm, und Mary ging.

Der Pfleger brachte mich zum Schwesternzimmer in der dritten Etage. Eine rundliche, blonde Frau rief: »Hallo, Sie müssen Fran sein. Ich bin Becky. Ich werde Ihnen jetzt Ihr Zimmer zeigen.«

»Hallo«, erwiderte ich und gab ihr meine Tasche und meine Geldbörse, so wie ich es von Brookhollow gewöhnt war. Die Schwester blickte mich verblüfft an.

»Sie können diese Dinge behalten«, sagte sie.

Sie will sie nicht durchsuchen? dachte ich erstaunt. Becky führte mich zu einem Zimmer auf der anderen Seite des Ganges und zeigte mir mein Bett. Es stand rechts neben dem Fenster. Als ich hinausschaute, entdeckte ich zu meiner großen Freude, daß es hier keine Gitter gab.

»Der Doktor wird gleich da sein. In der Zwischenzeit können Sie sich schon einmal das hier anziehen«, sagte Becky und reichte mir ein Krankenhaushemd.

Sie ging, und Dr. Mahar trat ein. »Hallo, Fran. Sie sind ja noch gar nicht umgezogen. Nun, dann bin ich gleich wieder da.«

»Soll ich alles ausziehen?« fragte ich.

»Ja, bitte.«

Fünf Minuten später kehrte er zurück. »Also gut. Legen Sie sich bitte auf die linke Seite, ziehen Sie die Knie so weit wie es geht an, und drücken Sie ihren Kopf auf die Brust«, sagte er.

Was tut er da? fragte ich mich.

Als hätte er meine Gedanken gelesen, begann er es mir zu erklären: »Ich möchte Ihnen ein wenig Flüssigkeit abnehmen, also liegen Sie bitte so ruhig wie möglich«, sagte er. Plötzlich spürte ich einen Stich im Rücken. Er drehte meinen Kopf zur Wand; ich biß die Zähne zusammen.

»Sie machen das sehr gut, Fran. Machen Sie weiter so. Es dauert nur noch eine Minute.« Dr. Mahar machte mir Mut. Ich lag da und fragte mich, was das alles sollte.

Dann hörte ich Schritte. Dr. Mahar trat neben mich. »Es tut mir leid, daß ich Ihnen nicht die Gelegenheit ließ, die Rückenmarksflüssigkeit zu entnehmen, aber es mußte sofort geschehen.« Dr. Mahar wandte sich an die Leute, die ich nicht sehen konnte. Dann fuhr er fort, in seiner medizinischen Fachsprache zu erklären, was er da tat. Ich verstand nur die Hälfte von dem, was er sagte.

»Die Flüssigkeit zeigt keine Trübungen, Fran. Das ist ein gutes Zeichen«, sagte er und zog dann die Nadel heraus. Ich fragte ihn nicht, was das zu bedeuten hatte. Ich schätzte, daß die Flüssigkeit nicht getrübt war, sagte aus, daß ich wieder gesund werden würde. Ich hatte auch Angst davor, etwas anderes zu hören.

»Nun, legen Sie sich bitte in den nächsten sechs Stunden flach auf den Rücken«, sagte er. Ich drehte mich herum und sah zwei Leute, eine Frau und einen Mann. Beide trugen weiße Kittel. Die Frau war mittleren Alters und nicht weiter bemerkenswert, der Mann hingegen sah außergewöhnlich gut aus. Meine Augen weiteten sich, als ich sein schwarzes lockiges Haar und seine blauen Augen betrachtete.

»Ich hoffe, er wird mein Arzt«, sagte ich.

Dr. Mahar lachte. »Das sind Dr. White und Mr. Harrington. Sie werden mir bei Ihnen assistieren.«

»Schön Sie kennenzulernen«, sagte ich leise.

»Ich muß jetzt gehen, aber sie werden noch bleiben, um Ihnen ein paar Fragen zu stellen, okay, Fran? Und bitte nehmen Sie kein Kissen«, sagte er und nahm das Kissen vom Bett.

»Kann ich etwas zu essen bekommen?« fragte ich.

»Sie weiß, was wichtig ist.« Mr. Harrington lächelte.

»Ich werde sehen, was ich für Sie tun kann«, sagte Dr. Mahar. Er winkte zum Abschied und ging.

Dr. White und Mr. Harrington postierten sich neben meinem Bett. »Können Sie uns sagen, was mit Ihnen passiert ist?« fragte

Dr. White. Ich schilderte klar und anschaulich die Dinge, die passiert waren, bis ich hier ins St.-Elisabeth-Hospital gekommen war.

Dann wurde ich von Dr. White unterbrochen. »Haben Sie Kopfschmerzen gehabt?« fragte sie.

»Manchmal«, erwiderte ich. Dann befragte sie mich, ob ich Probleme mit dem Gleichgewicht und beim Hören und Sehen hatte. Ich versuchte, so ausführlich wie möglich zu antworten. Doch während ich darüber nachdachte, wurde ich immer verwirrter.

Als ein Tablett mit verschiedenen Schüsseln gebracht wurde, beschäftigte mich etwas anderes. »Und wie bekomme ich das Essen nun in den Mund?« fragte ich. Die Krankenschwester stellte das Tablett auf dem Bett neben meinem Kopf ab. Es gab Kartoffelpüree und Steak; etwas, was man kaum essen konnte, wenn man flach auf dem Rücken lag.

Ungeschickt schob ich den Löffel ins Fleisch. Es fiel wieder herunter. Doch nach einigen Versuchen schaffte ich es, den Löffel mit Fleisch zum Mund zu führen. Aber dann fiel es wieder herunter, und ich versuchte es erneut. Zu allem Unglück schmeckte es fürchterlich. Ich fand, daß es der Mühe nicht wert war und trank lediglich den Saft.

Eine halbe Stunde später kam die freundliche Schwester Becky herein. Sie fühlte mir den Puls und maß den Blutdruck. Dann stach sie mir mit einer Nadel in die Hand und strich mitfühlend über meinen Oberarm.

»Warum tun Sie das?« fragte ich.

»Um Sie intravenös versorgen zu können«, erwiderte sie und befestigte an der Nadel ein Röhrchen, an dem eine Flasche mit einer gelben Flüssigkeit hing.

»Ich fühle mich nicht krank. Macht man das nicht nur mit kranken Leuten? Was ist das?«

»Das ist eine Salzlösung, die mit Vitaminen angereichert ist«, erwiderte Becky.

»Das tut mir wirklich gut«, entgegnete ich. »Ich verhungere, und es tut weh.«

Becky kicherte, dann ging sie hinaus und ließ mich allein. Aus Langeweile begann ich die Tropfen zu zählen, die in meinen Arm rannen. Je länger ich dalag, desto heftiger wurde der Drang, auf die Toilette zu gehen. Ich war versucht, aufzustehen und mich ins Bad hinüber zu schleppen.

Ich wußte nicht, was passieren würde, wenn ich das tat, also beschloß ich zu fragen. Ich entdeckte den Klingelknopf und drückte darauf. Ich kam mir merkwürdig dabei vor. Sofort tauchte Becky auf. »Kann ich aufstehen? Ich will nur auf die Toilette.«

»Es tut mir leid, aber Sie dürfen nicht aufstehen. Sie würden irrsinnige Kopfschmerzen bekommen, die sicherlich wochenlang anhalten werden«, sagte sie.

Kopfschmerzen – das Wort ließ Erinnerungen aufblitzen. Es war, als wäre ich wieder im First Memorial, wie unmittelbar nach dem Unfall. Ich hatte große Angst, Becky würde einen Katheter benutzen, wie sie es damals getan hatten.

Statt dessen brachte sie eine Bettpfanne. Aber offenbar konnte ich sie nicht benutzen. Ich schob sie in eine Ecke und sagte mir, daß ich nur warten müsse. Eine Stunde später versuchte ich es wieder mit der Bettpfanne. Doch genau in diesem Augenblick trat Dr. Kamari ins Zimmer. Noch nie im Leben war mir etwas peinlicher gewesen. Ich versuchte, die Bettpfanne möglichst unauffällig wieder wegzuschieben.

Dr. Kamari lächelte ein wenig gequält und fragte, ob er sich setzen dürfte.

»Natürlich«, entgegnete ich.

Er zog einen Stuhl neben mein Bett. »Wie fühlen Sie sich heute?«

»Gut. Und wie geht es Ihnen?« Dann erklärte ich ihm, was mir heute widerfahren war, und fragte: »Was wird nun als nächstes mit mir geschehen?«

Er nickte nur. »Dr. Mahar ist ein hervorragender Arzt. Sie sind in guten Händen.«

Ich schaute ihn lediglich durchdringend an.

Dr. Kamari, der mir durch seine Diagnose soviel Schmerz bereitet hatte, sprach dann beruhigend auf mich ein, als müsse er mich davon überzeugen, daß ich Dr. Mahar vertrauen könne. Zu meiner Überraschung zeigte er wirklich menschliche Regungen. Und doch konnte ich nicht vergessen, was gewesen war und verhielt mich höflich, aber distanziert.

»Ich werde Sie morgen wiedersehen«, sagte Dr. Kamari zum Abschied und stellte seinen Stuhl zurück in die Ecke.

»Ich werde hier sein«, erwiderte ich traurig. In Wahrheit wollte ich gar nicht, daß er ging. Ich fühlte mich im St.-Elisabeth-Hospital sicherer, wenn irgend jemand bei mir war. Aber natürlich wollte ich mir vor ihm auch keine Blöße geben und Schwäche zeigen.

In den nächsten zwei Stunden lag ich reglos da. Eine Menge Dinge gingen mir durch den Kopf. Dann kehrte der Drang, Wasser zu lassen, zurück. Diesmal ignorierte ich die Warnung der Schwester und erhob mich aus dem Bett. Ich wankte los und nahm die Flasche mit der Nährlösung mit. Ich fühlte mich schwach, und doch war es mir im Kopf ganz leicht zumute. Noch zeigten sich keine Anzeichen von Kopfschmerzen.

Als ich wieder zurückkehrte, war ich froh, das Risiko eingegangen zu sein. Es bedeutete mir viel, mich frei bewegen zu können. Doch danach fühlte ich mich noch schwächer und schlief bald ein.

Am nächsten Morgen rüttelte mich eine ältere, korpulente Schwester wach. »Sie haben einen Termin bei der Computertomographie. Nachdem ich Ihnen den Blutdruck gemessen und Sie Ihre Medikamente genommen haben, müssen Sie sich sofort auf den Weg machen«, sagte sie.

Ich wollte sie schon fragen, ob ich meine Wertsachen bekommen könnte, aber dann fiel mir ein, daß ich ja gar nichts abgegeben hatte. In Brookhollow war das anders gewesen. Dieser bedeutsame Unterschied erfüllte mich mit Stolz und Freude.

Ich schaute in meinem Koffer nach und nahm einige Dinge heraus, darunter auch meinen Rasierer. Da ich kein Wasserstoffsuperoxyd mehr hatte, das ich zur Mundpflege brauchte, bat ich die Schwester darum. Sie entgegnete, es sei im Moment keines vorhanden, aber sie würde es für mich bestellen.

Hatten ihre Worte noch eine andere Bedeutung? fragte ich mich, als sie gar nicht wissen wollte, wozu ich das Wasserstoffsuperoxyd benötigte. In Brookhollow hätte jemand wie Lydia mich bestimmt ausgefragt, und sie hätte Spaß dabei gehabt, mich zu demütigen und zu erniedrigen.

Diese Krankenschwester aber lächelte und schrieb sich meinen Wunsch auf. Ich schüttelte den Kopf. So schwer es mir gefallen war, mich an das Leben in Brookhollow zu gewöhnen, so schwierig wurde es nun für mich, zur Normalität des freien Lebens zurückzukehren. Mit einem Gefühl der Unsicherheit erhob ich mich.

Bevor ich fertig angezogen war, schob ein grauhaariger, dunkelhäutiger Pfleger einen Rollstuhl durch die Tür. »Ist Frances Deitrick hier?« fragte er.

»Das bin ich. Wo soll ich denn hin?« entgegnete ich.

»Genau hier hin«, erwiderte er fröhlich und schob den Rollstuhl ein Stück vor. »Ich bin Al.«

»Wohin gehen wir denn?« wollte ich wissen, als ich mich in dem Rollstuhl niederließ.

»Zu den Lechmere-Labors«, entgegnete er und legte umsichtig eine Decke über meine Beine.

Wir hielten direkt vor einer Tür, die nach draußen führte, und ich wurde auf eine Trage gelegt. Als man mir einen Gurt um den Bauch legte, bekam ich es mit der Angst zu tun. Ich wollte unbedingt wieder in mein Zimmer zurück. Ich traute niemandem mehr.

Die Türen öffneten sich, und der kühle Winterwind strich über mein Gesicht. Ich spürte, wie ich an der frischen Luft wieder an Selbstbewußtsein gewann. Es tat mir leid, daß ich gleich in den Krankenwagen geschoben wurde, wo es nach Medikamenten roch.

Das Wartezimmer im Lechmere-Labor war überfüllt. Al schob mich auf der Trage durch das Zimmer. Mir wurde die Sache immer peinlicher, und ich sank tiefer unter meine Decke. Jeder starrte mich an, als Al mich in den Rollstuhl setzte.

Es hatte keinen Sinn, ignorieren zu wollen, daß alle mich anstarrten, also begann ich nach einiger Zeit zu erklären, wer ich war und warum ich kam. Die Leute waren fasziniert und stellten weitere Fragen. Ich fühlte mich richtig wohl, bis eine ältere Dame mit schriller Stimme fragte, was für Symptome bei mir auftraten und woher ich kam.

Mürrisch machte ich irgendwelche Ausflüchte. Ich wollte nicht über Brookhollow reden. Ich verstand ja selbst nicht, wie ich hatte eingewiesen werden können, ohne Grund abgestempelt und ohne behandelt zu werden.

Zweifel kamen mir an allen Ärzten, an Dr. Kamari, Dr. Keogan und Dr. Mahar; all ihre verschiedenen Auffassungen hatten mich nur noch mehr verwirrt. Ich fragte mich, ob sie mich immer noch für verrückt hielten, was meinen Nervenzusammenbruch hervorgerufen hatte, und stellte mir noch viele weitere Fragen.

Wenn eine rothaarige Krankenschwester mit Sommersprossen mich nicht aus meinen Gedanken gerissen hätte, wäre ich sicherlich bei dem Versuch, das alles zu begreifen, verrückt geworden. »Ich muß Sie in einen anderen Raum bringen«, sagte sie freundlich und schob meinen Rollstuhl an. Doch der Raum, den sie gemeint hatte, war besetzt, so stellte sie den Rollstuhl im Gang ab.

»Wie lange wird es dauern, bis mich jemand untersucht?« fragte ich.

Die Schwester zuckte mit den Schultern und sagte: »Sie haben keinen Termin, also werden wir Sie irgendwann einschieben müssen.«

Nach einer Weile begann ich mich hin und her zu winden. Mein Körper wurde ganz wund vom Sitzen im Rollstuhl. Ich blickte mich um und versuchte, einen Platz zu finden, wo ich meine Beine ausstrecken konnte. In einer Ecke stand ein schäbiger roter Ledersessel. Niemand konnte mich mehr zurückhalten. Ich erhob mich aus dem Rollstuhl und saß ein paar Sekunden später bequem im Sessel.

Patienten zogen vorbei, jeder lächelte mich halbherzig an. Aber nun saß ich behaglich und konnte jedes Lächeln erwidern. Leider kam wenig später eine Krankenschwester vorbei, sie entdeckte mich und jagte mich aus dem Sessel.

Ich wurde in einen anderen Raum gebracht. Stunden vergingen. Ich blätterte alte Zeitschriften durch und alles, was mir sonst in die Hände fiel. Das Warten ermüdete mich immer mehr.

Dann tauchte eine grimmig aussehende Krankenschwester auf und schob mich ohne ein Wort in einen anderen Raum. Mittlerweile tat mir alles weh, und ich kam schier um vor Hunger. Außerdem fühlte ich mich so leicht im Kopf, daß ich mich nicht mehr konzentrieren und nicht mehr lesen konnte. Die nächsten Stunden saß ich einfach nur da, den Kopf auf die Brust gelegt.

Schließlich wurde mein Name aufgerufen. Im Röntgenlabor starrte ich eine seltsame Apparatur an, mit denen die Tests vorgenommen werden sollten. Sie sah der Maschine überhaupt nicht ähnlich, mit der mein Kopf zuerst untersucht worden war. Diese Apparatur erinnerte an einen Ring, wie er mitunter von wagemutigen Artisten benutzt wurde, die ihn in Brand steckten und dann mit Motorrädern hindurch rasten. Es sah furchterregend aus.

Ein nüchterner, schweigsamer Techniker mittleren Alters stellte einen Hocker neben die Apparatur und deutete mir an, mich daraufzusetzen. Als er fand, daß ich die richtige Position eingenommen hatte, verließ er den Raum. Nachdem ich mich auf den Tisch der Apparatur gelegt hatte, begann sie, sich stückweise nach hinten zu schieben. Direkt über meinem Kopf hielt die Maschine inne.

Aus einem anderen Raum vernahm ich eine heisere Stimme. »Wir machen zwei Arten von Aufnahmen, einmal ohne Kontrastmittel, einmal mit. Gleich werden rote Lichtstrahlen direkt über ihren Augen auftauchen; schauen Sie nicht hinein.«

Als die erste Folge von Aufnahmen gemacht war, kamen der Techniker und ein muskulöser Arzt mit dunklen Augen herein, um mich für die nächsten Aufnahmen vorzubereiten. Als das Kontrastmittel durch die Kanüle unter meine Haut lief, sah ich plötzlich nur noch Schleier vor Augen, meine Kehle war wie zugeschnürt, und mein Herz schlug doppelt so schnell wie normal.

Voller Hysterie schrie ich: »Aufhören!« Sofort stürzte der Techniker aus dem Nebenraum herein und stellte das Kontrastmittel ab. Der Arzt ersetzte das Kontrastmittel durch ein anderes Medikament. Langsam begann ich mich wieder normal zu fühlen. Dann wurde die Tür aufgerissen, und vier andere Ärzte hasteten herein und stellten sich um den Tisch, auf dem ich lag.

»Wie geht es Ihnen?« fragte mich ein Arzt, der streng wirkende, grün-graue Augen hatte.

»Besser«, erwiderte ich.

»Sie haben uns einen Schrecken eingejagt. Wir haben eine Bezeichnung für Leute wie Sie.«

»Ja, verrückte Nudel«, entgegnete ich.

Jeder lachte, als der Arzt erwiderte: »Nun, das stimmt nicht so ganz.« *Ich hatte ihnen einen Schrecken eingejagt! Was glaubten sie, was sie da an mir hatten, wo sie um mich herumstanden und mich anstarrten?*

»Und Sie haben geglaubt, wir würden Sie den ganzen Tag nicht beachten«, meinte ein Arzt, der ein rundes Gesicht hatte und eine Glatze bekam. Ein anderer strich mir mitfühlend über das Bein, und dann gingen sie.

»Wenn Sie noch einmal solch einen Test machen, dann sagen Sie den Leuten, daß Sie auf das Kontrastmittel extrem allergisch reagieren«, erklärte der Techniker.

»Daher die ganze Aufregung?« fragte ich und atmete erleichtert auf.

Der Techniker nickte.

»Solange wir Sie hier haben und das Kontrastmittel noch wirkt, werden wir weitermachen. Ist das in Ordnung?« fragte der muskulöse Arzt mit den dunklen Augen.

»Ich glaube schon«, erwiderte ich.

Er ging, und dann waren die blendenden roten Lichter wieder zu sehen. Fünfzehn Minuten später begab ich mich zurück in den Warteraum.

Der Mann am Empfang rief einen Krankenwagen, der mich zurückbringen sollte. Wieder mußte ich lange warten. Ich beobachtete, wie die Lichter in den Räumen ausgeschaltet wurden und die Leute nach der Arbeit nach Hause gingen. Neun Stunden waren verstrichen, und ich war sehr erschöpft. Meine Hand war ganz rot, dort, wo man mir die Kanüle gelegt hatte. Ich sehnte mich nur noch nach einem heißen Bad.

Dann wurde die Trage hereingerollt. Wie froh war ich, das zu sehen! Ich rekelte mich auf ihr, als wäre sie ein weiches Bett. Ich entspannte mich, und es scherte mich auch nicht, wie viele Leute sahen, daß ich weggebracht wurde.

Im Krankenwagen wurde ich an ein tragbares EKG-Gerät angeschlossen. Erst als wir vor dem St.-Elisabeth-Hospital hielten, wurden mir die Elektroden wieder abgenommen. Ich hätte niemals gedacht, daß ich froh sein würde, zurück im Krankenhaus zu sein, aber ich war überglücklich.

Wieder in meinem Zimmer bat ich zuerst um etwas zu essen. Obschon das Essen grau und ekelig aussah, schlang ich es herunter, dann bat ich um mehr.

Nach dem Essen wollte ich ein Bad nehmen. Wegen der Tests mußte die Schwester Dr. Mahar um Erlaubnis fragen. Noch immer haßte ich es, andere um etwas fragen zu müssen und von ihnen abhängig zu sein. Als die Schwester zurückkehrte und mir mitteilte, daß Dr. Mahar nichts dagegen hatte, ging ich sofort ins

Bad und blieb dort so lange, bis eine Schwester anklopfte und fragte, was ich da tat.

Ein Rollstuhl wartete auf mich, nachdem ich gebadet hatte. Al, der Pfleger, erinnerte mich: »Sie haben einen Termin in der Röntgenabteilung. Und wenn Sie nichts dagegen haben, werde ich Sie begleiten.«

Ich nickte und wurde im Nu weggerollt.

Danach wollte ich überall hin, nur nicht in mein ödes langweiliges Zimmer, aber ich hatte keine Wahl. Im Zimmer saß eine neue Mitbewohnerin, eine alte Frau mit vielen Falten, die schon über neunzig sein mußte. Sie mochte nicht mehr als vierzig Kilo wiegen und konnte allein nicht aus dem Bett aufstehen.

Sie hatte ein Loch in der Kehle und konnte nur sprechen, indem sie sich ein Mikrofon unter das Kinn hielt. Ihre Stimme klang dann, als käme sie aus einem Computer. Es erschreckte mich zu Tode, aber ich redete sehr höflich mit ihr und zog dann die Vorhänge um mein Bett zu.

Wie ich die alte Frau so schwach und hilflos daliegen sah, machte ich mir unweigerlich Gedanken darüber, daß man dem Alter und dem Tod nicht entkommen konnte. Ich wollte diese Gedanken aber beiseite schieben und las dreimal die gleiche alte Zeitschrift, bevor ich endlich einschlief.

Als ich erwachte, dachte ich an Steve. Bevor ich irgend etwas anderes tat, begab ich mich zum Telefon.

»Hallo«, sagte ich.

»Hallo«, erwiderte er.

»O Steve. Ich vermisse dich so. Ich hasse es, hier im Krankenhaus zu sein. Ich verstehe das alles nicht. Ich weiß nur, daß ich dich brauche«, schluchzte ich.

»Fran«, erwiderte er freundlich, aber distanziert. »Du mußt dich jetzt zusammenreißen. Du wirst wieder gesund werden, Fran, ich weiß es ganz genau. Du bist ein besonderer Mensch, und du bist stark genug, das alles durchzustehen. Ich weiß, daß du Angst hast, du hast auch jedes Recht dazu, aber ehe du dich versiehst, bist du aus dem Krankenhaus heraus und findest jemanden, der sich um dich kümmert und der dich liebt.«

Steve redete noch eine Weile weiter, bevor ich die Bedeutung seiner Worte wirklich begriff. »Du wirst als der gesündeste Mensch weit und breit das Krankenhaus verlassen. Und wenn dir irgend jemand etwas anderes erzählt, dann sag ihm, daß er keine Ahnung hat«, sagte Steve.

»Ich möchte das gerne glauben und tue es auch, wenn ich dir zuhöre. Aber ich brauche dich, der mir so etwas sagt. Es ist nicht leicht ohne dich. Du läßt mich das alles vergessen und die Dinge anders sehen. Hier im Krankenhaus kommt mir das Leben nur als eine unerträgliche Last vor«, erwiderte ich.

»Ich weiß, daß es hart für dich ist, aber du kannst mich immer anrufen«, erwiderte er.

Dann fuhr er fort: »Eines wollte ich dich noch fragen, Fran. Haben die Ärzte irgend etwas gesagt, wie es zu diesen Symptomen gekommen ist?« fragte er vorsichtig. »Ich meine: Hat das, was letzten Sommer passiert ist, irgend etwas mit den Symptomen zu tun?« Er zögerte einen Moment. »Hast du irgend jemandem davon erzählt?«

»Ich habe nichts erzählt, denn ich bezweifle, daß es etwas damit zu tun hat«, erwiderte ich. Plötzlich begriff ich, daß sein Interesse nicht nur mir galt, sondern auch mit Selbstschutz zu tun hatte.

»Ich bin sicher, daß das alles nichts mit dir zu tun hat«, sagte ich schließlich. »Wenn du an die Zeit denkst, als du häufiger in Wut geraten bist und mich geschlagen hast … vergiß es einfach.«

»Ich bedauere es zutiefst, Fran. Ich weiß nicht, was da in mir vorgegangen ist, und ich schäme mich dafür. Du weißt, daß ich dir nur das Beste wünsche.«

»Danke«, erwiderte ich leise.

»Nun, ich muß jetzt leider gehen«, sagte er unvermittelt.

»Natürlich«, erwiderte ich und hängte ein.

Nun war ich aufgeregter als zuvor. Steve war ein Idiot, und

doch hatte ich Angst, ihn zu verlieren, und Angst, mit ihm zusammenzusein. Ich kehrte in mein Zimmer zurück und bedeckte mein Gesicht mit dem Kissen. Ich schluchzte hysterisch. »Wie bist du nur in so etwas hineingeraten?« murmelte ich.

Wenig später kamen Dr. Mahar, Mr. Harrington und Dr. White herein.

»Guten Morgen. Dr. White und Mr. Harrington würden gerne einmal ihre Augen untersuchen«, sagte Dr. Mahar, während er die Vorhänge beiseite zog.

Ich setzte mich im Bett auf und hörte den Anweisungen Dr. Whites zu. »Blicken Sie nur in die Ecke dort«, sagte sie und deutete in eine Ecke.

Dann untersuchte Mr. Harrington mich, und ich fragte: »Ist mit meinen Augen alles in Ordnung, Mr. Harrington?«

»Sie können mich ruhig Dave nennen«, erwiderte er. »Ich muß mir Ihre Augen noch genauer ansehen.«

Er war wirklich sehr klug. Ich wollte gar nicht wirklich wissen, ob alles in Ordnung war, ich wollte nur etwas zu ihm sagen. Als er fertig war, gingen die beiden. Dr. Mahar ging zum Fenster.

Er zog die Vorhänge beiseite, dann lehnte er sich gegen den Fenstersims. Er sah sehr ernst aus, wie er sich über sein Kinn strich.

»Fran, wir sind uns ziemlich sicher, daß es da in Ihrem Kopf zu einer abnormen Wucherung gekommen ist. Zwei Dinge sind möglich: Ablagerungen, die auf Multiple Sklerose zurückzuführen sind, oder ein Gliom, also ein Tumor. Ich werde Ihnen Decedron verabreichen lassen, das ist ein Steroid. Wir benutzen es, um die Geschwulst in Ihrem Kopf kleiner werden zu lassen.«

Er nickte bedächtig. »Wir werden diese Behandlung auf jeden Fall durchführen, so daß wir Sicherheit bekommen«, sagte er, als würde er laut denken. Ich vermochte nichts zu entgegnen, sondern starrte ihn nur an. *Multiple Sklerose!*

Ich hatte das Gefühl, als müßte ich in Tränen ausbrechen, doch ich war wie gelähmt, konnte nicht einmal mit den Augen zwinkern. Der Gedanke, Multiple Sklerose zu haben und vielleicht bald gelähmt zu sein, war mehr, als ich ertragen konnte.

Dr. Mahar war offen und direkt, aber er sprach mit sanfter, mitfühlender Stimme. »Ein Spezialist wird sich die Ergebnisse Ihrer Tests noch heute ansehen. Dann komme ich zurück, und wir sprechen noch einmal miteinander«, sagte er, bevor er ging.

In diesem Augenblick wollte ich alles stehen und liegen lassen und nur noch das bißchen Leben genießen, das mir blieb. Ich hatte mich gerade aus dem Bett erhoben, als Mr. Harrington wieder ins Zimmer trat.

»Wenn Sie noch eine Minute Zeit für mich hätten, so würde ich Ihnen gerne ein paar Fragen stellen«, sagte er.

»Also gut«, erwiderte ich mürrisch und kroch ins Bett zurück. Ich nickte oder schüttelte lediglich den Kopf, als er seine ungefähr dreißig Fragen durchging. Er fragte mich, ob ich rauche, nach meinen Trinkgewohnheiten, nach früheren Krankheiten und wie ich mich in den letzten Monaten gefühlt hatte.

Dann sagte Mr. Harrington: »Ich weiß, daß Sie sich wegen der Diagnose ernsthafte Sorgen machen, aber ich darf Ihnen versichern, daß Dr. Mahar einer der besten Ärzte auf diesem Gebiet ist. Sie sind bei ihm wirklich in guten Händen, was immer Sie auch im einzelnen haben.«

»Ich hoffe, es ist ein Gehirntumor«, brachte ich mühsam heraus.

»Nein, das hoffen Sie nicht«, erwiderte er mit ernster Stimme.

Düstere Gedanken zogen durch meinen Kopf, während ich an meine Zukunft dachte. Den Rest des Tages verbrachte ich im Bett. Eingehüllt in meine Decke, gab ich den Schwestern, die unentwegt ins Zimmer kamen, kaum eine Antwort.

Um acht Uhr abends kehrte Dr. Mahar zurück. Wieder lehnte er sich gegen den Fenstersims. So wie er die Brille trug, war mir klar, daß er eine ernste Sache besprechen wollte.

»Ich habe mit ein paar anderen Ärzten die Ergebnisse der

Computertomographie durchgesehen«, sagte er und hielt einen Moment inne. Er schaute mich direkt an. »Die Geschwulst in Ihrem Gehirn ist ein Tumor.«

Ich nickte nur.

»Es gibt zwei Möglichkeiten der Behandlung«, fuhr Dr. Mahar leise fort. »Eine ist die Operation, die andere ist die Bestrahlung.« Wieder verstummte er für einen Moment. »Ich muß Ihnen das wegen der Lage des Tumors mitteilen.«

»Wo genau liegt der Tumor?« unterbrach ich ihn.

Er holte tief Luft und sagte mit ernster Stimme: »Der Tumor liegt am Gehirnstamm, Fran, und eine Operation kann Blindheit hervorrufen oder gar zum Tod führen.«

Ich schluckte. Das mußte eine andere sein, der das alles widerfuhr! Ich blickte in eine andere Richtung. Draußen war es beinahe völlig dunkel. Ein Grollen war zu hören, als würde ein Sturm heraufziehen. Das entsprach meiner Stimmung. Ich schob meine düsteren Gedanken beiseite und kämpfte gegen die Tränen an.

»Wegen der Lage des Tumors empfehle ich keine Operation«, sagte Dr. Mahar. »Auf der anderen Seite müssen wir bei einer Strahlenbehandlung mit der größten möglichen Dosis arbeiten. Wir hoffen, daß die Bestrahlung den Tumor zerstört.«

»Sind andere Patienten gut mit dieser Bestrahlung zurechtgekommen?« fragte ich besorgt.

Dr. Mahar schüttelte den Kopf. »Mit dieser Behandlung betreten wir und Sie Neuland.« Er schaute mich mit seinen klaren, graugrünen Augen an und fuhr fort: »Aber sowohl Dr. Perrine, der Radiologe, als auch der Chirurg sind hervorragende Fachleute; sie garantieren Ihnen die beste Behandlung, die Sie bekommen können.«

Wieder verstummte er, als müsse er sich sammeln, dann fügte er hinzu: »Ich möchte, daß Sie in Ruhe darüber nachdenken, bevor Sie eine Entscheidung treffen.« Ich nickte nur, weil ich mich nicht traute, überhaupt etwas zu entgegnen, und Dr. Mahar ging hinaus. Stille erfüllte das Zimmer.

Verwirrt saß ich auf meinem Bett. Ich war allein, und ganz allein mußte ich über das Schlimmste nachdenken, das mir jemals widerfahren war. Ich zitterte vor Angst. Bilder von Rollstühlen gingen mir durch den Kopf. Bilder von einer Gehirnoperation. Bilder, wie mein Schädel rasiert und aufgebohrt wurde.

Dann dachte ich an das First Memorial Hospital, an Brookhollow, an den Unfall, an das letzte Weihnachtsfest, an die geschlossene Station. Flüchtig stellte ich mir meinen Tod vor. Mich schauderte. Zuviel war mir passiert, und viel würde mir noch widerfahren.

Plötzlich schlenderte Dr. Kamari herein und setzte sich auf einen Stuhl neben meinem Bett. »Wie geht es Ihnen heute?« fragte er. Ich entgegnete nichts. Ich saß nur da und lauschte, wie der Wind um die Fenster heulte. Ein paar Minuten saß Dr. Kamari schweigend neben mir.

Tränen traten mir in die Augen, als ich ihn schließlich anschaute und sagte: »Es ist einfach nicht fair.«

»Nein, es ist nicht fair. Sie sind noch so jung« erwiderte er. Dann herrschte Stille. Tränen liefen über meine Wangen.

Obschon wir nichts mehr sagten, entstand ein Gefühl von Anteilnahme und Verständnis zwischen uns. Ich war froh, daß mich wenigsten Dr. Kamari verstand, ohne daß ich alles erklären mußte. Ich hatte keine Worte für das, was ich dachte und fühlte. Das heißt, eigentlich dachte und fühlte ich gar nichts mehr.

In den letzten Tagen war mir im Kopf sehr leicht zumute gewesen, nun verschlimmerte sich alles wieder. Ich spürte eine große Distanz zu Dr. Kamari, zu den Dingen in meinem Zimmer, zur Welt überhaupt, so als wäre ich in eine große Seifenblase eingesperrt. »Ich fühle mich nicht wohl«, sagte ich schließlich. »Ich möchte mich hinlegen.«

»Schlaf wird Ihnen guttun, Fran«, sagte Dr. Kamari mit sanfter Stimme und schlich auf Zehenspitzen hinaus.

18

Ich konnte Dr. Mahars ernstes, hartes Gesicht im Licht des Morgens deutlich erkennen. »Ich habe mich für die Bestrahlung entschieden.« Ich verstummte zögernd, und er entgegnete zunächst nichts. »Wenigstens ist es keine Multiple Sklerose. Wenigstens habe ich eine Chance.«

Dr. Mahar beugte sich vor und strich mir über die Wange. »Wir werden unser Bestes tun, Fran«, sagte er sanft.

Den Rest des Vormittages verbrachte ich damit, Magazine durchzublättern. Es war nicht Langeweile, sondern Selbstmitleid, was mich veranlaßte, herumzulesen und mir zwischendurch die Tränen aus dem Gesicht zu wischen.

Dann schlenderte Dr. Kamari herein und fragte: »Was lesen Sie da?« Ich entgegnete nichts, sondern stammelte nur vor mich hin. Er setzte sich zu mir, bis ich wieder die Beherrschung über mich gewonnen hatte.

Dann sagte ich: »Dr. Mahar war hier.«

Er nickte. »Haben Sie Ihre Familie angerufen?«

»Nein, ich möchte noch nicht, daß sie davon erfahren«, erwiderte ich.

»Warum nicht?« fragte er.

»Ich will es einfach nicht.«

Dr. Kamari entgegnete: »Nun, ich glaube, Dr. Mahar hat sich schon mit ihnen in Verbindung gesetzt.«

»Warum?« wollte ich wissen.

»Er unterrichtet immer von sich aus die Familie. Ich halte es genauso.«

Ich war wütend, und wir sprachen nicht mehr weiter. Dr. Kamari blieb noch eine Weile und sah, wie ich weinte. Sein Gesicht war sehr ernst, als würde er jemandem zusehen, der für etwas Buße tat.

Doch als er gegangen war, wünschte ich, er würde zurückkehren. Ich wünschte seine Gesellschaft, selbst wenn er mir nicht die Antworten geben konnte, die ich haben wollte. Obschon er für mich ein Teil von Brookhollow war, spürte ich eine Art Abhängigkeit von ihm. Er hatte mir nicht geglaubt und kam sich nun offenbar schuldig vor. Er wirkte sehr angespannt. Doch sein Unbehagen vermittelte mir nicht das Gefühl eines Triumphes, sondern ließ mir nur meine Einsamkeit noch deutlicher werden.

Gegen sieben Uhr kam ein großer, sehr introvertiert wirkender Mann ins Zimmer. Er mochte ungefähr Mitte Vierzig sein. Ich hatte ihn noch nie zuvor gesehen. »Hallo, ich bin Dr. Sanders«, sagte er mit heiserer Stimme. Ich fühlte mich unbehaglich in seiner Gegenwart.

»Ich habe mir die Ergebnisse der Computertomographie angesehen. Ich bin sicher, Dr. Mahar hat Sie von den Ergebnissen in Kenntnis gesetzt. Da ist ein Tumor im Gehirnstamm, an einer sehr schwierigen Stelle. Sie könnten sich für eine Operation entscheiden. Deshalb bin ich gekommen. Operationen am Gehirn sind mein Spezialgebiet«, sagte er.

Schauder überkam mich. »Ich habe gesehen, was bei solchen Operationen passiert. Man bekommt den Kopf geschoren, dann wird einem der Schädel aufgebohrt. Und in meinem Fall ist das Risiko besonders hoch. Nein, ich lehne ab. Ich glaube nicht, daß ich mich für eine Operation entscheiden werde«, erwiderte ich.

»Nun, ich wollte Ihnen nur sagen, daß diese Möglichkeit besteht«, sagte Dr. Sanders und verließ mich dann wieder.

Eine halbe Stunde später trat eine Ärztin ins Zimmer, die ich auch noch nie gesehen hatte. »Hallo, ich bin Dr. Perrine«, sagte die Frau und schob eine grau-braune Locke ihres Haares zurück.

»Hallo«, entgegnete ich.

»Wie ich gehört habe, wollen Sie eine Bestrahlungstherapie vornehmen lassen. Und ich bin gekommen, um die Sache mit Ihnen durchzusprechen«, sagte sie freundlich. Ich hatte keine Ahnung, was eine Bestrahlung bedeutete, trotzdem erwiderte ich: »Ja, so ist es.«

»Sie werden die größtmögliche Bestrahlung über einen Zeitraum von sechs Wochen erhalten. Allerdings nicht am Samstag und Sonntag. Am Wochenende setzen wir die Therapie aus, damit sich die Gehirnzellen regenerieren können, denn es werden auch einige gesunde Gehirnzellen in Mitleidenschaft gezogen«, sagte sie.

Dann strich sie mir plötzlich über das Haar, als sie fortfuhr: »Sie haben wunderschönes Haar. Während der Behandlung werden Sie Haare verlieren, allerdings nur an den Stellen, die unmittelbar bestrahlt werden.«

Ich verzog das Gesicht.

»Es gibt Möglichkeiten, damit fertig zu werden. Sie könnten sich zum Beispiel eine Perücke kaufen.«

Tränen traten mir in die Augen. »Ich will mein Haar nicht verlieren, und ich will keine Perücke tragen. Großer Gott, ich will das alles nicht mehr!«

Dr. Perrine blickte auf; offenbar wählte sie ihre Worte mit Bedacht. »Fran, Sie müssen aber. Ich habe mir die Computertomographie angesehen und sie mit Dr. Mahar besprochen. Je früher wir mit der Behandlung beginnen, desto besser.«

Ich nickte. »Ich schätze, Sie haben recht.«

»Das ist gut, Fran. Ich werde sofort damit beginnen. Bevor ich wieder gehe, möchte ich, daß Sie mir einige Ihrer Symptome schildern.«

Ich beugte mich vor. »Es ist, als wäre ich die ganze Zeit in einer Blase eingeschlossen.«

»Das ist eine gute Beschreibung«, antwortete sie. Solch eine Entgegnung hatte ich nicht erwartet. Ich riß überrascht den Kopf zurück. *Sie hielt das für eine gute Beschreibung? Sie verstand mich?*

»Wir sehen uns bald wieder«, sagte Dr. Perrine und wandte sich ab, um zu gehen.

Obschon ich nur eine kurze Zeit mir ihr zusammengewesen war, hatte Dr. Perrine mich doch beeindruckt. Es ging mir jetzt besser, da ich wußte, daß sie sich um mich kümmern würde. Ihr profundes Wissen, die Art, wie sie sprach, und vor allem, daß sie meiner Beschreibung glaubte, verschafften mir Momente der Ruhe.

Ich schlief in dieser Nacht viel besser. Als ich erwachte, entdeckte ich meine Medikamente auf einem Tablett, aber es war keine Schwester zu sehen. »In Brookhollow hätten sie das niemals gemacht«, murmelte ich vor mich hin. »Man mußte die Medizin gewissermaßen unter Bewachung einnehmen.«

Ich hatte das immer verabscheut, aber ich war daran gewöhnt gewesen. Nun, unter viel normaleren Umständen, war ich verwirrt, was ich tun und was ich denken sollte. Ich rührte meine Medikamente nicht an, bis Becky hereinkam und ich sie fragen konnte. »Warum steht das da?«

»Das ist Ihre Medizin. Sie haben gestern abend schon geschlafen, und da habe ich Sie nicht aufwecken wollen und die Medikamente da hingestellt«, erwiderte sie.

Ich atmete auf vor Erleichterung. Die Leute begannen mich wieder wie einen ganz normalen Menschen zu behandeln. »Ich mag dieses Krankenhaus«, sagte ich lächelnd. »Soll ich die Medizin jetzt nehmen?«

»Ja, bitte. Und Sie sollten auch ans Telefon gehen«, sagte Becky.

»Ein Anruf für mich?« fragte ich. Wieder lächelte die Schwester. Ich ließ meine Medizin stehen und lief hinaus.

»Hallo«, sagte ich.

»Hallo, ich bin's«, erwiderte Steve.

»Wann kommst du? Ich kann es nicht mehr erwarten«, sagte ich.

»Fran, ich habe im Moment sehr viel zu tun. Ich rufe auch nur an, um zu hören, wie es dir geht. Du weißt ja, wie es ist, wenn man sich um alles selbst kümmern muß«, fuhr er fort. Ich entgegnete nichts. »Fran, bist du noch da?«

»Du kommst also nicht«, flüsterte ich.

»Ich kann nicht. Es tut mir leid«, erwiderte er. Ich knallte den Hörer auf die Gabel.

Ich kehrte in mein Zimmer zurück. Es war alles so langweilig. *Er kommt nicht. Früher wäre Steve jede Minute dagewesen.* Den Nachmittag über las ich Zeitschriften oder spielte mit der Fernbedienung an meinem Bett herum. Wann immer die Schwestern ins Zimmer kamen und mich etwas fragten, murmelte ich nur irgendeine Antwort.

Bei dem Besuch meiner Familie am Nachmittag hatte ich zum erstenmal nach langer Zeit wieder etwas zu lachen. Meine Schwester Eileen meinte: »Ich mag dein Outfit, Fran. Wo kann man es kaufen? Der Morgenmantel paßt sehr gut zu den grünen Stiefeln und den haarigen Beinen. Wie nennt man solch ein Outfit? Den Stadtstreicher-Look?«

Ich brach in Gelächter aus. »Wahrscheinlich nennt man es so. Und ob du es glaubst oder nicht, ich bin der einzige lebendige Mensch auf dem gesamten Flur. Ich schwöre bei Gott, daß hier kein Patient unter siebzig ist.« Dann nahm ich mir einen anderen Morgenmantel und legte ihn mir als Umhang über die Schultern.

»Das steht dir noch besser, Fran«, sagte Eileen lachend. Ich versuchte, ernst zu bleiben, aber bald lachte ich noch lauter als sie. Ich sah wirklich lächerlich aus.

Sie blieben noch eine Stunde lang, und ich genoß ihre Anwesenheit sehr. Meine Mutter meinte, wie froh alle seien, daß »ich krank war«. Ich verstand, was sie damit sagen wollte und was alle dachten. Daß ich einen Tumor hatte, war eine konkrete, beschreibbare Krankheit, etwas, bei dem man Mitgefühl entwickeln konnte. Verrückt zu sein hingegen hatte bei meiner Familie so viel Unbehagen, Scham und Unverständnis ausgelöst.

Diese dunklen Gefühle waren nun alle verschwunden. Liebe, Lachen und Sorgen waren an ihre Stelle getreten. Bevor sie gingen, küßten und umarmten sie mich, und dann reichte mir meine Mutter noch eine Tüte mit rotgestreiften Bonbons. Für gewöhnlich haßte sie es, wenn ich solche Süßigkeiten aß.

Wir hätten ein perfektes Bild abgegeben, die Versöhnung einer Familie, wenn auch mein Vater dagewesen wäre. Aber er blieb mir fern, und ich kannte den Grund. Er hatte noch immer Schwierigkeiten zu akzeptieren, was seiner lebenslustigen, gesunden Tochter widerfahren war.

Nachdem sie gegangen waren, begriff ich aber, daß es eigentlich schlimm war, wenn ein Tumor der Grund für ein neues Verständnis füreinander sein mußte. Einige meiner unbehaglichen Gefühle ihnen gegenüber blieben trotz ihrer Entschuldigungen bestehen. Obschon ich ihnen viel zugemutet hatte, hatte auch ich viel durchmachen müssen, weil sie mir nicht zugehört und nicht geglaubt hatten. Einiges von dem, was passiert war, war auch ihre Schuld gewesen. So sehr ich es auch versuchte, ich konnte die letzten Monate nicht verdrängen.

Wie ich so dalag und meinen Gedanken nachhing, wurde ich immer aufgebrachter, bis ich in Tränen aufgelöst war. Ich machte ihnen Vorwürfe und machte ihnen doch keine Vorwürfe. Ich haßte sie und haßte sie doch nicht. Ich verstand sie und verstand sie dann doch nicht. Ich wollte, daß sie mich wieder besuchten, und dann wollte ich, daß sie lieber wegblieben. Ich wollte alles vergessen, doch ich wußte, ich würde mich immer an diese Zeit erinnern.

In der Nacht hatte ich sehr lebhafte Träume. Ich träumte aber nicht von Brookhollow oder meiner Familie, sondern von Strahlen, von geschorenen Schädeln, von Schmerzen und vom Tod. Als ich zitternd erwachte, wußte ich zunächst nicht, wo ich mich befand. Erst als ich mich umschaute, begriff ich, daß ich im St.-Elisabeth-Hospital war. Ich hatte das Gefühl fliehen zu müssen, einem Schicksal entfliehen, auf das ich keinen Einfluß hatte. Während ich verzweifelt darüber nachdachte, entschied ich mich, daß es keine wirkliche Möglichkeit zur Flucht gab. Langsam fand ich in den Schlaf zurück.

Am nächsten Morgen lag ich da und beobachtete, wie das Licht durch die Bäume schien. Dr. Mahar kam herein. »Am Mittwoch werden wir mit der Bestrahlung beginnen«, sagte er mit ernster Stimme. »Und da es sich um einen sehr seltenen Tumor handelt, möchte ich Sie besonders im Auge behalten. Deshalb möchte ich, daß Sie während der Behandlung im Krankenhaus bleiben. Wenn irgend etwas Außergewöhnliches passieren sollte, ist dann immer jemand in der Nähe, der damit umzugehen versteht.«

»Ich soll sechs Wochen hier im Krankenhaus bleiben? Es gibt hier nichts zu tun und niemanden, mit dem ich mich unterhalten kann«, erwiderte ich niedergeschlagen. Ich hätte ihn am liebsten angefleht, nach Hause gehen zu dürfen, aber es hatte keinen Sinn; also willigte ich ein zu bleiben.

Kurz nachdem Dr. Mahar gegangen war, klopfte Becky an die Tür. »In einer halben Stunde haben Sie einen Termin mit den Leuten von der Strahlentherapie. Also müssen Sie sich jetzt anziehen«, sagte sie. Ich fragte nicht nach dem Grund für diesen Termin; ich hatte es aufgegeben, irgendwelche Antworten erhalten zu wollen, und tat, was man von mir verlangte.

Draußen zu sein, hob meine Stimmung nicht mehr so, wie es das noch in Brookhollow getan hatte, obschon es ein sehr sonniger Februartag war. Der Pfleger schob den Rollstuhl nicht zu einem Krankenwagen, sondern zu einem kleinen Transporter. Er öffnete ein Fach an der Seite und fuhr eine Rampe aus. *Genau das, was ich jetzt brauche! Ich werde wie eine Invalide behandelt.*

Der Pfleger fuhr den Rollstuhl rückwärts auf die Rampe, dann stellte er ihn fest und legte einen Sicherheitsgurt um mich. Ich war froh, daß das nicht zu Hause vor meiner Tür passierte. Ich wäre gestorben, so peinlich war mir diese Prozedur.

Wir hatten bald unser Ziel erreicht. Dr. Perrine schob meinen Rollstuhl, sobald wir das Gebäude betreten hatten. »Wie geht es Ihnen heute?« fragte sie freudig, als sie die Tür des Zimmers schloß, in das sie mich hineingeschoben hatte.

»Gut«, erwiderte ich niedergeschlagen.

»Nun, richtig gut geht es Ihnen sicherlich nicht«, widersprach sie mir. »Das sehe ich Ihnen an.« Ich nickte nur.

»Fran, wir wissen alle, wie Sie sich fühlen, und doch dürfen Sie den Mut nicht verlieren.« Wieder nickte ich nur stumm. Dr. Perrine legte einen Schalter um und sagte: »Kommen Sie, Fran, ich möchte Ihnen den Tumor zeigen.«

Sie schob drei Negative vor ein helles Licht, das sie gerade angeschaltet hatte. Auf jedem der Negative war mein Gehirn aus verschiedenen Perspektiven zu sehen.

»Das ist mein Gehirn?« fragte ich.

»Das ist Ihr Gehirn, und da liegt der Tumor«, erwiderte sie. Ich hatte etwas Großes erwartet, aber wenn ich nicht genau hingeschaut hätte, dann hätte ich den Tumor mit Sicherheit übersehen. Der Tumor war nicht größer als ein Fingernagel.

»Aber der Tumor ist so klein«, sagte ich erstaunt.

»Aber groß genug, um eine Menge Unheil anzurichten, Fran. Wie Sie ja auch erfahren mußten.«

Dann nahm Dr. Perrine eine kleine quadratische Platte, die so aussah, als hätte man in die Mitte eine Träne aus Metall eingesetzt. Es war auch ein kleines Loch zu sehen, das ein wenig größer war als ein halber Dollar.

»Das ist eine der Platten, die wir eigens für Sie angefertigt haben. Während der Bestrahlung werden wir eine an jeder Seite Ihres Kopfes anbringen. Wir benutzen sie dazu, die Strahlen zu bündeln und gleichzeitig, um die Zellen um den Tumor herum zu schützen«, sagte die Ärztin.

Sie legte die Metallplatte hin und brachte eine Apparatur zum Vorschein, die mich an die Kopfbedeckung während der Computertomographie erinnerte. »Das hier wird dafür sorgen, daß Ihr Kopf während der Bestrahlung in der richtigen Position bleibt. Legen Sie sich einmal auf den Bauch, und Sie werden es selbst sehen.«

Sie legte die Kopfbedeckung auf den Tisch. Ich schob meinen Kopf hinein. Dr. Perrine berührte eine Stelle über meinen Ohrläppchen und sagte: »Genau an dieser Stelle werden wir die Bestrahlung einsetzen. Hier werden Sie auch Ihr Haar verlieren, aber Sie werden das mit den anderen Haaren überdecken können.«

»Das ist schön«, entgegnete ich.

Dann half die Ärztin mir aufzustehen und mich in den Rollstuhl zu setzen. »Nun möchte ich Ihnen noch zeigen, wo wir die Behandlung vornehmen werden«, meinte sie.

Wir begaben uns in einen Raum auf der anderen Seite der Empfangshalle. An der Tür war ein Warnschild angebracht. Im Innern war alles makellos sauber; eine große Apparatur stand da. Ich hätte mit solchen Anblicken vertraut sein müssen, aber das war ich nicht.

Ich starrte die Maschine an und zitterte. Dr. Perrine schob einen Hocker an einen Tisch an der Maschine und sagte: »Kommen Sie und schauen Sie es sich genau an; dann haben Sie weniger Angst davor.«

Zögernd trat ich näher.

»Die Behandlung selbst wird nicht länger als fünf Minuten am Tag dauern. Und Sie dürften überhaupt nichts spüren«, sagte sie. Das erleichterte mich nicht sonderlich. Ich hatte das Warnschild an der Tür noch vor Augen.

»Haben Sie irgendwelche Fragen?« Dr. Perrine schaute mich freundlich an. Ich hatte eine Million Fragen, aber im Moment brachte ich nichts heraus.

»Nein«, sagte ich nur.

»Dann sehen wir uns am Mittwoch«, erwiderte Dr. Perrine.

Zurück im Krankenhaus legte ich mich sofort ins Bett. Viele Gedanken gingen mir durch den Kopf. Mitten in der Nacht wachte ich schreiend auf. Schweiß stand mir auf der Stirn. Mein Herz pochte wie wild. Bilder meines Alptraums rasten durch meine Gedanken.

Ich strich mir mit den Fingern durch das Haar, um zu sehen, ob es noch da war. Dann stand ich auf und blickte in den Spiegel. Als ich feststellte, daß mein Kopf noch unversehrt war, legte ich mich zwar beruhigt wieder hin, konnte aber nicht mehr einschlafen. Angst erfüllte mich. Etwas mochte passieren, während ich schlief, oder ich könnte weitere Alpträume haben. Ich konnte keine Alpträume mehr gebrauchen – ich lebte in einem einzigen langen Alptraum.

Ich hüllte mich in meinen Morgenmantel ein, setzte mich in einen Stuhl und wartete darauf, daß es Morgen wurde. Das Mondlicht drang durch das Fenster und schien auf mein Gesicht. Unwillkürlich traten mir Tränen in die Augen. *Wer bin ich? Was geschieht mit mir? Werde ich jemals wieder von alledem frei sein?* Reglos verharrte ich einige Stunden so.

Um halb acht am Morgen wurde der Rollstuhl vor mein Zimmer geschoben, damit ich zur Bestrahlung gebracht werden konnte. Der Pfleger begleitete mich bis in den Vorraum der Strahlentherapie.

Wieder war ich der Sonderling in einer Gruppe. Ich spürte, daß alle mich anschauten. *Ich sollte wirklich eine tolle Geschichte für die Leute hier erfinden.* Ich wollte mich schon an die Frau neben mir wenden und ihr etwas erzählen, als Dr. Perrine auftauchte.

Sie wandte sich mir freundlich zu, hob mein Kinn und sagte: »Sie haben ein hübsches Gesicht.« Ich verstand ihre Bemerkung so, daß die Bestrahlung mein Gesicht verunstalten würde. Ich wäre am liebsten fortgelaufen. Ich erwiderte nichts, sondern begann vor Furcht zu zittern.

Dr. Perrine führte mich in das Zimmer mit dem Warnschild an der Tür. »Es wird gleich jemand kommen«, sagte sie und verschwand. Ich begann mich im Raum umzusehen. Der Raum war zwar weiß und steril, aber keineswegs furchterregend. Ich verstand überhaupt nicht, warum er mir beim ersten Mal soviel Angst eingejagt hatte. Ich faßte wieder Mut. Gerade rechtzeitig, denn im nächsten Moment betraten die Röntgenassistentinnen den Raum.

Sie halfen mir, die richtige Position zu finden, dann schoben sie meinen Kopf hin und her. Ein wenig höher, ein Stück zur Seite. Dann sagte eine von ihnen: »Und nun dürfen Sie sich nicht mehr bewegen.«

In Wahrheit war ich so verängstigt, daß ich nicht einmal mehr wagte zu atmen. Dann strichen und schoben sie mein Haar zurück. »Aber bitte nicht abschneiden«, bemerkte ich halb im Scherz, während sie meinen Kopf mit irgend etwas markierten. Dann ließ man mich allein.

Ein paar Minuten später kehrte ein dunkelhaariges Mädchen zurück, um meinen Kopf ein wenig zu verschieben. »Nicht mehr bewegen«, sagte sie dann. Nachdem sie gegangen war, hörte ich ein leises surrendes Geräusch. Als es aufhörte, kamen die Assistentinnen zurück.

»Sie können nun aufstehen«, sagte das dunkelhaarige Mädchen.

»Das war alles. Es ist vorbei?« fragte ich.

»Ja, das war alles.«

»Verdammt, das war ja gar nichts«, erwiderte ich erstaunt. Ich hatte aufblitzende Lichter und einen ohrenbetäubenden Lärm erwartet.

»Bitte waschen Sie Ihr Haar in den nächsten Tagen nicht, so daß wir die Markierungen wiederfinden können«, sagte die eine Assistentin.

Ich nickte.

In meinem Zimmer im St.-Elisabeth-Hospital sah ich mir zuerst einmal mein Haar an. Es war noch da. »Ich habe noch keine Haare verloren«, murmelte ich. Doch ich wußte, daß das nicht so bleiben würde und daß noch schlimmere Dinge auf mich zukamen.

Als am Abend das Tablett mit dem Essen gebracht wurde, nahm ich heimlich und ohne Zögern das kleine Steakmesser und legte es in die Schublade neben meinem Bett. »Nur für den Fall, daß ich es nicht mehr aushalte«, murmelte ich vor mich hin.

Am nächsten Morgen hatte ich mich entschlossen, es nicht so weit kommen zu lassen. Ich wollte in mein normales Leben zurückkehren, also würde ich mit Dr. Mahar darüber reden, meine Therapie abzubrechen. Dann konnte ich nach Hause gehen und wieder von vorne anfangen. Ich dachte nicht daran, was mein Entschluß für eine Reaktion auslösen würde.

Während ich auf meinen Rollstuhl wartete, freute ich mich darüber, daß dies vielleicht meine letzte Behandlung war. Im Röntgenlabor fragte ich Nancy, eine Assistentin, was geschehen würde, wenn ich nun mit der Therapie aufhören würde.

»Die ganze Arbeit, die bisher geleistet worden ist, wäre umsonst gewesen, und der Tumor wäre immer noch da«, erwiderte Nancy.

»Und würde sich mein Zustand verschlimmern?, fragte ich.

»Das kann man nicht wissen, Fran. Sie sollten auch nicht über solch unverantwortliche Dinge nachdenken. Es gibt keine einfachen Lösungen«, sagte sie ernst. »Doch Sie denken hoffentlich nicht wirklich daran, die Behandlung abzubrechen?«

»Nein, ich wollte es nur wissen«, erwiderte ich und schob den Gedanken wieder beiseite, all diesem Elend auf diese Weise ein Ende zu machen. Ich mußte die Behandlung wohl oder übel fortsetzen.

Als ich aufgerufen wurde, versuchte ich mich zu entspannen. Ich scherzte sogar mit den Assistentinnen, als sie meinen Kopf in die richtige Position für die Bestrahlung brachten und mein Haar zurückstrichen. Nach der Bestrahlung erkundigte ich mich, ob ich meine Haare waschen dürfte. Ich war hocherfreut, als es mir gestattet wurde.

»Waschen Sie Ihren Kopf nur an den Seiten nicht«, sagte die Assistentin. Ich nickte. Das war immerhin besser, als das Haar gar nicht zu waschen.

Im St.-Elisabeth-Hospital ließ ich den ganzen Flur wissen, daß ich meine Haare waschen durfte. Dieses winzige Privileg gab mir wieder Hoffnung, und ich tanzte über den Flur zum Bad hinüber. Die Krankenschwestern wußten nicht, warum ich so herumtanzte und warfen mir amüsierte Blicke zu. Daß ich mein Haar waschen durfte, bedeutete für mich, wieder ein ganz normaler Mensch zu sein. Es war ein kleines, positives Zeichen.

Nachher legte ich mich in einen Sessel und wartete auf Dr. Mahars Visite. Stunden später wartete ich immer noch. Ich begriff nicht, warum er nicht gekommen war. Für gewöhnlich kam er am Vormittag. Ich fragte die diensthabende Schwester nach ihm.

»Dr. Mahar hat seine Visite schon gemacht und ist gegangen«, sagte sie. Seltsamerweise gefiel mir der Gedanke, daß er mich einfach ausgelassen hatte. Das war ein weiteres gutes Zeichen, und ich fühlte mich gleich besser.

Als ich mich am nächsten Morgen hingegen ins Bad begab, um mich für die Bestrahlung fertig zu machen, bekam ich einen gewaltigen Schrecken. Mein Spiegelbild jagte mir Angst ein. Das Gesicht, das mich anstarrte, sah aufgedunsen aus. Ich hatte zudem tiefe Schatten unter den Augen und einen dunklen Haarflaum über der Oberlippe, was mich noch schrecklicher aussehen ließ. Ich versuchte, mir einzureden, daß ich nur so wirkte, weil ich müde war. Wenn ich mich gewaschen und Make-up aufgelegt hatte, würde ich mich wieder völlig normal fühlen. Aber ich hatte mich geirrt.

Am späten Vormittag war ich wieder bei der Strahlentherapie. Die Assistentin brachte meinen Kopf in die richtige Position, dann fing sie an, in meinem Haar herumzuwühlen.

»Haben Sie Ihre Haare gewaschen?« fragte eine der Assistentinnen.

»Ja, warum?« erwiderte ich.

»Ich kann die Markierungen nicht mehr finden. Wir müssen erneut Markierungen anbringen. Sie dürfen Ihre Haare nicht mehr waschen«, sagte sie.

»Ich werde mein Haar auch weiterhin waschen«, widersprach ich. Dann hörte ich ein seltsames, schnippendes Geräusch.

»Was tun Sie da?«

»Wir müssen Ihr Haar ein wenig schneiden, damit wir die Markierungen richtig anbringen können«, erhielt ich zur Antwort.

»Davon haben Sie mir nichts gesagt.« Tränen traten mir in die Augen.

»Wieviel schneiden Sie mir denn ab?«

»Nicht viel. Außerdem wird Ihr anderes Haar die Stellen überdecken«, sagte die Assistentin.

»Mein Haar!« Sie fingen an, an beiden Seiten meines Kopfes irgendwelche Markierungen anzubringen.

»Es wird nicht weh tun«, sagte eine der Frauen.

Zum letzten Mal wurde mein Kopf in die richtige Position geschoben, bevor die Behandlung begann.

Als Dr. Mahar mich aufsuchte, stand ich vor dem Schwesternzimmer und war den Tränen nahe.

»Wollen wir miteinander reden?« fragte er.

»Gerne«, erwiderte ich. Wir begaben uns in das Besprechungszimmer.

»Man hat irgendwelche Markierungen an meinem Kopf angebracht«, sagte ich mit heiserer Stimme.

»So?«

»Und man hat mir das Haar geschnitten«, fügte ich hinzu.

»Darf ich die Stellen einmal sehen?« fragte Dr. Mahar.

Ich schob mein Haar zur Seite. »Das sieht wirklich nicht so schlimm aus, Fran«, sagte er.

»Ich finde es aber schlimm«, erwiderte ich. Plötzlich spürte ich ein eigentümliches Gefühl im Magen. Ich dachte, ich müßte mich übergeben. In meinem Kopf pochte es, und ich fühlte mich sehr schwach. »Mir geht es nicht gut. Darf ich jetzt auf mein Zimmer?«

»Wenn Sie wollen«, erwiderte er.

Ich glaubte schon, es nicht bis zu meinem Zimmer zu schaffen, aber schließlich gelang es mir. Das schäbige alte Bett war mir nie so einladend vorgekommen. Vorsichtig legte ich mich auf den Bauch. Doch in dem Moment, in dem ich ruhig lag, meinte ich, das Bett begänne zu wanken. Ich hielt mich an den Seiten fest, um nicht herunterzufallen.

»Was ist los?« murmelte ich vor mich hin. Nach ein paar Minuten hörte das Beben auf. Ich erhob mich und steuerte auf das Bad zu. Ich steckte mir einen Finger in den Hals, aber es kam nichts heraus. *Ich werde mich gleich besser fühlen.* Ich steckte mir den Finger tiefer in den Hals, und dann erbrach ich mich. Doch ich fühlte mich immer noch nicht wohler. Ich legte mich sofort wieder ins Bett.

Nach jeder Behandlung begann ich mich schlechter und schlechter zu fühlen. Ich versuchte, nicht die Hoffnung zu verlieren, aber es fiel mir alles andere als leicht. Ich hatte geglaubt, all meine Schwierigkeiten wären ausgeräumt, als sie entdeckten, daß ich nicht verrückt war. Doch wie wenig wußte ich von dem, was jetzt erst begann.

Wenige Tage später verschlechterte sich alles noch weiter. Auf dem Weg zur Dusche blieb ich vor dem Spiegel stehen. »Was ist bloß los?« murmelte ich. Ich kniff mich in die Wangen, damit ich ein wenig normaler aussah.

So wirkte mein Gesicht runder und gesünder. Ich verzog den Mund so, als würde ich jemanden küssen. *Was ist mit meinen hohen Wangenknochen geschehen? Ich sehe wie ein Hamster aus.*

Ich wischte mir ein paar Tränen aus den Augen, dann schob ich das Haar zur Seite und entdeckte nicht nur die Markierung, sondern auch eine kahle Stelle. *O großer Gott!* Ich wurde beinahe hysterisch. Ich hatte nicht nur Wangen eines Hamsters, sondern bekam auch noch eine Glatze.

Ich eilte in die Dusche und wusch meine Haare. Bald merkte ich, daß mir ganze Haarbüschel ausfielen. Ich versuchte es zu ignorieren, doch da fiel ein riesiges Büschel auf den Rand der Wanne. Ich erstarrte, meine Augen weiteten sich. »Meine Haare!« schrie ich. Da fiel ein weiteres Büschel in die Wanne.

Ich stellte die Dusche ab und stürzte vor den Spiegel. Ich war voller Angst und zitterte. Ich schob mein Haar beiseite, um mir das Unheil anzusehen. »Nein!« schrie ich vor Entsetzen. Ich war kahl wie ein Babypopo.

Ich weinte hemmungslos. Dann setzte ich mich auf die Toilette und versuchte, mich zusammenzureißen. *Ich will nach Hause! Ich will, daß das alles aufhört. Das geschieht alles nicht wirklich. Ich bin eine fette, häßliche Frau mit dicken Hamsterbacken geworden. Wie kann ich mich so noch sehen lassen. Steve! Mein Gott, Steve! Er wird sich niemals wieder in meine Nähe trauen. Warum passiert das ausgerechnet mir!*

Hastig zog ich mir einen Bademantel über und lief zum Telefon. Ich wählte Steves Nummer.

»Hallo?« sagte ich.

»Hallo«, erwiderte Steve.

»Ich habe versucht, dich anzurufen, wo bist du gewesen?« fragte ich.

»Ich habe gearbeitet«, entgegnete er.

»Es ist so viel passiert, Steve. Ich brauche dich so«, sagte ich.

»Was ist passiert?« wollte er wissen.

»Ich habe mit der Bestrahlung begonnen, und nun habe ich bald eine Glatze. Mein Gesicht ist aufgedunsen, ich habe immer noch den Tumor, und ich weiß nicht, was die Zukunft bringen soll.«

»Wenn du eine Glatze bekommst, werden wir nicht mehr Lockenköpfchen zu dir sagen können. Das ist alles. Fran, du hast eine gute Zukunft vor dir. Du mußt nur daran glauben.«

Ich fing an zu weinen und sagte: »O Steve, ich weiß nicht, was ich tun soll. Ich bin so durcheinander.«

»Du weißt genau, was du tun mußt. Du mußt lächeln und durchhalten. Du wirst wieder gesund werden. Hör zu, Fran, ich muß jetzt gehen, aber laß wieder von dir hören.«

Schluchzend hängte ich ein.

Ich legte mich auf mein Bett und schlief sofort ein. Ein paar

Stunden später erwachte ich zitternd und war völlig außer Atem. Ein paar Minuten lang wußte ich nicht, wo ich war. Zuerst glaubte ich, zu Hause zu sein; Brookhollow und der Tumor waren nur ein böser Traum gewesen. Aber dann strich ich mir durch das Haar und ertastete die kahlen Stellen. Mein Magen zog sich zusammen. Ich begann mich hin und her zu wälzen.

Ich vergaß schnell, was mich aufgeweckt hatte. Die Angst vor der Wirklichkeit holte mich ein. Ich wußte nicht, wie ich wieder ein normales Leben führen oder wie es überhaupt weitergehen sollte. Ein Schauer durchlief meinen Körper.

Niemals zuvor war ich mir so allein vorgekommen und hatte so viel Angst gehabt. Wieder zog sich mein Magen zusammen. Ich wollte mit Dr. Mahar sprechen, ich wollte, daß meine Familie kam, ich wollte, daß irgend jemand mir Gesellschaft leistete. Mein Magen verkrampfte sich. *Ich will, daß das alles aufhört! Ich halte es nicht mehr aus!* Mir wurde übel, und ich stürzte ins Bad.

In der Finsternis kniete ich vor der Toilette. Meine Angst vor dem Leben war noch nie so groß gewesen. Ich quälte mich hoch, um das Licht einzuschalten.

Plötzlich begriff ich die Wahrheit. *Ich hatte nur mich selbst. Ich war die einzige, die mich kannte und die sich um mich kümmerte. Jeder andere schob mich nur herum, stellte mir Fragen und ging mir auf die Nerven.* Ich schrie hysterisch und schüttete mir Wasser ins Gesicht.

Wenn es so etwas wie ein Wunder gab, dann sollte es bitte jetzt stattfinden. Ich wollte, daß alle Erinnerungen und Gedanken fortgewischt wurden. Aber natürlich geschah kein Wunder. Niemand kam. Niemand war da, um mir zu helfen. Ich war vollkommen erschöpft und kroch auf den Knien zu meinem Bett zurück. Das Leben erschien mir nicht mehr lebenswert zu sein. Nichts würde wieder so sein wie zuvor.

Beinahe instinktiv griff ich nach der Schublade neben meinem Bett und ertastete das Messer, das ich dort vor einiger Zeit versteckt hatte. *Du darfst es nicht tun, Fran.* Ich saß da und starrte dumpf vor mich hin.

Du bist nicht verrückt, Fran. Warum hören sie dir nicht zu? So viele Dinge stimmen mit dir nicht. Dein Leben hat ohnehin keinen Wert mehr. Ich schnitt mir ins Handgelenk. *Du dumme Gans,* verfluchte ich mich selbst. *Nicht einmal das machst du richtig.* Ich hatte mir einen Schnitt an der Hand beigebracht. Ein dünner blutiger Strich war an der Stelle zu sehen. *Du willst nicht sterben, Fran. Sonst hättest du es richtig gemacht oder würdest es noch einmal versuchen.* Schluchzend legte ich mich wieder hin und schlief ein.

19

Als Dr. Mahar am nächsten Morgen zur Visite kam, nahm er meinen Arm, um mir den Blutdruck zu messen.

»Au!« rief ich. Der Schrei drang mir über die Lippen, ohne daß ich es verhindern konnte.

»Was ist das, Fran?« fragte er und strich über den langen roten Riß an meinem Handgelenk.

»Es ist nichts«, erwiderte ich und zog die Hand zurück. »Ich möchte nicht darüber reden.«

Er starrte mich nur an, dann erhob er sich und ging. Ein paar Stunden später bekam ich überraschend Besuch: Dr. Scott Keogan trat in mein Zimmer.

»Lange nicht gesehen. Wie geht es Ihnen?« fragte ich.

»Das sollte ich Sie fragen. Wie fühlen Sie sich, Fran?« erwiderte er. »Dr. Mahar macht sich Sorgen um Sie. Er hat mich nach seiner Visite heute morgen angerufen. Er sagte, Sie zeigten Anzeichen einer akuten Depression. Kann ich Ihnen irgendwie helfen? Möchten Sie mit mir darüber reden?« Er schaute mich durchdringend an.

»Ich denke, es ist alles in Ordnung mit mir«, erwiderte ich matt und strich mir mit der Hand über die Stirn. Dr. Keogan setzte sich. Vorsichtig nahm er meine Hand und besah sich den blutigen Kratzer. »Das ist ein Schnitt. Fran, was denken Sie über den Tumor? Haben Sie Schwierigkeiten, damit fertig zu werden?« fragte er.

»Ja.« Ich zögerte. »Wissen Sie, daß ich während der ganzen Behandlung im Krankenhaus oder in einem Pflegeheim bleiben soll? Das sind sechs lange Wochen! Schauen Sie sich um; man kann nichts anderes tun, als herumzuliegen und nachzudenken. Ich habe niemanden, mit dem ich reden kann.«

»Ich weiß«, erwiderte Dr. Keogan.

»Ich habe schreckliche Angst vor alledem. Was wird geschehen? Wie kann ein so kleiner Tumor soviel Schaden anrichten? Werde ich jemals wieder so wie früher sein? Meine Haare fallen mir aus. Ich verstehe das alles nicht. Warum läßt man mich nicht in Ruhe?«

»Fran, wir machen uns alle Sorgen um Sie. Dr. Mahar meint, sie benähmen sich, als hätten Sie eine ernste Depression.«

»Ich verstehe das nicht.«

»Nun, Dr. Mahar denkt, Sie wirken verwirrt und höchst unglücklich.«

»Einen Moment, Dr. Keogan, wollen Sie sagen ...« Ich hielt inne und dann schrie ich: »Ich bin nicht verrückt, ich habe einen Tumor! Stimmt das etwa nicht?«

Dr. Keogan erwiderte: »Die Tatsache, daß Sie einen Tumor haben, die Strahlenbehandlung und die Medikamente, das alles führt bei Ihnen zu einer akuten Depression. Aber, Fran, Sie sind nicht verrückt.«

»Ich verstehe das alles nicht«, sagte ich zögernd. »Ich habe Angst.«

Er lächelte. »Wir können später darüber reden, Fran. Es wäre auch leichter, wenn Sie nach Brookhollow zurückkehren würden, dann könnten wir öfter miteinander sprechen.«

»Nach Brookhollow«, wiederholte ich und dachte nach. »Ich bin nicht verrückt, haben Sie gesagt. Warum sollte ich dann wieder nach Brookhollow gehen?«

Dr. Keogan erwiderte: »Sie sind nicht verrückt, aber der Tumor beeinflußt Ihr Verhalten. Im St. Elisabeth ist man nicht auf Patienten eingerichtet, die eine akute Depression aufweisen. Sie haben nicht das Wissen und das Personal, um solche Menschen zu behandeln. Wir in Brookhollow ...«

»Ich verstehe das nicht. Mir gefällt es hier nicht, aber Brookhollow hasse ich. Warum kann ich nicht einfach nach Hause gehen?« fragte ich. »Was glauben Sie, sollte ich tun?«

»Ich denke, Sie sollten für einige Zeit nach Brookhollow zurückkehren. Wir können Ihnen dort besser helfen. Wenn Sie depressiv sind oder sich einfach unglücklich fühlen, dann können wir dort leichter mit Ihnen arbeiten. Und Sie haben doch auch Freunde in Brookhollow.«

Er strich mir über die Hand. Ich zog meine Hand zurück und starrte auf die Wunde.

Habe ich das wirklich selbst getan?

Ein langes Schweigen trat ein. »Also gut«, sagte ich. »Brookhollow?« wiederholte ich für mich selbst, nachdem er gegangen war. Ich war erstaunt, daß ein Ort, von dem ich so gerne geflohen wäre, nun eine Art Zuflucht für mich werden sollte.

Stunden später dachte ich über meine Entscheidung nach.

Brookhollow? Das war eine Klinik für Verrückte. Aber wenigstens konnte ich mich da anziehen und brauchte nicht Tag und Nacht in einem winzigen Zimmer zu liegen und darauf zu warten, daß meine Familie mich besuchte. Es war hier im St. Elisabeth so langweilig. In Brookhollow wären Patienten in meinem Alter, mit denen ich reden konnte. Vielleicht würde ich dorthin gehen. Ich könnte dann sogar spazierengehen oder einkaufen und fernsehen. Aber was würden die Leute denken?

Immer wieder dachte ich die Sache durch. *Ich werde gehen. Vielleicht auch nicht. Dr. Mahar hat gesagt, man hätte mich dort niemals einweisen dürfen. Aber warum meint er dann jetzt, daß ich zurückkehren sollte? Das Essen ist in Brookhollow besser, und ich mag Dr. Keogan. Aber Dr. Mahar ist mir auch sympathisch, und die Schwestern sind hier netter. In Brookhollow dürfte ich aber nach draußen gehen. Also werde ich doch zurückkehren. Aber dort ist Lydia. Nein, ich weiß einfach nicht, was ich tun soll.*

Später kam Dr. Kamari vorbei. »Am Freitagnachmittag wird in Brookhollow ein Bett frei.«

»Ich weiß nicht, ob ich zurückkehren soll. Vielleicht breche ich auch die ganze Behandlung ab«, erwiderte ich.

Er schaute mich stirnrunzelnd an. »Wie bitte?«

»Ich will nach Hause«, sagte ich.

»Nach der Behandlung dürfen Sie nach Hause gehen«, entgegnete er.

»Aber ich will jetzt nach Hause gehen.«

»Wenn Sie nach Brookhollow kommen, kann ich Ihnen eine Bescheinigung ausstellen, und dann dürfen Sie zu Besuch nach Hause. Ich halte das für eine bessere Lösung«, meinte er.

»Das ist nicht dasselbe«, sagte ich.

»Aber, Fran, wenn Sie jetzt die Behandlung abbrechen, dann werden Sie ganz krank werden, und wahrscheinlich werden Sie mit einer viel schlechteren Prognose ins Krankenhaus zurückkehren. Wenn Sie jedoch die Behandlung weiterführen und auf sich achtgeben, dann können Sie vielleicht nach Hause gehen und später auch dort bleiben.«

»Ich will weder hier im Krankenhaus bleiben noch nach Brookhollow gehen«, widersprach ich ihm. »Es gibt so viele Dinge, die ich tun muß.«

»Diese Dinge können Sie später immer noch tun«, erwiderte Dr. Kamari. »Nichts ist so wichtig wie Ihre Gesundheit. Wir reden hier über Ihr Leben. Ich verspreche Ihnen, von Brookhollow aus dürfen Sie zu Besuch nach Hause und können dann von dort all diese Dinge regeln.« Er gab sich diplomatisch.

Ich schwieg einen Moment. Ich begriff, daß ich gegen ihn nicht gewinnen konnte. Mit heiserer Stimme antwortete ich schließlich: »Wenn Sie versprechen, daß ich zu Besuch nach Hause darf, werde ich nach Brookhollow zurückkehren.«

»Schön!« Er preßte die Lippen aufeinander und machte für einen Augenblick ein grimmiges Gesicht. »Sie sind eigentlich auch nie wirklich aus Brookhollow entlassen worden.« *War das eine Drohung?* fragte ich mich.

»Was wollen Sie damit sagen?« fragte ich.

»Nichts Besonderes. Sie sind nie wirklich entlassen worden, das ist alles.« Dr. Kamari entspannte sich wieder; sein Gesicht nahm weichere Züge an. »Wir können Sie allerdings nicht zwingen zurückzukehren, Sie müssen freiwillig kommen. Es ist auch besser so.«

Ich fragte mich, ob man mich hereingelegt hatte. Aber Dr. Kamari wirkte so ehrlich besorgt, daß ich diesen Gedanken beiseite schob.

Dann verließ Dr. Kamari mich, und ich ließ mir alles noch einmal durch den Kopf gehen. Ich war froh, daß er mich zu einer Entscheidung gedrängt hatte, denn ich wußte nicht, was ich tun sollte. Ich war vollkommen durcheinander.

Um sechs Uhr am Abend besuchte meine Familie mich; sogar mein Vater war gekommen. Sie wollten alle die Markierungen an meinem Kopf sehen und zeigten sich sehr erstaunt. Viele Fragen stellten sie mir über die Strahlenbehandlung und den Tumor. Ich hatte keine Ahnung, wie ich alles beantworten sollte.

Es war, als geschehe das alles nicht mir, sondern jemand anderem. Die Aufmerksamkeit, die ich erhielt, verwirrte mich. Sie waren so nett zu mir, als wäre ich ein höchst schwächlicher Mensch und könnte jeden Moment zusammenbrechen. Mich schauderte, und ich versuchte an andere Dinge zu denken.

Connie war die erste, die etwas sagte, das mich wirklich interessierte: »Morgen trifft sich die ganze Familie mit Dr. Mahar«, sagte sie.

»Warum?« fragte ich.

»Ich weiß nicht«, erwiderte sie.

»Wie kann er es wagen …« *Er hat darüber nie ein Wort zu mir gesagt. Ich will nicht, daß meine Familie miteinbezogen wird.* Ich hielt inne, dann fügte ich hinzu: »Bin ich auch eingeladen?«

»Ich schätze, du kannst auch kommen, wenn du willst«, entgegnete Connie. »Wir sprechen nur über deinen Gesundheitszustand, denn wir machen uns große Sorgen.« Connie biß sich auf die Lippen. »Und wir möchten alles für dich tun, was dir nützt, Fran. Die Ärzte wissen, was gut für dich ist.«

»Ich werde auf jeden Fall auch kommen. Wann trefft ihr euch?« fragte ich.

»Um ein Uhr.«

Später änderte ich meine Meinung und entschied mich dafür, doch nicht zu diesem Treffen zu gehen.

Wir wechselten das Thema. Sie hatten mitbekommen, daß mich die Nachricht von dem Treffen aufgebracht hatte. In der nächsten halben Stunde versuchten wir einander aufzuheitern – aus verschiedenen Gründen. Ich wollte sie davon abhalten, mir noch mehr Fragen über den Tumor und das Krankenhaus zu stellen. Ich wollte nicht, daß sie zuviel davon wußten. Sie sollten sich nicht so viele Sorgen machen. Sie schienen noch nervöser zu sein als ich.

Ich hätte eigentlich froh sein sollen, daß sie sich um mich sorgten, aber ich hegte andere Gefühle. Die Angst, die wir alle spürten, wuchs auf diese Weise nur noch. Nachdem sie gegangen waren, ließ die Anspannung, die ich die ganze Zeit empfunden hatte, ein wenig nach; statt dessen ergriff eine ungeheure Traurigkeit von mir Besitz.

Diese ganze Sache hatte meine Familie auseinandergerissen. Einmal war ich der Liebling von allen gewesen. Nun forderte die Anspannung, die mein Schicksal hervorgerufen hatte, von allen ihren Tribut, vor allem von meiner Mutter. Sie sah aus, als hätte sie wochenlang nicht mehr geschlafen. Und sie hatte so viel Gewicht verloren, daß sie regelrecht knöchern wirkte.

Ich hätte alles getan, um sie von ihren Qualen zu befreien, doch statt dessen fügte ich ihr noch mehr Schmerz zu, indem ich sie von vielen Dingen ausschloß. Ich spürte es genau, aber ich konnte es nicht ändern. Mir war auch klar, daß niemand von uns diese letzten Monate vergessen würde; das Leben würde nie wieder so wie früher werden.

Als am nächsten Tag Dr. Kamari kam, der auch mit Dr. Mahar verabredet war, fragte er mich: »Wo sind die anderen?«

»Ich weiß es nicht.« Ich zuckte mit den Schultern.

»Ich werde Mahar anrufen«, sagte er in wütendem Tonfall.

Als Dr. Kamari zurückkehrte, sagte er: »Das Treffen findet in

Dr. Mahars Praxis im Zentrum statt, nicht hier. Aber nach dem Treffen kommt Ihre Familie vorbei und bringt Sie nach Brookhollow. Ich werde später auch kommen«, sagte er.

»Mir tut das alles leid«, erwiderte ich, aber eigentlich nur um irgend etwas zu sagen.

»Es ist schon in Ordnung«, sagte Dr. Kamari und lächelte ein wenig gequält.

Voller nervöser Anspannung wartete ich auf meine Familie. Ich war froh, dieses beengende Krankenhaus verlassen zu können, hatte aber Angst vor dem, was vor mir lag. Als ich schließlich meine Eltern, Connie und Eileen auf dem Gang sah, lächelte ich dankbar.

Sie fingen sofort an, mir zu erzählen, was Dr. Mahar ihnen gesagt hatte. Ich mußte meinen Kopf hin und her wenden, um jedes Wort mitzubekommen. Er hatte ihnen viele Dinge mitgeteilt, von denen ich noch nie gehört hatte, oder vielleicht hatte ich sie gehört, aber wieder vergessen.

Bevor wir zusammen gehen konnten, mußte man mir einen Rollstuhl bringen. Als der Rollstuhl kam, konnten wir das Krankenhaus verlassen. Es war ein seltsames Gefühl, zum erstenmal seit einem Monat im Auto meiner Eltern zu sein. Doch meine Freiheit währte nicht lange. Ehe ich mich versah, hatten wir Brookhollow erreicht.

Als ich das schreckliche Summen des Türöffners vernahm, sank meine Stimmung wieder. Ich hatte so viel durchgemacht, nur um wieder zurückzukehren. Wir mußten am Empfang auf Dr. Keogan warten. Ich versuchte, mir selbst Mut zu machen. *Das Essen ist hier besser. Ich werde fernsehen.* Das sagte ich mir immer und immer wieder, um mich zu beruhigen.

Ich musterte Dr. Keogan sehr aufmerksam, während er auf uns zuschritt. Sein schneller Gang und seine aufrechte Haltung drückten Selbstbewußtsein aus. Er streckte mir seine Hand entgegen und sagte: »Fran, es ist schön, Sie zu sehen.«

Ich stand da, schüttelte seine Hand und entgegnete: »Ich freue mich auch, Sie zu sehen, Dr. Keogan.« Nachdem er auch meine Familie begrüßt hatte, gingen Dr. Keogan und ich in sein Besprechungszimmer. Meine Eltern und Schwestern fuhren nach Hause.

»Ich glaube, ich bin froh, zurück zu sein«, sagte ich zögernd. »Hier kann man mehr Dinge tun, und das Essen ist auch besser.«

»Das denke ich auch«, antwortete Dr. Keogan freundlich. »Außerdem haben wir Teppichboden.«

»Ich werde sechs Wochen hier sein«, sagte ich mit trauriger Stimme.

»Ich weiß, und es tut mir leid, daß Sie die Klinik nicht länger als zehn Stunden in der Woche verlassen dürfen«, erwiderte er.

»Das ist immerhin besser als im Krankenhaus und einem Pflegeheim, wohin Dr. Mahar mich einweisen lassen wollte.«

Dr. Keogan nickte. »Und wir freuen uns, daß Sie da sind. Sie sind hier in Brookhollow sehr beliebt. Außerdem sind Lisa und Eric Lee, Dr. Kamari und ich hier für Sie da. Nun müssen Sie ein paar Formulare ausfüllen. Können Sie mir sagen, welche Medikamente Dr. Mahar Ihnen verschrieben hat?«

»Decedron und K-lyte«, erwiderte ich.

»Kein Wunder, daß es Ihnen so gut geht. Decedron ist legalisiertes LSD.«

»Großer Gott, das habe ich nicht gewußt.« Ich schüttelte den Kopf und sagte dann: »Ich muß jeden Tag zur Bestrahlung.«

Er nickte. »Das ist kein Problem. Sie müssen die Dinge so sehen, als würde Ihnen nur eine Warze entfernt. Eine Warze ist in Ihrem Kopf, und die Bestrahlung entfernt diese Warze. Wir werden mit Dr. Mahar in ständiger Verbindung stehen.«

Mich schauderte, und ich fühlte mich plötzlich sehr verletzlich. »Ich werde versuchen, allen nicht so viele Umstände zu bereiten.«

»Aber bitte, Fran, wenn Sie sich nicht wohl fühlen, sagen Sie es uns sofort.« Er schaute mich freundlich an. »Wir können später noch darüber reden. Es ist Zeit zum Abendessen. Sie müssen auch ganz ausgehungert sein.« Er sammelte seine Papiere zusammen.

Dann begleitete er mich zu meiner Station. Meine Koffer und meine Handtasche wurden im Schwesternzimmer durchgesehen; die Schwestern behielten etliche Dinge. Es war, als sähe man einen Kinofilm rückwärts. Dann wurde ich zu meinem Zimmer gebracht; es lag nicht in der geschlossenen Abteilung. Ich fühlte mich geehrt. Das Abendessen stand schon neben meinem Bett. Es gab Hähnchenbrust. Ich hatte geglaubt, sehr hungrig zu sein, aber ich aß nur wenig.

Als ich das Tablett beiseite schob, schlenderte Martha ins Zimmer. Ihr zahnloses Grinsen, ihr strähniges fettiges Haar, ihre billige Plastikkleidung – all das bestürzte mich. *Sie ist meine neue Zimmergenossin? Nein, auf keinen Fall!* Ohne ein Wort ging ich an ihr vorbei und begab mich zum Schwesternzimmer.

»Ich verlange sofort eine neue Zimmergenossin«, beschwerte ich mich.

»Warum? Was ist denn an Florence nicht in Ordnung?« fragte eine Schwester, die ich noch nie gesehen hatte.

»Wieso Florence? Martha ist in meinem Zimmer«, entgegnete ich.

»Florence war eigentlich als Ihre Mitbewohnerin vorgesehen. Welche Zimmernummer haben Sie?« fragte die Schwester.

»213«, antwortete ich.

Sie schaute in einer Mappe nach und sagte: »Entschuldigung, ich habe Ihnen das falsche Zimmer gegeben. Sie sollten eigentlich in Zimmer 215 zu Florence.«

Ohne ein weiteres Wort zu verlieren, machte ich mich an den Umzug.

Das neue Zimmer sah genauso aus; allerdings gefiel mir meine neue Zimmergenossin viel besser. Sie war Mitte Sechzig, sehr zierlich und freundlich und wirkte sehr sauber, was mir am wichtigsten war. Ich blieb allerdings nicht lange bei ihr; ich war zu neugierig, wer sonst noch da war. Als ich meine Habseligkeiten eingeräumt hatte, ging ich in den Aufenthaltsraum.

Dr. Keogan hielt mich vor dem Schwesternzimmer auf.

»Ich habe mir soeben Ihre Unterlagen angesehen, die Sie aus dem St. Elisabeth mitgebracht haben. Dr. Mahar hat Sie auf eine spezielle Diät gesetzt; kein Cholesterin, kein Zucker, kein Salz. Wissen Sie, warum er das getan hat?«

Ich schüttelte den Kopf.

»Nun, ich werde unsere Diätassistentin fragen, und Sie werden morgen mit der Diät beginnen. Dann werde ich mit Dr. Mahar sprechen«, sagte er.

»Ist das alles?« fragte ich.

»Ja«, erwiderte er, und ich steuerte auf den Aufenthaltsraum zu.

Obschon mir die meisten Gesichter neu waren, entdeckte ich doch neben Angela und Nancy ein paar Patienten, die ich noch kannte.

Nancy mied mich wie die Pest; also setzte ich mich neben Angela.

»Wie ist es dir ergangen?« fragte ich.

»Gut. Warum bist du hierher zurückgekehrt?« wollte Angela wissen.

»Ich muß mich einer Strahlentherapie unterziehen und weitere sechs Wochen hier bleiben«, erwiderte ich. Ich glaubte nicht, daß sie mir wirklich zuhörte, denn sie starrte vor sich hin und hielt ihr Kissen eng an sich gedrückt.

»Alles in Ordnung mit dir?« fragte ich. Sie gab mir keine Antwort. Ich hatte keine Ahnung, was passieren würde, wenn ich sie noch mehr bedrängte. Ich wollte unbedingt eine Zigarette rauchen, also küßte ich die Wand.

Dann setzte ich mich wieder neben Angela. Ich hatte meine Zigarette beinahe zu Ende geraucht, da fragte sie: »Was ist im St.-Elisabeth-Hospital passiert?«

»Nicht viel. Ich bin froh, wieder hier zu sein«, erwiderte ich.

Ihre Augen wirkten ganz glasig, als ich sie anschaute und auf eine Entgegnung wartete. *Was stimmt mit ihr nicht?*

Ein paar Sekunden später meinte sie: »Sie haben nichts gegen deinen Tumor unternommen?« Ich hatte ihr ein paar Minuten zuvor alles erzählt, aber ich erstattete noch einmal Bericht.

»In den nächsten sechs Wochen muß ich jeden Tag zur Bestrahlung gehen. Ich hätte nicht nach Brookhollow zurückkehren müssen, sondern hätte auch im Krankenhaus bleiben oder in ein Pflegeheim gehen können. Ich hatte die Wahl, verstehst du?«

»Ich werde auch noch eine Weile hier bleiben«, sagte sie. Dann begann sie ein Lied aus *The Sound of Music* zu singen. Ich begriff nicht, was sie damit bezweckte, und wollte sie auch nicht fragen. Statt dessen erhob ich mich und ging.

Am Freitagabend wurde in der Cafeteria für gewöhnlich ein Film gezeigt. Das war immerhin besser, als gelangweilt herumzusitzen. Die Cafeteria war bereits abgedunkelt, nur zwei Leute saßen da. Ich kniff die Augen zusammen, um zu erkennen, wer es war, und erkannte Dr. Keogan und Jack, einen der Pfleger. Ich ging zu ihnen an den Tisch.

»Haben Sie etwas dagegen, wenn ich mich zu Ihnen setze?«

»Hallo, Fran. Nein, überhaupt nicht, nehmen Sie ruhig Platz«, sagte Dr. Keogan.

»Hallo, Fran, wie geht es Ihnen?« fragte Jack.

»Gut. Und was ist mit Ihnen? Ich habe Sie vermißt« entgegnete ich und umarmte ihn.

Kaum hatte ich mich hingesetzt, da ertönte Dr. Keogans Piepser, und er mußte gehen. Jack wandte sich mir zu. »Ich habe von den Bestrahlungen gehört. Es tut mir leid.«

»Da muß einem nichts leid tun. Der Tumor wird vernichtet. Es ist ungefähr so, als würde man eine Warze entfernen. Jedenfalls hat man mir es so erklärt«, erwiderte ich.

»Wir können gerne darüber reden, wenn Sie möchten«, entgegnete er.

»Danke für das Angebot, ich werde vielleicht darauf zurückkommen«, erwiderte ich und versuchte, das Thema zu wechseln. Es bereitete mir ein schreckliches Gefühl, daß er soviel über mich wußte. Ich wollte nicht, daß er oder irgend jemand anders mich besonders freundlich behandelte. Andere Leute kamen herein, und Jack erhob sich, um die Videokassette einzulegen.

Nancy führte die Leute an. Sie trug ein gelbes Seidenkleid und sah aus, als wollte sie in die Stadt gehen. Dann roch ich ihr Parfüm. Es stank so aufdringlich, als hätte sie in dem Zeug gebadet. Ich mußte lachen, allerdings nicht nur über sie, sondern auch über mich selbst. Ich bot in meinen Hausschuhen, den Jeans und dem viel zu großen Pullover auch einen wahrhaft beeindruckenden Anblick. Außerdem hatte ich kein Make-Up aufgelegt und mir nicht einmal die Haare gekämmt.

»Hallo, Fran. Wie geht es dir, Kleine?« fragte Nancy und setzte sich neben mich.

»Gut«, antwortete ich.

»Möchtest du ein Kaugummi?« fragte sie.

»Klar«, sagte ich und nahm mir einen Streifen.

»Ich habe dich vermißt. Wo bist du gewesen?«

Worauf will sie hinaus? Will sie sich vielleicht entschuldigen? Aber du wirst nur sechs Wochen hier sein, Fran, also finde dich mit ihr ab. »Ich war im St.-Elisabeth-Hospital«, sagte ich.

»Was haben sie da mit dir gemacht?« fragte Nancy.

»Ich hatte eine Computertomographie«, antwortete ich.

»Ich hatte auch einmal eine und eine Unmenge von Tests, aber sie haben nichts bei mir gefunden«, entgegnete sie.

»Wirklich«, sagte ich, als ob es mich ernsthaft kümmerte.

Nancy nickte, dann fing sie an, mir von ihrer Familie zu erzählen, von dem, was man ihr angetan hatte, von ihrer Beinahe-Hochzeit, einer Beinahe-Vergewaltigung, einem Beinahe-Mord. Ich nickte nur zu ihren Worten.

Dann brach sie plötzlich in Gelächter aus. Ich konnte nicht anders und mußte einstimmen. Unser Gelächter hatte seinen Grund in dieser völlig sinnlosen Unterhaltung. Bevor ich begriff, was wirklich geschah, lagen wir uns in den Armen. Es machte mir viel Spaß, und ich war froh, jemanden zu haben, der mich ein wenig aufheiterte. Als der Film zu Ende war, hatten wir uns ewige Freundschaft geschworen.

Zusammen gingen wir auf unsere Station zurück. Im Aufenthaltsraum rauchten wir eine Zigarette und versprachen uns, den nächsten Tag gemeinsam zu verbringen. Dann umarmten wir uns wieder und wünschten uns eine gute Nacht. Ich brauchte eine Freundin, mit der ich lachen und meinen Spaß haben konnte, und dafür war Nancy genau die richtige.

Es ist Valentinstag. Ich frage mich, ob Steve daran denkt. Ich lag an diesem Morgen länger als gewöhnlich im Bett und dachte an Steve.

Dann raffte ich mich auf und erhob mich. Ich wollte mich mit irgend etwas beschäftigen, um diese Gedanken an Steve beiseite zu schieben.

Ich ging zur Dusche. Seit zwei Wochen hatte ich nicht mehr geduscht, sondern nur gebadet. Doch nichts tat mir wohler, als zu duschen. Ohne nachzudenken, rieb ich Shampoo in mein Haar. Bevor ich begriff, was ich getan hatte, war es zu spät.

Einen Moment lang machte ich mir Sorgen, was wohl passieren würde, doch dann überwog das Wohlbehagen. *Sie werden lediglich neue Markierungen anbringen.*

Auf dem Gang traf ich Nancy; zusammen gingen wir zur Gruppensitzung. Dr. Lee war sehr überrascht mich zu sehen, vor allem in Nancys Gesellschaft. Während der Sitzung erzählte ich Dr. Lee, daß ich in Brookhollow bleiben würde, bis die Strahlentherapie vorüber war. Ich hatte das Gefühl, ich müßte etwas sagen, aber je weniger Leute von mir wußten, desto besser war es. Ich mochte es nicht, wenn man mir zu viele Fragen stellte.

Nach der Stunde fragten Nancy und ich uns gegenseitig, wozu der andere Lust hatte. Ich erzählte ihr von dem Tumor, und sie sagte nicht einmal, daß es ihr leid täte, und stellte auch keine Fragen.

Dann kam Dr. Lee und sagte, daß er gerne mit mir sprechen würde. Wir begaben uns in sein Zimmer, und ich erzählte ihm alles über das St.-Elisabeth-Hospital und den Tumor. Als ich mit meinem Bericht am Ende war, sagte er: »Es tut mir sehr leid.«

»Es braucht Ihnen nicht leid zu tun. Ich muß es einfach durchstehen«, entgegnete ich und versuchte, selbstsicher zu klingen. Dann verabredeten wir uns für den kommenden Mittwoch.

Um fünf Uhr am nächsten Morgen ging ich zum Schwesternzimmer. »Alf, würden Sie den Aufenthaltsraum für mich aufschließen?«

»Sie wissen doch, daß es noch zu früh ist«, erwiderte er.

Ich trat ein und setzte mich auf den Stuhl vor seinem Schreibtisch. Ich war noch nicht richtig wach, doch ich fragte ihn: »Glauben Sie, daß ich hier hingehöre?«

Er schüttelte den Kopf. »Sie sind völlig normal, nur haben Sie einen Tumor in Ihrem Kopf.«

»Manche Leute sehen das anders«, entgegnete ich mit bebender Stimme.

»Manche Leute sind ziemlich dämlich.«

»Sogar Ärzte?« fragte ich zögernd.

»Besonders Ärzte«, sagte er lächelnd.

Ich erwiderte sein Lächeln. Seine Worte beruhigten mich ein wenig. Dann erzählte er mir, wie er sich das Genick gebrochen hatte und man seinen Kopf hatte fixieren müssen. Ich begriff, was er damit meinte. Es hätte schlimmer kommen können; ich war mit meinem Elend nicht allein.

Noch immer in dem Nachthemd, das mir meine Mutter gekauft hatte, blieb ich bei Alf, bis er schließlich den Aufenthaltsraum aufschloß. Dann setzte sich Alf noch eine Weile zu mir, und wir unterhielten uns.

»Fran, es tut mir so leid. Sie sind ein viel zu nettes Mädchen, um so etwas verdient zu haben.«

Ich wußte schon, was ich zu antworten hatte: »Es braucht Ihnen nicht leid zu tun, Alf. Alles wird gut werden.«

Nachdem Alf gegangen war, fühlte ich mich wieder sehr unsicher. Ich ging zum Telefon und versuchte, Steve anzurufen. Ich ließ es dreimal klingeln, dann hängte ich ein und versuchte es erneut. *An einem Sonntagmorgen muß er doch zu Hause sein.* Doch niemand meldete sich. Ich versuchte es wieder; diesmal ließ ich es lange klingeln. Der Anrufbeantworter schaltete sich ein. Langsam und mit gesenktem Kopf kehrte ich in den Aufenthaltsraum zurück.

Ich legte mich auf die Couch. Ich war sehr deprimiert. Dann kam Nancy und setzte sich neben mich. »Hallo, Fran. Weißt du, was passiert ist? Dr. Keogan erlaubt meiner Mutter nicht, mich zu besuchen. Ich darf nicht einmal mit ihr telefonieren«, sagte sie.

»Er hat bestimmt seine Gründe«, widersprach ich ihr. »Du willst doch nur über deine Probleme reden. Ich sage dir etwas: Verglichen mit mir hast du überhaupt keine Probleme. Warum hältst du also nicht den Mund und machst das Beste aus deiner Lage?«

»Was hast du für ein Problem?« wollte sie wissen.

»Ich habe überhaupt keine Probleme. Außer, daß ich hier nicht hingehöre; und wenn ich diesen dämlichen Tumor nicht hätte, wäre ich längst wieder zu Hause«, entgegnete ich.

»Macht der Tumor dir angst?« fragte sie.

Ich hatte nicht erwartet, daß sie mir eine Frage stellte, daher hatte ich keine Antwort parat. *Sie denkt wahrscheinlich, ich war so unfreundlich zu ihr, weil ich einen Tumor habe und nicht wegen der Dinge, die sie zu mir gesagt hat.* »Nicht der Tumor, sondern die Tatsache, daß ich sterben könnte, macht mir angst«, sagte ich.

Sie legte mir den Arm um die Schulter und sagte: »Bleib bei mir, ich werde nicht zulassen, daß du stirbst. Ich passe auf meine Freunde auf, und du bist meine beste Freundin.«

Ihre Worte heiterten mich auf. »Wollen wir ein bißchen herumgehen und uns umsehen?« fragte ich.

»Nein. Ich bekomme dann nur Schwierigkeiten«, erwiderte sie.

»Schwierigkeiten bekomme ich auch. Weißt du, was es heute als Dessert gibt? Karameleis. Wir könnten ein wenig umherspazieren, und dann essen wir das Eis. Niemand wird merken, daß wir weg sind. Ich bin es satt, hier eingesperrt zu sein. Du etwa nicht?«

»Es gibt wirklich Karameleis?« fragte Nancy und leckte sich über die Lippen.

»Aber sicher«, entgegnete ich.

»Dann laß uns gehen«, sagte sie, und wir machten uns auf. Wir liefen die Treppe hinunter und schauten uns in verschiedenen Räumen um. Doch wir entdeckten nichts, das irgendwie interessant gewesen wäre. Also gingen wir weiter, um unser Eis zu essen.

Unsere Augen funkelten vor Freude, als der Kellner das Eis vor uns abstellte. Keiner von uns sagte ein Wort, als wir uns genußvoll über das Eis hermachten. Sobald wir fertig waren, baten wir um ein zweites Eis. In dem Augenblick, als der Kellner es uns brachte, trat Lydia an den Tisch.

»Was machen die jungen Damen denn da?« fragte sie hochnäsig.

Nancy und ich schauten uns mit Unschuldsmienen an und entgegneten: »Nichts.«

»Keiner von euch darf sich hier unten aufhalten. Und Sie, Fran, dürfen keine Süßigkeiten essen«, erwiderte Lydia.

»Ich darf mich hier nicht aufhalten? Warum nicht?« fragte ich.

»Sie wissen, daß Sie vierundzwanzig Stunden lang unter Beobachtung stehen und die Station nicht verlassen sollen«, erwiderte sie.

»Das habe ich nicht gewußt«, sagte ich.

»Sie haben das gewußt«, widersprach die Schwester. »Sie legen jetzt beide sofort den Löffel hin und gehen hinauf.«

»Ich gehe erst, wenn ich fertig bin«, sagte ich.

Nancy hingegen erhob sich gehorsam.

»Sie essen dieses Eis nicht mehr«, sagte Lydia an mich gewandt.

»Doch, ich werde es noch essen«, sagte ich und nahm den Löffel wieder in die Hand. »Es schmeckt gut.«

»Wenn Sie jetzt noch weiteressen, kommen Sie auf die geschlossene Station«, drohte mir Lydia wütend. Ich nahm den Löffel und führte ihn zum Mund, doch Lydia packte mich am Arm, und das Eis fiel vom Löffel auf den Boden.

Mit schriller Stimme rief sie: »Ihr Arzt hat es Ihnen verboten. Gehen Sie jetzt besser hinauf, bevor ich richtig wütend werde.« Sie ballte die Fäuste.

»Ich gehe hinauf, wenn ich hier fertig bin«, entgegnete ich ruhig. »Niemand hat mir gesagt, daß ich vierundzwanzig Stunden lang unter Beobachtung stehe.« Ich schaute zu Nancy hinüber, die mich angrinste und mir als Anfeuerung den erhobenen Daumen entgegen streckte.

»Heute nachmittag sind Sie meine Patientin, und ich habe ihre Akte gelesen. Sie dürfen hier nicht herunter«, brüllte Lydia.

»Ich bin keine Patientin, ich bin hier nur zu Besuch. Ich muß hier nicht sein, und ich brauche Ihre blödsinnigen Regeln nicht zu befolgen«, erwiderte ich.

Lydia packte mich am Arm und zerrte mich von meinem Stuhl. »Jetzt reicht es. Sie kommen jetzt sofort mit auf die Station.« Ich rührte mich freiwillig keinen Millimeter.

Sie zog mich mit sich. Als ihr Griff zu schmerzen anfing, begann ich aus eigener Kraft zu laufen. »Warten Sie, bis ich es Dr. Kamari sage. Das Ganze wird Ihnen noch leid tun.«

»Ich habe nichts anderes getan als Eis gegessen. Es gibt keinen Grund, warum Sie mich so grob behandeln müssen«, sagte ich. Statt etwas zu antworten, schob Lydia Nancy und mich nur weiter. Am Aufenthaltsraum ließ sie uns endlich los.

»Ich werde euch im Auge behalten«, sagte sie.

»Wie schön für Sie«, entgegnete ich. Als sie verschwunden war, brachen Nancy und ich in Gelächter aus.

»Jetzt bin ich wirklich in Schwierigkeiten«, sagte Nancy.

»Wieso bist du in Schwierigkeiten? Sie hat mit dem Krach angefangen. Sie hätte sich nicht wie eine Hexe aufführen müssen«, erwiderte ich.

Ich ging und küßte die Wand. Als ich zurückkehrte, entdeckte ich meine Mutter und meine Schwester Connie, die an der Tür vorbeigingen. Ich drückte meine Zigarette im Aschenbecher aus und eilte ihnen nach. »Ma!« rief ich. Sie wandten sich um und steuerten auf mich zu.

»Was tut ihr hier?« fragte ich, als wir uns gegenüber standen.

»Wir wollten dich besuchen. Oder dürfen wir nicht?« fragte meine Mutter.

»Aber gewiß. Komm, wir gehen in mein Zimmer«, entgegnete ich.

»Das ist dein Zimmer?« fragte Connie, als sie sich auf mein Bett fallen ließ.

»Ich weiß, es ist nicht besonders schön«, entgegnete ich, »aber es ist besser als die Zimmer im St.-Elisabeth-Hospital.«

»Hier, das ist für dich«, erklärte meine Mutter. Sie gab mir Zigaretten und Kaugummi. »Ohne Zucker«, fügte sie hinzu.

»Vielen Dank«, sagte ich lächelnd.

Plötzlich hellte sich ihre Miene auf. »Man hat uns gesagt, daß du gelegentlich zu Besuch nach Hause darfst. Wie wäre es heute nachmittag? Tony und Michele kommen, und sie bringen extra für dich etwas zu essen mit«, sagte meine Mutter.

»Wie schön! Ich weiß allerdings nicht, ob ich gehen darf. Ich muß Dr. Kamari fragen, aber er ist nicht da. Aber wenn ihr hier wartet, werde ich versuchen, ihn anzurufen«, sagte ich und steuerte auf die Tür zu.

»Lydia, würden Sie Dr. Kamari anrufen? Ich muß ihn etwas fragen«, sagte ich und trat vorsichtig ein Stück ins Schwesternzimmer.

»Solange Sie hier drin sind, werde ich niemanden anrufen«, erwiderte sie höchst unfreundlich.

»Wie bitte?« fragte ich. Dann begriff ich, daß ich meinen Fuß ins Schwesternzimmer gesetzt hatte, und wich ein Stück zurück. »Werden Sie jetzt anrufen?«

Sie zog eine Grimasse und sagte: »Dr. Kamari mag es nicht, wenn man ihn am Sonntagnachmittag stört; es sei denn, es ist wichtig. Warum soll ich ihn anrufen?«

»Sie verdammte Hexe«, murmelte ich vor mich hin. »Ich möchte wissen, ob ich heute nachmittag zu Besuch nach Hause gehen kann?« sagte ich.

»Aus welchem besonderen Grund?« wollte Lydia wissen.

»Fragen Sie ihn einfach nur«, entgegnete ich.

Lydia nahm den Hörer ab und wählte. Nach ein paar Sekunden blickte sie mich an und sagte im hochmütigen Tonfall: »Niemand meldet sich. Ich schätze, dann dürfen Sie nicht nach Hause gehen.« Sie legte auf.

»Versuchen Sie es noch einmal.«

»Ich glaube nicht, daß das notwendig ist.«

»Bitte, es ist wichtig.«

»Also gut, aber ich möchte nicht, daß Sie mir noch mehr Umstände machen«, erwiderte sie. Diesmal meldete sich jemand, doch Dr. Kamari war nicht da. Lydia ließ ihm ausrichten, daß er zurückrufen sollte.

»Ich kann nicht so lange warten. Meine Familie ist gekommen, um mich mit nach Hause zu nehmen. Können Sie Dr. Keogan anrufen?« fragte ich.

»Fran, Sie sind keine Patientin mit besonderen Privilegien. Sie können an einem anderen Tag nach Hause gehen.«

Ich achtete gar nicht auf ihre Worte. »Ich will aber heute nach Hause gehen. Bitte versuchen Sie, Dr. Keogan zu erreichen«, sagte ich. Als sie telefonierte, stand ich da und trommelte nervös mit den Fingern auf den Tisch.

Warum muß Lydia immer so schwierig sein?

Schließlich hatte sie Dr. Keogan am Apparat. Ich hörte nur, was Schwester Lydia sagte, aber das klang nicht sonderlich erfreulich. Ich wollte selbst mit Dr. Keogan reden, Lydia gestattete es jedoch nicht. Dann legte sie auf, und mit einem gequälten Lächeln teilte sie mir mit: »Dr. Keogan meint, daß Sie noch nicht so weit sind; die Bestrahlung hat schließlich gerade erst angefangen.«

Meine Stimmung verschlechterte sich mit einem Schlag.

Da klingelte das Telefon wieder. Dr. Kamari rief an. Ich beobachtete, wie sich Lydias Gesicht verdüsterte, während sie ihm zuhörte. Nachdem sie aufgelegt hatte, sagte sie: »Dr. Kamari meint, daß es in Ordnung ist. Er glaubt, es wäre gut für Sie, einmal zu Besuch nach Hause zu gehen. Aber Sie sollen Ihre Medikamente mitnehmen.«

»Aber gewiß«, erwiderte ich.

Ich lief zurück zu meinem Zimmer und rief meiner Mutter und Schwester zu, daß wir gehen dürften. Einen Moment später hatten wir uns schon auf den Weg gemacht. Bevor wir die Station verließen, nahm ich noch meine Medikamente mit. Die Schwestern ließen sich sehr viel Zeit, sie mir auszuhändigen, und ich wurde immer ungeduldiger. Ich konnte es gar nicht erwarten, endlich nach draußen zu kommen.

Als Lydia mir schließlich meine Medikamente gab, meinte sie: »Ich kann es gar nicht glauben, daß er Sie wirklich gehen läßt. Sie stehen eigentlich immer noch unter ständiger Beobachtung.«

Ich bedachte ihre Worte mit einem flüchtigen Lächeln.

Auf der Fahrt nach Hause alberten wir im Auto herum und hatten unseren Spaß. Ich freute mich sehr, Tony wiederzusehen, und alle anderen dunklen Gedanken waren für den Augenblick vergessen.

In der Nähe unseres Hauses sah es ganz anders aus. Sogar das Haus, in dem ich fünfundzwanzig Jahre lang gelebt hatte, wirkte verändert. Ich fühlte mich unbehaglich, als ich eintrat; mißtrauisch sah ich mich um. Plötzlich hatte ich Angst, wie man mich wohl behandeln würde. Da ich selbst nicht begriff, was mit mir geschehen war, vermutete ich, daß auch die anderen es nicht verstanden. Ich atmete tief durch, bevor ich in die Küche trat.

Eileen, Jackie und mein Vater saßen in der Küche. Tony war nirgendwo zu sehen. Als Eileen und Jackie mich erblickten, kamen sie auf mich zu und begrüßten mich. Sie küßten und umarmten mich, als wäre ich eine Puppe aus Porzellan.

Doch damit wich die Spannung nicht ganz. Auch sie schienen nicht mehr dieselben zu sein, genauso wie mein Zuhause nicht mehr dasselbe Zuhause war.

»Wo ist Tony?« fragte ich.

»Er und Michele wollten noch etwas besorgen und dich dann im Krankenhaus besuchen. Ich wundere mich, daß ihr ihnen nicht begegnet seid. Da ihr hier seid, hätten auch sie eigentlich schon lange zurück sein müssen«, sagte Eileen.

Wir standen alle um den Küchentisch herum. Dann fragte ich: »Darf ich hinaufgehen? Ich möchte mir ein paar andere Sachen anziehen?«

»Hör mal, Fran«, sagte Eileen, und sie errötete ein wenig. »Warum fragst du? Das ist dein Zuhause. Du kannst hingehen, wohin du willst.«

Ich zuckte nur mit den Achseln und erhob mich. Doch bevor ich die Küche verlassen hatte, kamen Tony und Michele herein.

»Hallo, Fran!« rief Tony.

»Hallo!« erwiderte ich. Wir umarmten uns, als hätten wir uns ein paar Jahre lang nicht mehr gesehen. In seinen Armen fühlte ich mich sicher und wie ein ganz normaler Mensch. Dann begrüßte ich Michele mit derselben Herzlichkeit.

»Ich habe etwas für dich, Fran«, sagte Tony. Er ging zu einem Rucksack und stöberte darin herum. Dann zog er ein T-Shirt hervor, das er beim Silvesterlauf in New York gewonnen hatte. Mir gefiel das T-Shirt auf den ersten Blick; es bedeutete, daß Tony sich um mich sorgte. Ich war froh, wieder zu Hause zu sein.

Doch dann passierte das, was ich seit unserer Fahrt von Brookhollow unbedingt hatte vermeiden wollen: Der Tumor wurde unser wichtigstes Gesprächsthema. Ich konnte Tonys Fragen nicht beantworten, aber meine Familie schien alles über den Tumor zu wissen. Sie erzählten ihm alles über mich, über den Tumor und darüber, was Dr. Mahar ihnen erklärt hatte. Sie sprachen miteinander, als wäre ich gar nicht da, und wenn ich eine Bemerkung machte, dann ignorierten sie mich.

Dann begannen sie über den Unfall zu reden, über die neunte Station und über die Strahlenbehandlung. Wieviel ich bisher hatte durchmachen müssen; ich wünschte mir, ich wäre gar nicht da.

Schließlich war das Abendessen fertig. Ich tat alles, um das Gespräch von meinen Problemen abzulenken, doch als der Hauptgang gebracht wurde, erhob mein Vater sein Glas und rief ergriffen: »Danken wir Gott, daß es nur ein Gehirntumor ist!«

20

Als ich nach Brookhollow zurückgekehrt war, wünschte ich mir nichts sehnlicher, als mich ins Bett zu legen. Selbst nach zehn Stunden Schlaf fühlte ich mich noch erschöpft. Mein Termin um acht Uhr zur Strahlentherapie war der einzige Grund aufzustehen.

Gähnend begab ich mich ins Bad. Plötzlich sah ich mein Gesicht im Spiegel. Ich schob mich näher heran und stöhnte auf. Jeden Tag kam mir mein Gesicht im Spiegel seltsamer vor – es war geschwollen und verunstaltet. Ich konnte die Veränderung nicht länger damit erklären, daß ich nur müde war, daß mein Gesicht wieder normal aussehen würde, wenn ich mich gewaschen und Make-Up aufgelegt hätte. Ich konnte keine Erklärungen und Entschuldigungen mehr für mein Aussehen finden. Ich sah einfach scheußlich aus – ein Monstrum –, und ich mußte diese Tatsache akzeptieren. Dennoch kämpfte ich weiter gegen diese Erkenntnis an.

Vor dem Schwesternzimmer erklärte mir Jess, daß meine Begleiterin Mary und ich uns erst gegen acht Uhr zur Strahlentherapie begeben konnten. Meine Stimmung verschlechterte sich; ich haßte es, zu spät zu kommen. Als der Wagen schließlich den Parkplatz der Strahlentherapie erreicht hatte, war ich schon ausgestiegen, bevor der Motor abgeschaltet war.

»Guten Morgen«, sagte ich und winkte all den Assistenten zu.

»Sie kommen aus dem Krankenhaus, nicht wahr?« fragte mich einer. Seine Stimme klang so normal, als er mich anschaute, daß meine Sorgen über mein schreckliches Aussehen verschwanden.

»Ja, und ich bin froh, jetzt nicht dort zu sein«, erwiderte ich.

Mary schloß zu mir auf und sagte: »Tun Sie das nicht noch einmal. Ich sollte Sie überallhin begleiten, sobald wir Brookhollow verlassen. Ihnen könnte schwindlig werden, oder Sie könnten ohnmächtig werden.«

»Ich bin doch nur durch die Eingangstür gegangen. Wahrscheinlich keine große Anstrengung«, entgegnete ich.

»Das spielt keine Rolle. Das nächste Mal warten Sie besser auf mich«, sagte sie übertrieben fürsorglich.

»Ich brauche eine kleine Pause.« Ich seufzte und nahm mir ein Magazin; ich wollte Mary nicht länger beachten.

Die Röntgenassistenten blickten argwöhnisch zu uns herüber. Ich warf ihnen einen wütenden Blick zu und rollte mit den Augen, um ihnen zu verdeutlichen, wie lächerlich Mary sich machte. Sie lächelten und blinzelten mir verständnisvoll zu.

Jan, einer der Röntgenassistenten, kam, nahm meinen Befund und bat mich, in den Behandlungsraum hinüberzugehen. Ich sprang auf und fragte: »Mary, kommen Sie nicht mit mir? Ich gehe nach nebenan.«

Sie runzelte die Stirn. »Sie wissen doch, daß es nebenan gefährlich ist.«

»Gefährlich!« wiederholte ich verächtlich. »Aber Sie haben doch gesagt, daß ich ohne Sie nirgendwo hingehen darf. Entscheiden Sie endlich.«

Mary wandte sich ohne ein Wort ab.

Bevor die Strahlenbehandlung begann, sorgte Jan dafür, daß mein Kopf die richtige Position bekam. Dann strich er durch mein Haar. »Sie haben sich die Haare gewaschen, nicht wahr?« fragte er.

»Ja«, erwiderte ich.

»Ich kann die Markierungen nicht mehr finden, die wir das letzte Mal angebracht haben. Wir müssen Sie dauerhaft markieren, wenn Sie nicht aufhören, sich ständig die Haare zu waschen«, sagte er.

»Ich werde mir die Haare weiterhin waschen, also bringen Sie ruhig Ihre Tätowierungen an«, entgegnete ich. Plötzlich hörte ich wieder die seltsamen, schnappenden Geräusche. »Was machen Sie da?« fragte ich.

»Wir müssen Ihr Haar ein wenig schneiden, wenn wir die Markierungen anbringen wollen«, erwiderte Ted, ein anderer Röntgenassistent.

»Wieviel schneiden Sie diesmal ab?« fragte ich mit trauriger Stimme.

»Nicht so viel wie beim letzten Mal. Außerdem können Sie sich Ihr Haar über diese Stelle kämmen«, entgegnete Jan.

»Von welchem Haar sprechen Sie? Ich habe bald eine Glatze.« Doch sie achteten nicht auf meine Einwände, sondern markierten meinen Kopf auf beiden Seiten.

Jan beugte sich vor. »Nun werden Sie gleich einen leichten Stich spüren.« Ich biß die Zähne aufeinander und kniff die Augen zusammen. Die Nadel drang durch meine Haut und traf auf einen Knochen. Schauer rannen mir über den Rücken. Dann strichen sie mein Haar wieder zurück, bevor sie mit der Behandlung begannen. Schließlich war alles vorbei.

Auf der Fahrt nach Brookhollow sagte niemand ein Wort. Ich begab mich ohne Umwege ins Bad, um mich zu betrachten. Obschon es gegen die Regeln von Brookhollow verstieß, verschloß ich die Tür hinter mir. Ich starrte in den Spiegel. Auf den ersten Blick sah mein Haar ganz normal aus.

Dann schob ich es an beiden Seiten zurück. Entsetzt riß ich den Mund auf. Über den Ohren waren zwei große kahle Stellen zu sehen. »O mein Gott!« Tränen traten mir in die Augen. »Was haben sie mir angetan?« murmelte ich und schob das Haar zurück.

Ich blieb vor dem Spiegel stehen und starrte mich weiter an. Ich beugte mich vor. »Monstrum!« schrie ich mich an. »Was passiert, wenn ich noch mehr Haare verliere?« Wieder und wieder schob ich mein Haar zurück. Ich schluchzte und schrie vor Wut. *Was können sie mir noch antun?*

Ein Klopfen an der Tür ließ mich zusammenfahren. Marty fragte: »Ist alles in Ordnung, Fran? Die Gruppensitzung beginnt gleich. Vielleicht möchtest du auch kommen.«

»Ich glaube, ich habe keine Lust«, entgegnete ich und wischte mir die Tränen aus dem Gesicht.

»Ich fände es schön, wenn du kommen würdest. Ich würde dich vermissen«, sagte er.

»Ich bin müde. Ich glaube, ich schlafe ein wenig«, erwiderte ich und versuchte, ganz normal zu klingen.

»Also gut. Aber wenn du deine Meinung ändern solltest, bist du auf jeden Fall sehr willkommen«, sagte er.

Ein paar Minuten später lugte ich durch die Tür, um zu sehen, ob er gegangen war. Um elf Uhr, als die Gruppensitzung vorbei war, ging ich in den Aufenthaltsraum, um eine Zigarette zu rauchen. Marty saß auch da – unsere Blicke trafen sich. Ich blickte schnell in eine andere Richtung und setzte mich auf die andere Seite. Ich tat so, als wäre er gar nicht da. Doch er kam zu mir herüber und nahm neben mir Platz.

Er legte mir einen Arm um die Schulter und fragte: »Ist es so schlimm, Fran?« Zuerst entgegnete ich nichts.

Dann drehte ich mich zu ihm um und sagte: »Bitte laß mich einfach in Ruhe.«

»Willst du nicht darüber reden? Danach fühlst du dich vielleicht besser.«

»Ich wüßte nicht, wie ich mich besser fühlen sollte.« Ich stand auf und ging. Ich wußte, daß ich ihn verletzt hatte, denn wir waren gute Freunde. Doch ich hielt diese Fragerei und dieses Gerede nicht mehr aus.

Ich ging zum Mittagessen und setzte mich an den üblichen Tisch. Ohne mit jemandem zu reden, rauchte ich eine Zigarette nach der anderen. Daß ich eine Glatze bekam, war nicht der einzige Grund, warum ich mich zurückzog. Ich fühlte mich auch ganz entsetzlich. Als ich völlig verzweifelt war, gesellte sich Nancy zu mir.

Nancy übernahm auf ihre überschwengliche Art das Kommando. Es kam Leben in die Bude. Sie alberte herum, machte Witze und achtete gar nicht darauf, daß ich weiterhin stumm dasaß. Ein paar Minuten später lachten wir beide und machten Pläne, daß wir einkaufen gehen und uns gegenseitig besuchen wollten.

Bald saßen wir als einzige im Speiseraum. Ich schenkte mir einen Kaffee ein und rauchte eine Zigarette. Als Nancy es mir gleichtat und sich einen Kaffee einschenkte, begann sie zu zittern. Sie hatte keine Kontrolle mehr über sich. Der Kaffee begann über den Tisch zu laufen. Ich wußte nicht, was mit ihr los war und hatte Angst, etwas zu sagen.

Als sie an ihrem Kaffee nippte, hatte sich um ihre Tasse eine richtige braune Lache gebildet. Dann nahm sie ihre Zigarette, die mittlerweile völlig heruntergebrannt war, und nahm einen tiefen Zug. »Verdammt«, rief sie und drückte die Kippe wütend auf dem Tisch aus.

Ich versuchte, sie mit einer scherzhaften Bemerkung aufzuheitern, aber Nancy war in ihrer eigenen Welt; sie murmelte vor sich hin und wandte sich mit seltsamen Gesten an niemanden im besonderen. Mich schauderte; ich wußte mir auf ihr Verhalten keinen Reim zu machen. Manchmal verhielt sich Nancy völlig normal; ein paar Momente später schien etwas bei ihr auszurasten. Ich versuchte stets, dieses Verhalten zu ignorieren, was nicht immer leicht war. Nancy begann zu schwitzen und wurde rot im Gesicht.

Schließlich faßte ich Mut und fragte: »Nancy, bist du okay?«

Sie begann, hysterisch zu lachen.

»Bitte, Nancy, hör auf damit!« flehte ich sie an.

Hilfesuchend schaute ich mich um.

Dr. Keogan kam eilig auf uns zu. Mit ernster Miene packte er Nancy am Arm und zerrte sie hinter sich her aus dem Speiseraum. Er sagte kein Wort dabei.

Ich fragte mich, wo er sie hinbringt. Was mag mit ihr nicht stimmen? Ich sollte vorsichtiger mit ihr sein. Tonys Worte kamen mir in den Sinn: »Die meisten dieser Menschen leben in einem Wahn.« *Ich weiß, was passieren wird. Ich werde verrückt werden, nur weil ich mit diesen Verrückten zusammen bin.*

Vor Schreck saß ich wie versteinert da und konnte mich nicht bewegen. Schließlich kam eine Serviererin und warf mich hinaus. Ich ging die Treppe hinauf. Mary begegnete mir vor dem Schwesternzimmer und sagte: »In einer halben Stunde haben Sie eine Besprechung mit Dr. Mahar. Ich habe Ihnen schon ein Taxi gerufen, also holen Sie Ihren Mantel und kommen Sie hier zu mir zurück.«

Ich fühlte mich, als wäre ich gerade einer Tretmühle entkommen, und sehnte mich nach nichts mehr als nach frischer Luft. Ich fragte: »Können wir nicht zu Fuß gehen? Es sind doch nur fünfzehn Minuten.«

»Nein. Dr. Kamari hat dafür keine Erlaubnis erteilt. Sie müssen sich schon an die Vorschriften halten.«

»Könnten Sie ihn nicht anrufen?« flehte ich sie an.

»Nein, das kann ich nicht. Außerdem ist das Taxi schon unterwegs. Vielleicht dürfen Sie das nächste Mal laufen«, bemerkte sie verärgert. »Hören Sie, Fran, warum machen Sie uns immer so viele Umstände.«

»Das gehört zu Ihrer Arbeit. Schließlich bin ich krank, und Sie sind dazu da, um mir zu helfen. Sie könnten Dr. Kamari anrufen, wenn Sie es wollten. Sie wollen nur nicht, daß ich hier herauskomme.«

»Wenn Sie nicht gleich mit diesem Gerede aufhören, dann gehen Sie in der Tat nirgendwohin«, erwiderte sie verärgert.

Ohne ein weiteres Wort begab ich mich in mein Zimmer und holte meinen Mantel. Die fünf Minuten währende Fahrt zu Dr. Mahar verlief höchst angespannt. Dabei brauchte ich nichts mehr als Entspannung. Ich mußte mich erholen, um mich wieder wie ein menschliches Wesen und nicht wie ein Patient zu fühlen. Ich kreidete es Mary an, daß sie mir nicht diese Zeit einräumte.

Dr. Mahars Praxis lag auf der sechsten Etage. Als wir aus dem Fahrstuhl traten, versuchte ich Mary zu entkommen, indem ich schnell davonlief. »Bleiben Sie bei mir«, rief sie. »Laufen Sie nicht weg.«

»Wo sollte ich schon hingehen?« rief ich.

»Tun Sie einfach das, was man Ihnen sagt, Fran«, entgegnete sie verärgert.

Ich eilte in Dr. Mahars Praxis und lief zu der Dame am Empfang. Sie war stets sehr nett zu mir; wir hatten unseren Spaß zusammen.

Mary starrte mich nur an. »Setzen Sie sich dort drüben hin«, sagte sie. Ich ging auf die andere Seite des Raums und setzte mich so weit wie möglich von ihr weg. *Sie geht am besten nicht mit mir in Dr. Mahars Sprechzimmer; schließlich geht es sie nichts an.*

Ich blickte mich in Dr. Mahars Wartezimmer um; der Raum war ganz im afrikanischen Stil gehalten. Statuen von Farbigen, von Giraffen und andere Schnitzarbeiten waren zu sehen. Ich verbrachte die nächste halbe Stunde damit, mir alles anzuschauen. Je länger wir warten mußten, desto besser. Wenigstens war ich dann nicht in Brookhollow.

Dr. Mahar tauchte in der Tür auf. »Hallo, Fran. Kommen Sie herein«, sagte er. Er bedachte Mary mit einem kurzen Blick. Sie las weiter in einem Magazin. *Gut.* Ich stand auf und betrat das Sprechzimmer.

In dem Zimmer saßen zwei Leute vor Dr. Mahars Schreibtisch. *Ich bin doch nicht so wichtig, oder? Bedeutet das etwa, daß etwas schiefgegangen ist? Schlägt die Behandlung nicht an?*

Dr. Mahar unterbrach meine wirren Gedanken. »Das sind Miss Foster und Miss Green. Sie sind Studentinnen aus dem St.-Elisabeth-Hospital. Sie haben doch nichts dagegen, wenn Sie uns zuhören?«

»Nein, das ist schon in Ordnung«, erwiderte ich und setzte mich auf einen Stuhl. Ich überlegte noch immer, was die Anwesenheit dieser Fremden bedeuten mochte.

»Zuerst möchte ich, daß Sie sich freimachen, damit wir Sie untersuchen können. Sie können sich dort entkleiden. Sagen Sie uns Bescheid, wenn sie soweit sind.« Dr. Mahar deutete auf eine Tür, die in einen Nebenraum führte.

Ich tat wie mir geheißen. Irgendwie fühlte ich mich hier in Dr. Mahars Praxis anders als in Brookhollow; es machte mir nichts aus, den Anweisungen zu folgen.

Dr. Mahar schaltete das Licht aus und begann mit der Untersuchung. Mit den Augen fing er an. Er wiederholte exakt die Untersuchungen, die er an dem Tag durchgeführt hatte, als wir uns zum erstenmal begegnet waren. Dann übergab er mich an Miss Foster und Miss Green.

Eine Weile später schaltete Dr. Mahar das Licht wieder an und sagte: »Herzlichen Dank, daß Sie alles so geduldig mitgemacht haben. Sie können sich nun wieder anziehen. Dann kommen Sie in mein Besprechungszimmer, und wir unterhalten uns.«

Als ich vor seinem Schreibtisch Platz genommen hatte, fragte ich: »Und was passiert, wenn die Strahlentherapie keinen Erfolg hat?«

Dr. Mahar blickte von seinen Unterlagen auf. »Fran, Sie und ich müssen einfach glauben, daß wir damit Erfolg haben.« Das waren so ziemlich die nettesten Worte, die ich in letzter Zeit gehört hatte. »Versuchen Sie eine positive Einstellung zu gewinnen und konzentrieren Sie sich darauf, daß es Ihnen besser geht.«

»Ich werde es versuchen«, entgegnete ich und versuchte, aus seinen Worten Kraft zu schöpfen.

Dann schüttelte Dr. Mahar den Kopf. »Tatsache ist, daß der Tumor ein wenig kleiner ist als bei der letzten Untersuchung. Ich halte das für ein gutes Zeichen.«

Ich traute meinen Ohren kaum. Sollte mir endlich einmal etwas Gutes widerfahren? Freude erfüllte mich, doch noch immer spürte ich eine gewisse Angst. Dr. Mahar beugte sich vor, um meine ganze Aufmerksamkeit zu gewinnen.

»Ich möchte, daß Sie anfangen, viermal am Tag Maalox einzunehmen. Das ist sehr wichtig. Und ich möchte Sie einmal in der Woche sehen, bis wir die Strahlenbehandlung beenden. Machen Sie bei meiner Helferin einen Termin für die nächste Woche«, sagte Dr. Mahar.

»Herzlichen Dank«, murmelte ich und erhob mich.

Zurück in Brookhollow stand mir der Sinn nicht danach, mich mit jemanden zu unterhalten, daher zog ich mich in mein Zimmer zurück. Später schaute Jess vorbei. »Sie sind den ganzen Abend in Ihrem Zimmer. Fühlen Sie sich nicht wohl?« fragte die Schwester.

»Ich bin nur müde«, erwiderte ich. Sie reichte mir Decedron, Thorazin, K-lyte und Maalox, alles Medikamente, die ich einnehmen mußte. »Sieht wirklich nach einem kräftigem Schluck aus«, versuchte ich einen faden Scherz. Ich stellte die Tropfen auf den Nachttisch.

»Sie müssen die Medizin jetzt nehmen, während ich dabei bin«, sagte Jess.

»Ich kann sie jetzt nicht nehmen«, antwortete ich. »Ich würde mich übergeben.«

»Und ich darf die Medikamente hier nicht stehen lassen. Sie müssen Sie jetzt nehmen.«

Ich nahm die Medizin und schluckte sie bis auf den letzten Tropfen herunter. »Sind Sie nun zufrieden?« fragte ich. Wortlos ging Jess hinaus, und ich glaubte, mein Magen würde explodieren. Ich stürzte ins Bad und übergab mich. Schließlich kroch ich ins Bett zurück und betete, schlafen zu können; die einzige Möglichkeit, den Schmerzen zu entgehen. Als ich am nächsten Morgen zum Frühstück ging, war mir immer noch mulmig zumute. Angela gesellte sich zu mir, doch von Nancy war nichts zu sehen. »Wo ist Nancy?« fragte ich und blickte mich um.

»Sie ist auf der Geschlossenen«, erwiderte Angela. »Ich bin froh, daß man sie verlegt hat; sie hat mir angst gemacht. Und die anderen haben auch Angst vor ihr, sogar ein paar Ärzte. Ich verstehe nicht, wie du mit ihr befreundet sein kannst.«

»Sie ist sehr amüsant. Sie hat sicher auch ihre Probleme, genauso wie du und ich.«

»Wir haben aber nicht so schlimme Probleme wie sie. Weißt du, was sie gemacht hat, um hierher zurückzukommen?«

»Nein, was hat sie denn gemacht?« fragte ich voller dunkler Ahnungen.

»Sie ist auf dem Dach von Alfs Auto herumgesprungen und hat sich die Seele aus dem Leib geschrien. Wenn man sie nicht wieder auf ihre alte Station ließe, würde sie sich umbringen. Am selben Tag wie du war sie wieder hier. Mich überrascht, daß du das nicht gewußt hast«, meinte Angela.

Ich lachte bei der Vorstellung, wie die hundertzehn Kilo schwere Nancy auf dem Auto herumhüpfte. »Was ist mit dem Auto passiert?« fragte ich. »Ist das Dach zusammengekracht?«

»Ich weiß nicht«, erwiderte Angela völlig ernst und ohne zu begreifen, daß ich einen Scherz gemacht hatte.

Rose und Kelly, zwei neue Patienten, traten zu uns, und Angela stellte sie mir vor. Dann bestellten wir alle Frühstück: Toast, Sirup und Wurst. Meine Diät aber verbot eine solche Kost, doch ich hätte wegen meiner Magenprobleme ohnehin nichts dergleichen essen können.

Ohne mich zu beklagen, aß ich meine Orange und Weintrauben und beobachtete, wie sie ihren Toast und Sirup hinunterschlangen. »Ihr werdet alle fett werden«, tadelte ich sie.

Bald mußte ich gehen, um mich für die Strahlenbehandlung fertig zu machen. Ich begegnete Jess vor dem Schwesternzimmer; sie hielt meine Medizin in der Hand.

»Jess, ich habe gestern alles erbrochen. Ich kann die Medizin jetzt nicht einnehmen. Ich habe gerade gefrühstückt. Ich nehme die Medizin, wenn ich zurück bin.«

»Sie müssen Sie jetzt nehmen«, meinte Jess beharrlich.

»He, Sie fangen wirklich an, mir auf die Nerven zu gehen.« Ich schüttelte den Kopf und machte mich davon. Nach der Strahlenbehandlung wartete sie an der Tür mit meinen Medikamenten auf mich.

»Keine Chance zu entkommen«, seufzte ich.

Später kam Dr. Kamari zu mir. »Hätten Sie etwas dagegen, wenn wir uns ein wenig unterhalten?« fragte er.

»Nein, überhaupt nicht. Wie geht es Ihnen?« entgegnete ich.

»Das sollte ich eigentlich Sie fragen.«

»Das tun Sie auch immer«, meinte ich. Seine immer wiederkehrenden Floskeln gingen mir auf die Nerven. *Warum, zum Teufel, sprach er diese Floskeln immer so aus, als benütze er sie zum erstenmal?* Ich wollte ihm schon diese Frage stellen, aber vermutlich würde er nur entgegnen: »Und was meinen Sie?« Also beschloß ich, der ganzen Angelegenheit keine Beachtung mehr zu schenken.

»Wie ist die Behandlung heute verlaufen?« fragte er.

»Gut«, erwiderte ich und wechselte dann das Thema. »Was bedeutet bipolar?« fragte ich und schaute ihm geradewegs ins Gesicht.

Er hingegen starrte zur Decke. »Vereinfacht ausgedrückt, bedeutet es starke Stimmungsschwankungen.«

»Und was ist mit meinem Nervenzusammenbruch?« fragte ich. »Das steht nun nicht mehr im Befund«, entgegnete er. Ich war völlig verwirrt.

»Nun, was ist dann mit mir?«

»Der Begriff bipolar trifft es schon, er ist aber nicht exakt genug.«

»Weil alles mit dem Tumor zusammenhängt.«

Dr. Kamari nickte und wirkte ein wenig verärgert. »Das stimmt.«

Ich beugte mich vor. »Kann ich meine Krankenakte sehen?« Dann langte ich nach der Mappe, doch er reagierte schneller. Er drückte sie sich gegen die Brust und sagte: »Da steht nichts, was Sie interessieren könnte.«

»Woher wissen Sie das? Lassen Sie mich einen Blick darauf werfen.«

»Vielleicht später«, entgegnete er. Er legte die Mappe wieder auf den Schreibtisch. Sofort griff ich danach. Er schob sie beiseite und erhob sich. Er sagte: »Wenn Sie hier irgendwelche Spielchen mit mir treiben wollen – dafür habe ich keine Zeit.« *Da steht etwas auf dem Krankenblatt, das ich nicht lesen soll. Doch ich werde es lesen – koste es, was es wolle.*

Unser Gespräch war beendet. Ich schlenderte von einem Aufenthaltsraum zum nächsten, schaute mich um, was ich tun und mit wem ich mich unterhalten könnte. Doch nirgendwo fand ich etwas, das mich interessierte; also kehrte ich in mein Zimmer zurück.

Dieser Tag war nicht der einzige in Brookhollow, der so langweilig verlief. Auch der Rest der Woche verstrich quälend langsam. Ich begann mich beinahe auf die Strahlentherapie, auf die Gespräche mit Dr. Kamari und auf einen Töpferkurs zu freuen. Wenigstens gab es dann etwas zu tun. Jetzt, wo Nancy auf der Geschlossenen war, konnte ich mit niemandem mehr herumalbern.

Am Samstag dann wurde Nancy von der geschlossenen Station entlassen. Wir umarmten uns und kreischten vor Freude über unser Wiedersehen. Wir beschlossen sofort, eine Toga-Party zu feiern, und setzten uns in den Aufenthaltsraum, um alles zu planen.

Die Party sollte am Abend um acht Uhr losgehen. Dann würden Nancy und ich, nur in Laken gekleidet, von Zimmer zu Zimmer laufen und singen: »Toga, Toga! Who loves ya' babe, the garbage man does!« Danach würden wir in den Aufenthaltsraum stürmen und tanzen. Wir machten eine Liste von den Leuten, die wir einladen und von denen, die wir nicht dabeihaben wollten. Angela wollten wir auf jeden Fall einladen; Martha gehörte zu jenen, denen wir nicht Bescheid sagen würden.

Als Angela in den Aufenthaltsraum kam, sprangen Nancy und ich sofort auf und erzählten ihr von unserer Party. »Seid ihr verrückt geworden? Sie werden euch das niemals erlauben. Und wenn ihr es trotzdem macht, werdet ihr große Schwierigkeiten bekommen. Das verspreche ich euch«, sagte Angela.

Danach erzählten wir es den anderen Leuten, die wir einladen wollten; von ihnen erhielten wir dieselbe Antwort. Nancy ärgerte sich sehr und sagte: »Keiner hat auch nur den kleinsten Sinn für ein Abenteuer.«

Ich entgegnete: »Dann feiern wir eben allein unsere Party.«

Sie zögerte. »Ich weiß nicht. Ich will eigentlich nicht auf die Geschlossene zurück.«

»Toga, Toga! Who loves ya' babe, the garbage man does! Wie kannst du solch eine Gelegenheit auslassen? Toga, Toga …« rief ich.

Nancy lachte Tränen. »Fran, du bist richtig lustig, aber ich kann das Risiko wirklich nicht eingehen.« Ich wandte mich um und steuerte auf die Tür zu. »Wohin gehst du?« fragte Nancy.

»Ist schon gut«, erwiderte ich.

Fünf Minuten später kehrte ich singend und tanzend zurück. »Toga, Toga …« Hinter meinem Rücken holte ich zwei gefüllte Eiswaffeln hervor und warf sie auf den Boden. Dann hüpfte ich auf ihnen herum. Nancy bog sich vor Lachen. Vanille- und Schokoladeneis verteilte sich auf dem Fußboden.

»Du bist vollkommen verrückt«, schrie sie lachend.

»Ich bin nicht verrückt. Ich weiß das aus sicherer Quelle«, erwiderte ich.

»Du hörst besser damit auf, sonst kriegst du noch Schwierigkeiten«, sagte sie.

»Toga, Toga …« rief ich ausgelassen.

»Who loves ya' babe, the garbage man does!« schrie Nancy. Lydia trat durch die Tür. Ich versuchte die Eiswaffeln beiseite zu schieben, bevor die Schwester sie bemerkte.

»Was tut ihr zwei hier?« fragte Lydia streng.

»Nichts«, erwiderten wir wie aus einem Munde.

»Habe ich euch nicht singen gehört?«

»Wir haben gesungen, aber ist das verboten?« entgegnete ich.

»Solange ihr nicht noch andere Dinge tut, ist es nicht verboten. Und glaubt mir, ich habe ein Auge auf euch«, sagte sie, bevor sie wieder ging. Nancy und ich lachten leise.

Dann strich ich Nancy durchs Haar und kicherte. »Du hast

überall Eiskrem im Haar. Ein Wunder, daß Schwester Lydia es nicht gesehen hat.«

»Wenn sie es gesehen hätte, wärest du jetzt auf der Geschlossenen«, erwiderte Nancy mit krächzender Stimme.

»Sie können mich nicht auf die Geschlossene stecken. Ich bin nicht verrückt«, entgegnete ich.

Da unsere Party vorüber war, mußten wir uns mit anderen Dingen beschäftigen. Wir fanden aber nichts, was uns interessierte, also saßen wir den ganzen Abend vor dem Fernsehapparat.

Eine Werbung für ein Antiacidum lief. »Schau mal«, sagte Nancy, und wir begannen über die Medikamente zu reden, die wir einnehmen mußten. »Du hältst deine Medizin für schädlich«, sagte ich. »Ich nehme Thorazin.«

»Was?« fragte Nancy entsetzt. »Mein Bruder hat das eine Weile genommen; er wäre fast daran gestorben.«

»Wirklich?« rief ich.

»Ja, das Zeug kann einen umbringen. Ich an deiner Stelle würde es nicht mehr nehmen.«

Das Zeug kann mich umbringen? Warum würde mir Dr. Kamari so etwus geben? Ich brauche es doch gar nicht. Ich gehöre hier nicht hin. Ich werde es nicht mehr nehmen.

Bevor ich herausfinden konnte, welche Medikamente Nancy bekam, tauchte Alf auf und warf uns aus dem Aufenthaltsraum. Nancy sang noch einmal »Toga, Toga …« und ging dann.

»Sie müssen Ihre Medikamente noch nehmen, Fran«, sagte Alf. »Warten Sie einen Moment vor dem Schwesternzimmer, bevor Sie ins Bett gehen.«

Ich blieb zwar am Schwesternzimmer stehen, aber der diensthabenden Schwester erklärte ich: »Kein Thorazin.« Die Schwester bedachte mich mit einem unfreundlichen Blick. »Hören Sie, ich weiß, was dieses Medikament anrichten kann«, erklärte ich ihr.

»Sie sollten es besser nehmen«, sagte sie.

»Behalten Sie Ihre Medizin«, entgegnete ich und lief davon.

Mrs. Clancy, eine andere Krankenschwester, stand vor meinem Bett, als ich am nächsten Morgen die Augen aufschlug. »Zeit für Ihre Medizin«, rief sie.

»O nein!« Ich schloß meine Augen wieder.

»Ich habe nicht den ganzen Morgen Zeit«, sagte sie ungeduldig. Ich nahm die Medikamente, nur das Thorazin lehnte ich ab.

»Dr. Kamari wird es nicht gefallen, daß Sie das Thorazin nicht nehmen wollen«, sagte sie.

»Das ist schade, aber ich brauche das Zeug nicht«, entgegnete ich.

»Nehmen Sie es doch bis morgen, dann können Sie mit Dr. Kamari darüber sprechen«, sagte die Schwester.

»Verschwinden Sie doch einfach«, entgegnete ich ungehalten.

Sie machte ein wütendes Gesicht, drehte sich um und stürmte hinaus.

Später beschloß ich, zu meiner Strahlenbehandlung genauso zu spät zu kommen, wie Mary es für gewöhnlich tat. Um Punkt acht Uhr begab ich mich in mein Zimmer, um meine Schuhe, meinen Mantel und meine Medizin zu holen. Um acht Uhr fünfzehn ging ich in den Aufenthaltsraum. Ich vermutete, daß Mary schon irgendwo auf mich wartete, doch sie war nirgends zu sehen. Ich setzte mich auf eine Couch und wartete.

Zehn Minuten später tauchte Mary auf. »Was tun Sie hier?« fragte sie.

»Ich sollte Sie hier doch treffen«, entgegnete ich.

»Patienten dürfen nicht allein in den Aufenthaltsraum«, erwiderte sie. »Und das gilt auch für Sie.« Andere Patienten starrten uns an; ich lief rot an und erhob mich, um zu gehen. *Hat sie mir nicht gesagt, daß ich hier auf sie warten sollte?*

»Nun, wo Sie hier sind, können wir ja endlich gehen«, meinte Mary unfreundlich.

Im Auto fragte ich: »Können wir irgendwo anhalten, damit ich mir eine Schachtel Zigaretten besorgen kann?«

»Das geht mich nichts an. Außerdem sind wir schon spät dran«, erwiderte Mary und trommelte mit ihren rotlackierten Fingernägeln auf das Lenkrad.

»Es dauert nur eine Minute, und wenn wir ohnehin spät dran sind, ist es doch egal«, sagte ich leise. »Sie haben doch Zeit, Sie sind doch kein Unmensch.«

Mary trat plötzlich so heftig auf das Gaspedal, daß ich förmlich nach hinten flog. »Was, zum Teufel, haben Sie für ein Problem?« rief ich.

Mary warf mir einen flüchtigen Blick zu. Mit matter Stimme sagte sie: »Ich habe kein Problem, aber ich weiß alles über Ihre Schwierigkeiten. Sie sind eine Quertreiberin und eine dumme Gans.«

Zorn erfüllte mich. »Sie haben Nerven! Nur weil Sie spät dran sind, müssen Sie nicht mich dafür verantwortlich machen. Sie haben mich sehr oft zu spät zur Behandlung gebracht«, sagte ich. Danach sprachen wir kein Wort mehr miteinander.

Am Röntgeninstitut begrüßte Jan mich und sagte: »Sie sind heute morgen recht spät. Daher müssen Sie warten, bis ein paar andere Patienten fertig sind.« Fünf Leute befanden sich im Wartezimmer.

Ich wußte, daß wir eine Weile würden warten müssen, daher fragte ich: »Kann ich mir hier irgendwo eine Schachtel Zigaretten kaufen?«

Mary hörte mich und sprang auf. »Sie holen sich hier nirgendwo Zigaretten, Fran. Vergessen Sie es.«

»Warum soll ich mir keine Zigaretten holen?« fragte ich.

»Weil ich es sage. Und weil Sie nicht ohne mich weggehen können, und ich gehe hier nicht weg.«

»Wir haben sehr viel Zeit, also wo liegt das Problem?« entgegnete ich.

Jan schüttelte den Kopf und sagte: »Hören Sie, ich erkläre Ihnen, wo Sie Zigaretten holen können.«

»Danke«, erwiderte ich, als Jan mir den Weg wies. Ich ging zu

Mary hinüber, um mir meinen Mantel zu nehmen, doch sie hielt ihn fest. Ich fragte: »Könnte ich bitte meinen Mantel haben?«

Sie riß ihn mir weg und sagte: »Sie haben keine Zeit, irgendwohin zu gehen. Ich habe gerade in Brookhollow angerufen; wir kehren unverzüglich zurück. Ein anderer wird Sie hierhin begleiten. Ich bin schon spät dran.«

Trotz meiner Einwände beharrte Mary darauf, daß wir gingen. »In der Zeit, die wir brauchen, nach Brookhollow und zurück zu fahren, könnte ich mit der Behandlung schon fertig sein«, sagte ich.

»Nun, wenn Sie nicht zu spät gekommen wären, müßten wir all dies jetzt nicht machen.«

»Wer ist denn zu spät gekommen?« wollte ich wissen.

»Hören Sie, wenn Sie wissen, was gut für Sie ist, dann halten Sie jetzt den Mund, benehmen sich wie ein braves Mädchen und steigen ins Auto«, erwiderte sie mit erhobener Stimme.

Alle Augen waren auf uns gerichtet. Ich warf Jan einen kurzen Blick zu. Seine mitfühlenden Augen sagten mir, daß er genauso entsetzt war wie ich. Ich wollte mich nicht weiter erniedrigen und sagte: »Von mir aus können wir nach Brookhollow zurückfahren. Aber kann ich bitte zuerst meinen Mantel bekommen?«

Mary gab mir meinen Mantel. »Wenn Sie die Dinge von Anfang an richtig gemacht hätten, dann wären Sie jetzt nicht in Brookhollow.«

Ich riß vor Entsetzen den Mund auf; am liebsten wäre ich im Erdboden versunken.

Schweigend saßen wir im Auto nebeneinander.

Mary verzog das Gesicht zu einer Grimasse. »Fran, wenn Sie zu irgend jemandem ein Wort sagen, dann werden das Ihre letzten Worte gewesen sein.« Ich blickte in eine andere Richtung. »Haben Sie mich verstanden?« fragte sie.

Ich konnte mich nicht länger zurückhalten. »Wenn Sie glauben, daß Sie mit Ihrem erniedrigenden, ausgesprochen unmenschlichen Verhalten mir gegenüber durchkommen, dann sind

Sie aber schief gewickelt.« Ich zahlte es ihr jetzt heim. »Sie jagen mir keine Angst ein. Wenn es nach mir ginge, dürften Sie nicht mit kranken Menschen zu tun haben, und ich werde alles daran setzen, daß Sie es auch nicht mehr tun.«

»Sie träumen wohl«, sagte sie in grimmigen Tonfall. »Sie können froh sein, wenn Ihnen überhaupt jemand zuhört. Sie sind nur eine Patientin. Eine Verrückte, mit der wir uns abplagen.«

Ich hätte am liebsten losgeheult. Ich wollte nicht als eine Verrückte betrachtet werden, nicht einmal von Mary.

»Alte Hexe!« rief ich. Ich hörte, wie sie heftig auf das Gaspedal trat und die Räder kreischten.

Ich stöhnte auf, als der Wagen vorwärts raste, zwischen anderen Autos hindurch. Als ginge es um mein Leben, hielt ich mich an dem Griff über der Tür fest. Wir rasten durch eine Kurve, und die Tachonadel erreichte die Marke 100. Ich schrak zusammen. Seit dem Unfall wurde ich schon bei 55 Meilen in der Stunde nervös, und nun war ich ein völliges Nervenbündel.

Als der Wagen in Brookhollow hielt, sprang ich wortlos heraus und lief ohne Umwege zum Schwesternzimmer. »Ist Dr. Keogan da?« fragte ich Alice, die schwarze Krankenschwester, die Dienst tat.

»Noch nicht. Er ist in der Gruppensitzung eine Etage tiefer«, erwiderte sie.

»Wer bringt mich zur Bestrahlung?« fragte ich.

»Sie haben Glück. Timmy bringt Sie hin; er holt schon seinen Mantel.«

Fünf Minuten später war ich wieder auf dem Weg zur Bestrahlung. Ich war noch immer ziemlich aufgeregt, als Timmy versuchte, mit mir zu scherzen und sich zu unterhalten. Ich gab ihm kaum eine Antwort.

Später war Marys abscheuliches Verhalten ein wichtiges Thema für mich in der Gruppensitzung. Ich erklärte den ganzen Sachverhalt und benutzte dabei jedes Adjektiv, das mir einfiel, um auszudrücken, was ich von ihr hielt und was man mit ihr anstellen sollte. Ein Kerl in der Gruppe, der gerne den Macho spielte, meinte, als ich fertig war: »He, Süße, du solltest nicht darauf warten, daß man deine Probleme löst. Löse deine Probleme selbst.« Einen Moment war ich versucht, aufzustehen und ihn zu erwürgen.

»Nenn mich nicht Süße. Ich habe einen Namen, den du auch kennen solltest. Wenn du also etwas willst, dann rede vernünftig mit mir«, erwiderte ich.

Dr. Keogan übernahm wieder die Gesprächsführung, und die Diskussion ebbte schließlich ohne Ergebnis ab – wie gewöhnlich. Als jeder ging, wartete Dr. Keogan in der Tür. Ich zitterte noch immer ein wenig und war die letzte, die den Raum verließ. Ich schwankte, als ich mich an ihm vorbeischob.

Plötzlich hatte ich ein seltsames Gefühl. Es war, als wäre die Türschwelle eine Meile lang und ich würde ersticken, als ich sie überschritt. Als ich schließlich in den Korridor gelangt war, rang ich nach Luft, verlor meine Balance und sank gegen die Wand.

»Ist alles in Ordnung mit Ihnen, Fran?« fragte Dr. Keogan.

»Ja, ich bin aus dem Gleichgewicht geraten. Passiert das nicht vielen Leuten?« erwiderte ich hastig und wandte mich ab. Ich hielt mich an dem Geländer an der Wand fest.

Ich fühlte mich schwindlig, und mir war übel. Ich wollte mich ins Bett legen, doch gleichzeitig war ich auch wütend und konnte mich nicht beruhigen. Schließlich aber legte ich mich doch hin. Ich versuchte, noch einmal alles zu durchdenken. *Fühlte ich mich wegen des Tumors und den Bestrahlungen so elend, oder war mir einfach nicht gut? Warum behandelte Mary mich so? War es meine Schuld? Sollte ich Dr. Mahar etwas sagen? Oder gebärde ich mich nur wie eine Verrückte, wenn ich es tue?*

Ich kam mir wie ein eingesperrtes Tier vor; ich war verdammt, gleichgültig, was ich tat. Ich wünschte mir nichts mehr, als ohne Angst sagen zu können, was ich dachte und fühlte, aber ich wußte nicht, was geschehen würde, wenn ich es tat.

Würde man meine Worte mit dem Tumor in Zusammenhang bringen, oder sie meiner psychischen Verfassung zuschreiben? Meine verwirrten Gedanken nahmen mich ganz in Beschlag. *Vielleicht sollte ich vergessen, was mit Mary vorgefallen war. Ich werde Brookhollow ohnehin bald verlassen. Denk daran, wie sie dich erniedrigt hat. Laß jetzt nicht nach.*

Viele Gedanken gingen mir durch den Kopf, doch ich war unfähig, zu einem Entschluß zu gelangen, geschweige denn irgend etwas zu tun. So viel war mir widerfahren, das ich nicht begriff.

Beim Abendessen war ich noch immer in düsterer Stimmung. Ich sagte kein Wort und stocherte in meinem Essen herum, als Dr. Kamari und Dr. Keogan herüberkamen. Dr. Kamari sagte: »Dr. Keogan hat mir erzählt, daß Sie heute morgen eine aufregende Fahrt hatten, nicht wahr?«

Mein Herz begann wild zu schlagen, und ich erwiderte: »Ja, und ich würde gerne mit Ihnen darüber reden.« Ich erhob mich hastig.

»Nein, wir werden später darüber sprechen. Ich möchte, daß Sie zuerst einmal aufessen.« Er lächelte und fuhr fort: »Wissen Sie, wenn Sie das Thorazin weiter eingenommen hätten, dann hätte das, was Ihnen mit Mary passiert ist, Sie nicht so aufgeregt. Ich denke, Sie sollten dieses Medikament wieder nehmen.«

Ich kochte vor Wut. »Ich nehme das Thorazin nicht. Ich brauche es nicht. Außerdem hat mir jemand gesagt, daß es einen umbringen kann.«

»Wer hat Ihnen das gesagt?« fragte er.

Ich erinnerte mich genau, daß Nancy es gewesen war, aber wenn ich Dr. Kamari ihren Namen genannt hätte, dann hätte er ihre Worte sofort niedergemacht. Wenn ich Thorazin einnahm, fühlte ich mich wie ein Zombie. Ich wollte dieses Zeug einfach nicht mehr. »Ich weiß es nicht mehr«, antwortete ich.

»Nun, die Menge Thorazin, die Sie zu sich nehmen, kann Sie keinesfalls umbringen. Sie kommen mit dem Präparat hervorragend zurecht; Sie sollten es wieder nehmen«, sagte Dr. Kamari.

»Ich werde es nicht mehr nehmen, und dabei bleibe ich«, entgegnete ich.

Die beiden Ärzte gingen, und ich stocherte weiter in meinem Essen herum.

Irgendwie hatte ich erwartet, daß Dr. Kamari auf den Vorfall mit Mary so reagieren würde, als wäre er selber der Leidtragende gewesen. Seine Reaktion erniedrigte mich nicht nur, ich fühlte mich von ihm verraten.

Ich ging zurück in den Aufenthaltsraum. Ich fühlte mich, als würde mich niemals wieder jemand wie ein menschliches Wesen behandeln. Nicht nur Mary, sondern jeder, der mir begegnete, würde in mir nur die Verrückte sehen, die keinerlei Rechte besaß. Ich haßte Brookhollow und alle, die mit dieser Klinik zu tun hatten, nun noch viel mehr.

In dem Aufenthaltsraum waren viele Patienten mit ihren Besuchern. Ich blickte mich um. Ich verachtete, was ich um mich herum sah. Es waren nur Verrückte und Verwirrte. Ich hatte das Gefühl, als kämen sie und ich von verschiedenen Planeten.

Es waren drogenabhängige, zerlumpte, verkrüppelte, verarmte, kulturlose Menschen. Von ihrem Leben las man in den Zeitungen und spendete dann etwas Geld. Es machte mir angst, daß ich zu ihnen gehörte und eines Tages auch mir etwas gespendet werden würde.

Als ich den Aufenthaltsraum verlassen wollte, näherte sich mir ein Mädchen, das ich nie zuvor gesehen hatte.

»Hallo, ich bin Lizzie«, sagte sie. Sie sprach, als stünde sie unter Drogen. »Hallo«, erwiderte ich matt und kramte eine Zigarette hervor. Lizzie blieb neben mir stehen und trat von einem Bein auf das andere. Ich versuchte sie nicht zu beachten. »Ich bin Lizzie«, sagte sie immer wieder. Ich schaute sie eine Weile an, dann stand ich auf und verließ den Raum.

Am nächsten Morgen wartete ich nach der Strahlenbehandlung auf Dr. Perrine. Als sie mich in ihr Sprechzimmer rief, stand Mary auf, um mir zu folgen.

»Haben Sie etwas dagegen, wenn ich alleine gehe?« sagte ich.

»Es ist meine Aufgabe, Sie zu begleiten«, entgegnete Mary.

»Sie gehen nicht mit mir dort hinein. Das geht Sie nichts an«, sagte ich.

»Doch, ich komme mit Ihnen«, erwiderte sie. Ich ging in das Sprechzimmer und schlug ihr die Tür vor der Nase zu. Doch so konnte ich sie nicht aufhalten. Sie machte die Tür auf. »Habe ich Ihnen nicht gesagt, daß ich Sie überallhin begleite?«

Ich ließ mich auf einen Stuhl fallen und verschränkte die Arme vor der Brust.

Dr. Perrine schaute uns beide an und sagte zu Mary: »Ich glaube nicht, daß Sie hier an unserem Gespräch teilnehmen müssen.«

»Doch, das muß ich«, widersprach Mary. »Ich werde mich dort drüben hinsetzen.« Sie wies auf einen kleinen schwarzen Stuhl. »Sie werden gar nicht merken, daß ich da bin.«

»Sie muß hier nicht sitzen. Niemand begleitet mich, wenn ich Dr. Mahar aufsuche.« Ich blickte Dr. Perrine flehentlich an.

Mit ruhiger Stimme sagte Dr. Perrine: »Ich glaube nicht, daß Fran einfach so von hier verschwindet. Ich möchte, daß Sie den Raum verlassen.« Bei den letzten Worten lächelte sie Mary an.

Mary stampfte wütend hinaus. »Vielen Dank«, sagte ich zu Dr. Perrine.

»Das ist eine vertrauliche Angelegenheit zwischen Patient und Arzt«, bemerkte sie und zwinkerte mir zu.

Auf dem Weg zurück sagten weder Mary noch der Fahrer ein Wort. Ich drückte meine Gefühle für Mary in einem einzigen Wort aus: »Hexe!« sagte ich.

Sie errötete vor Zorn. »Du bist wirklich ein krankes Mädchen«, entgegnete sie, wobei sie das Wort »krank« besonders häßlich betonte. »Daran müssen wir uns immer wieder erinnern.« Sie bedachte mich mit einem gequälten Lächeln. Dann trat wieder Schweigen ein.

Als das Taxi vor der Klinik anhielt, floh ich aus dem Wagen.

Ich fühlte mich einmal mehr erniedrigt. *Ich weiß gar nicht, warum sie mir immer Mary als Begleiterin mitgeben.*

In meinem Zimmer lief ich vor den Spiegel. Ich blickte in das aufgedunsene Gesicht einer Fremden. »Und was jetzt?« fragte ich mich leise.

21

Die Tage vergingen einer wie der andere; meine Angst veränderte sich nicht. Jeden Tag eine neue Bestrahlung, dann und wann ein neuer Patient: Das war das Leben.

Aus Tagen wurden Wochen. Die Zeit zog quälend langsam vorbei. Ich fühlte mich müde und mutlos. Doch nach außen hin kämpfte ich weiter gegen das Thorazin, gegen Mary und meine ganze Umgebung in Brookhollow an. Ich hegte nur einen Wunsch: Meine Behandlung und mein beklemmender Aufenthalt in der Klinik sollten bald vorbei sein. Mittlerweile war Frühling; die Welt draußen war grün und voller Düfte.

Ich war in einem schäbigen Gefängnis eingesperrt, und obendrein kam es mir vor, als wäre die Luft in Brookhollow ansteckend und voller Krankheiten. Nancy, Angela, Lydia und meine Ärzte, sie alle waren nun meine Familie. Die sterilen weißen Zimmer waren mein Zuhause. Weiter als bis zu den Mauern von Brookhollow reichte meine Welt nicht mehr.

Eines Abends lag ich auf der Couch im Aufenthaltsraum. Einmal mehr erzählte ich Nancy von meiner ständigen Auseinandersetzung mit Dr. Kamari, endlich meine Akte einsehen zu dürfen. Da rief mich eine Schwester zum Telefon auf dem Korridor. Meine Schwester Eileen wollte mich am nächsten Morgen zum Frühstück abholen.

Als ich in den Aufenthaltsraum zurückkehrte, rekelte sich Nancy auf meinem Platz. »Komm, Nancy, hör auf damit. Geh von der Couch runter«, sagte ich. Sie aber ignorierte meine Worte mit mürrischem Gesicht. »Nancy, ich habe da zuerst gelegen, und ich war nur einen Moment weg«, sagte ich.

Sie schaute sich wirr um und schrie: »Hau ab!« Ich glaubte noch immer, sie mache sich einen Spaß. »Komm schon, steh endlich auf!« Nancy erhob sich, dann nahm sie eine Schale, die auf dem Tisch neben ihr stand, und warf sie nach mir.

»Bist du verrückt geworden, Nancy?« schrie ich, als die Schale mich schmerzhaft traf. Die Schale, in der sich sonst frisches Obst befand, lag leer zu meinen Füßen. Meine Haare und meine Jeans waren über und über mit matschigen Obstresten bedeckt. Ich stand da und ballte die Fäuste.

Marty hatte das Ganze beobachtet. Er kam zu mir und strich mir sanft über die Schulter. Plötzlich fühlte ich eine Kraft in mir, die ich niemals von mir erwartet hätte; ich schob Marty beiseite und nahm mir irgend etwas von einem Tablett auf dem Tisch. Es war Sauerrahm.

Ich riß meinen Arm zurück. Sollte Nancy doch einmal probieren, wie Sauerrahm schmeckte.

Als ich ein wenig Sauerrahm in Nancys Richtung schüttete, trat eine Besucherin zwischen uns. Ein kräftiger Spritzer landete in ihrem erstaunten Gesicht.

Vince, der in diesem Augenblick in den Raum gekommen war, machte einen Schritt nach vorn und hielt mich an den Armen fest. »Fran, was tun Sie da? Sie haben eine Besucherin angegriffen! Dafür können Sie belangt werden.«

»Ich habe es nicht mit Absicht getan«, wandte ich ein. »Ich wollte Nancy treffen.«

»Das macht die Sache auch nicht besser! Ich hätte Sie für klüger gehalten, Fran«, sagte Vince und schob mich auf den Gang hinaus. Als wir gingen, sah ich noch, wie die Besucherin sich völlig entsetzt gegen die Wand lehnte.

Sie muß sich zu Tode erschrocken haben. Ich sollte mich entschuldigen. »Ich will, daß Nancy eingesperrt wird, bis ich entlassen werde. Sie ist vollkommen verrückt. Und ich will, daß Dr. Keogan ihr einen Verweis erteilt, und sie soll meine ruinierte Jeans bezahlen.« All mein Zorn und meine Verzweiflung brachen nun aus mir heraus.

»Ich habe fünfundfünfzig Dollar für die Jeans bezahlt. Nur an einem solchen Ort passieren solche Dinge: Alle haben einen schlechten Einfluß. Und Sie sind auch nicht besser. Lassen Sie mich allein. Ich brauche Sie nicht, und das wissen Sie auch.« Ich befreite mich von Vince und lief in mein Zimmer.

Ich ging ins Bad, um mich zu säubern. Überall klebte der Sauerrahm. Als ich vor dem Waschbecken stand, meine Jeans auswusch und über Nancy schimpfte, tauchte eine Pflegerhelferin auf. »Kann ich einen Moment mit Ihnen sprechen …« begann sie.

Doch ich war nicht in der Stimmung, mich mit ihr zu unterhalten, und schlug ihr die Tür vor der Nase zu. »Fran?« rief sie mit flehender Stimme.

»Lassen Sie mich in Ruhe! Ich habe nichts getan«, entgegnete ich. »Gehen Sie!« Ich hörte, wie sich ihre Schritte entfernten.

Ich lehnte mich gegen das Waschbecken und atmete tief durch, um mich zu beruhigen. Laut murmelte ich vor mich hin: »Das ist wirklich ein unglaublicher Ort. Du warst dumm, daß du hierher zurückgekehrt bist. Wenn das jemals zu Ende geht, dann sind deine Chancen auf ein normales, erfolgreiches Leben sehr gering.«

Dann blickte ich in den Spiegel. Mascara bedeckte meine Hamsterbacken, und meine von den Bestrahlungen geschwollenen Augenlider waren rot und entzündet. »O mein Gott!« rief ich. »Du Monstrum!«

Ich schloß schnell die Augen und drehte das Wasser an, um mir das Gesicht zu waschen. Dabei vermied ich es, noch einmal in den Spiegel zu blicken. »Werde ich jemals wieder normal aussehen?« schluchzte ich. Immer mehr Wasser schüttete ich mir ins Gesicht. Ich hoffte, das würde helfen und mein schreckliches Aussehen ändern, aber ich wußte, es hatte keinen Zweck.

Ich ließ das Wasser laufen und setzte mich auf die Toilette. Mein Gesicht bedeckte ich mit meinen Händen. Ich wollte mich selber nicht mehr ansehen. Was war aus mir geworden! Plötzlich entdeckte ich die rosafarbenen Fliesen in der Dusche: Sie bewegten sich vor und zurück, so als würden sie atmen. Ich stöhnte auf und starrte dumpf vor mich hin. Selbst nachdem Dr. Mahar mich beruhigt hatte, glaubte ich, daß solche Dinge bewiesen, daß ich doch verrückt war.

Einige Zeit später klopfte jemand. »Fran, ich möchte gerne mit Ihnen reden«, sagte Vince.

»Nun, ich möchte aber nicht mit Ihnen reden. Ich will nur, daß Nancy mir vom Leib gehalten wird«, entgegnete ich.

»Fran, ich weiß, daß Sie überhaupt nichts getan haben. Marty hat es mir erzählt; er hat alles gesehen. Ich will auch nur wissen, daß mit Ihnen alles in Ordnung ist. Bitte«, sagte er.

»Gehen Sie«, rief ich. »Nur Steve kann mir helfen.«

Vince ging schließlich.

Nun, da ich an Steve gedacht hatte, verwirrten mich meine Gedanken mehr und mehr.

Ich will ihn nicht mehr, und doch sehne ich mich nach ihm. Ich will hier nicht sein, und doch bin ich hier. Ich will keine Fragen mehr hören, und doch werden mir nur Fragen gestellt. Ich will Nancy verstehen, und doch kann ich es nicht.

Dann vernahm ich wieder, daß das Wasser noch immer lief. *Das ist alles so lächerlich. Ich sollte mich nicht verstecken. Ich habe meine Rechte. Ich sollte verlangen, daß sofort etwas geschieht.* Ich erhob mich, drehte das Wasser ab und lief in mein Zimmer. Ich nahm einen Kugelschreiber und Papier. Ich begann einen Brief an Dr. Keogan zu schreiben, in dem ich die Bestrafung Nancys und eine Entschädigung für meine Jeans forderte, die sie ruiniert hatte.

Als ich den Brief geschrieben hatte, schlenderte ich ins Schwesternzimmer und warf Schwester Lydia den Brief auf den Schreibtisch. »Ich möchte, daß dieser Brief in Nancys Akte kommt und Dr. Keogan gezeigt wird. Sie wird mit einem solchen Verhalten nicht davonkommen. Und wenn ich schon einmal dabei bin: Alle, die mich hier so schlecht behandeln, werden damit nicht durchkommen.« Dann drehte ich mich auf dem Absatz um und ging hinaus.

Ich hörte noch, wie Lydia mir nachrief: »Ich werde es nicht Nancys, sondern Ihrer Akte beilegen.«

Auf dem Weg zurück in mein Zimmer begegnete ich Vince. Ich bedachte ihn mit einem kühlen Blick und wollte an ihm vorbeigehen, doch er hielt mich am Arm fest. »Fran, Nancy ist auf die Geschlossene verlegt worden.«

Ich zeigte keinerlei Gefühlsregungen und ging wortlos weiter. Tränen traten mir in die Augen. *Gut. Nancy sollte für immer eingesperrt werden.*

Vince drehte sich um und folgte mir. Ich beschleunigte meinen Schritt. Ich wollte niemanden in meiner Nähe haben. In meinem Zimmer schlug ich die Tür zu. Nun, da ich wieder alleine war, löste sich all mein vorgeschütztes Selbstbewußtsein in Nichts auf. Ich begann hemmungslos zu schluchzen und ließ mich auf mein Bett fallen. *Ich verstehe die Menschen einfach nicht.*

Am nächsten Morgen bedachte man mich auf der Station mit ernsten, grimmigen Blicken. Mir schien es, als machte man mich für Nancys Wutausbrüche verantwortlich und versuchte, mir aus dem Weg zu gehen. Als ich in den Aufenthaltsraum ging, um eine Zigarette zu rauchen, traf ich meine Zimmergenossin.

»Ich möchte dir danken, Fran, daß Nancy endlich verlegt worden ist. Sie hat mir immer Angst eingejagt. Ich wünschte mir, ich wäre so wie du und hätte ihr entgegentreten können«, sagte sie.

Ich schaute ihr geradewegs in ihre blauen, glasigen Augen. »Ich bin also eine Heldin. Ich bin nicht stolz darauf. Ich habe Nancy gemocht. Ich weiß nicht, was mit ihr nicht stimmt, aber ich bin nicht froh, daß es so gekommen ist.«

Dann lief ich hinaus und ging in mein Zimmer, um mich für den Besuch meiner Schwester fertig zu machen. Ein paar Minuten später trat Eileen ein. »Laß uns gehen!« rief ich und nahm meinen Mantel. Ich war schon aus der Tür, bevor sie ein Wort hatte sagen können. Sobald wir im Wagen saßen, erzählte ich ihr von Nancy.

»Fran, ich kann verstehen, daß es dir leid tut, aber die Sache klingt so, als hätte Nancy ernsthafte Probleme. Du solltest dich von ihr fernhalten. Nancy wird ohnehin bald aus deinem Leben verschwunden sein.«

Ich schüttelte den Kopf. »Du hast gut reden, aber mein Leben spielt sich im Moment in Brookhollow ab, und Nancys Scherze haben alles erträglicher gemacht.«

Als wir das Restaurant betraten, hatte ich den Eindruck, daß mich alle anstarrten. »Sie müssen alle wissen, daß ich aus einer psychiatrischen Klinik komme, Eileen.« Ich fühlte mich seltsam und verlegen. »Ich kann so ein Leben nicht führen. Ich kann es einfach nicht«, murmelte ich vor mich hin.

Eileen versicherte mir, daß alles bald vorüber sein würde. »Freue dich auf deine Zukunft«, beschwor sie mich.

Ich saß da und beobachtete, wie meine Schwester ihre Waffel aß und ihren Kaffee trank, und plötzlich kamen mir andere, erschreckende Gedanken über meine Zukunft in den Sinn.

Ich würde nie wissen, ob ich noch einen Tag, einen Monat oder ein Jahr zu leben hatte. Ich würde mich stets fragen müssen, ob die Bestrahlung erfolgreich gewesen war oder ob der Tumor zurückkehren würde. Sollte es eine Zukunft sein, in der ich von Arzt zu Arzt lief? Eine Zukunft voller Angst?

Immer tiefer versank ich in diese erschreckende Welt meiner neuen Bilder und Zukunftsvorstellungen. Ich vermochte sie nicht zu beherrschen. Ich wollte gegen meine Angst ankämpfen, aber ich wußte nicht, wo ich damit anfangen sollte.

Ich starrte dumpf vor mich hin, während Eileen munter weiterplapperte. Aus irgendeinem Grund erinnerte mich das, was sie sagte, an Steve, und meine Gedanken wandten sich wieder ihm zu. Doch das alles führte zu nichts. Ich hielt es nicht mehr aus, ich wollte, daß das alles zu einem Ende kam. *Solche Gedanken kommen mir in Brookhollow nie. Vielleicht gehöre ich gar nicht mehr in die wirkliche Welt?*

»Laß uns gehen«, sagte ich zu Eileen und erhob mich. Sie

stand ebenfalls auf, bezahlte die Rechnung und folgte mir wortlos.

Auf dem Weg zurück war ich sehr schweigsam und sagte auch nichts, als wir uns zum Abschied küßten. Dann schlenderte ich den Gang hinunter und schaute mich um. Ich suchte etwas, das mich von meinen Gedanken ablenkte. Als ich auf die Uhr an der Wand blickte, fiel mir ein, daß Dr. Keogan noch zwanzig Minuten lang seine Gruppensitzung abhielt.

Ich riß die Tür zum Aufenthaltsraum auf. Ich hatte erwartet, daß man mich herzlich begrüßte, doch niemand blickte auf. Nur Dr. Keogan, Marty und ein Patient, den ich nicht kannte, saßen da.

Marty bemerkte mich schließlich und rief: »Die Sonne ist aufgegangen!« Ich zwang mich zu einem Lächeln – und er war zufrieden. Ich wartete auf eine Gelegenheit, mich am Gespräch zu beteiligen, doch dann war die Stunde vorüber, und ich war wütend, daß man mich gar nicht beachtet hatte und machte mich davon.

Plötzlich fühlte ich mich unendlich müde. Also ging ich in mein Zimmer, um mich auszuruhen. Bald war ich eingeschlafen. Ich erwachte abrupt, weil ich eine Stimme hörte: »He, he, he!« Ich riß die Augen auf und sah Nancy in der Tür. Sie streckte ihre Arme aus wie ein Ringer.

»Was ist mit dir?« fragte ich schläfrig.

»Ich werde dich umbringen, Fran«, schrie sie und machte Anstalten, auf mein Bett zuzusteuern. Mit jedem Schritt klang ihr Lachen lauter und unheimlicher. Ich war wie erstarrt. Mein Kopf sank tiefer in das Kissen.

Dann stand sie unmittelbar neben mir. Sie beugte sich vor, legte mir ihre Hände um den Hals und drückte zu. Ich keuchte und bekam keine Luft mehr. Dann schrie Nancy mir direkt ins Ohr: »Du bist tot.« Und ich begann, das Bewußtsein zu verlieren.

Plötzlich tauchten Lydia und Jess auf und rissen Nancy von mir. Nancy schrie und fluchte, als sie aus dem Raum gezerrt wurde.

Nachdem sie verschwunden waren, kam Robin, eine Pflegehelferin, und fragte: »Ist alles in Ordnung mit Ihnen?«

»Wie konnte Nancy aus der Geschlossenen entkommen? Sie ist verrückt. Halten Sie sie mir vom Leib«, schrie ich. Ich zitterte am ganzen Körper.

Robin setzte sich zu mir auf die Bettkante. Sie war sehr jung und mitfühlend. Zärtlich nahm sie meine Hand. Doch so sanft sie mich auch berührte, rannen mir doch wieder Schauer über den Rücken. Die Erinnerung daran, wie ich auf die Station 9 gezerrt wurde, kamen mir in den Sinn. Ich geriet in Panik.

»Ich habe nichts getan. Lassen Sie mich in Ruhe«, schrie ich.

»Es ist alles in Ordnung, Fran. Beruhigen Sie sich«, entgegnete Robin.

»Lassen Sie mich in Ruhe«, wiederholte ich. Sie stand auf und machte Anstalten zur Tür zu gehen, doch dann drehte sie sich um und sagte: »Was Nancy getan hat, nennt man einen Mordversuch. Sie sollten die Polizei benachrichtigen. Ich werde für Sie aussagen.«

»Sehr richtig«, erwiderte ich mit trauriger Stimme. »Wenn man von hier drinnen die Polizei ruft, dann lachen die doch nur.«

22

Schließlich konnte ich wieder einschlafen, doch im Schlaf wirbelten mir dunkle Gedanken durch den Kopf, und Hände griffen nach meinem Hals. Früh am Morgen weckte Dr. Kamari mich. Er saß auf einem Stuhl neben meinem Bett.

»Erzählen Sie mir genau, was passiert ist?« fragte er mich.

Ich berichtete ihm alles, und dann sagte ich: »Ich fühle mich hier nicht mehr sicher, solange Nancy herumläuft, um mich umzubringen.«

»Niemand wird sie umbringen, solange ich Ihr Arzt bin und Dr. Keogan mich unterstützt«, versicherte er mir.

Eine ganze Weile starrte ich ihn an, dann sagte ich: »Sie haben mir viele Dinge erzählt, und nur wenige davon haben sich als wahr erwiesen.« Ein ärgerlicher Ausdruck trat in sein Gesicht, doch dann wirkte es wieder ruhig und besonnen.

»Schauen Sie, Fran, ich weiß, daß sie ärgerlich und verwirrt sind. Ich gebe Ihnen alle Privilegien der Station, aber Sie werden auf der Geschlossenen schlafen. Auf diese Weise können wir Sie von Nancy trennen.«

»Warum stecken Sie nicht Nancy auf die Geschlossene?« fragte ich. »Schließlich hat sie mich angegriffen und nicht umgekehrt.«

»Ich bin nicht Nancys behandelnder Arzt«, erwiderte er mit eisiger Stimme. Ich fühlte mich nun zwar sicherer, war aber sehr zornig über soviel Ungerechtigkeit.

Dr. Kamari beugte sich vor; mit honigsüßer Stimme meinte er: »Und ich glaube, wir sollten es wieder mit einer Schlaftherapie versuchen.«

»Ich sehe das nicht so«, entgegnete ich entschlossen.

»Aber so werden die restlichen Tage für Sie angenehmer verlaufen«, sagte er und erhob sich, um hinauszugehen.

Ich machte Anstalten ihm zu folgen, doch meine Beine knickten ein, und ich stürzte zu Boden.

»Alles in Ordnung?« fragte Dr. Kamari und half mir aufzustehen.

»Mir geht es gut«, antwortete ich förmlich.

Ich zog mir meinen Trainingsanzug an und bewegte mich vorsichtig den Gang hinunter. Ich öffnete die Tür zum Aufenthaltsraum – und da stand Nancy. Sofort stürzte sie sich auf mich. Ein paar Patienten traten zwischen uns, so daß ich fliehen konnte. Ich wollte Dr. Kamari aufsuchen und Brookhollow auf der Stelle verlassen. Ich begegnete ihm vor dem Schwesternzimmer.

»Ich will sofort hier raus!« sagte ich.

»Wenn Sie wollen, können Sie unverzüglich ins St.-Elisabeth-Hospital zurückkehren«, erwiderte er kühl.

»Schön«, sagte ich und wandte mich um. Ich mied das Zimmer, in dem Nancy wohnte, und ging in den kleinen Aufenthaltsraum. Doch da waren mir zu viele Patienten. Dann versuchte ich es auf der Geschlossenen. Auf dem Weg begegnete ich erneut Dr. Kamari.

»Ich habe alle Vorkehrungen treffen lassen, daß Sie ins St.-Elisabeth-Hospital zurückkehren.« Er sprach in schneidendem Tonfall. »Morgen früh verlassen Sie die Klinik. Ihre Eltern kommen, um Sie abzuholen. Ich habe Ihnen ein Zimmer in der psychiatrischen Abteilung reservieren lassen.«

Ich war entsetzt und erbleichte. »Wieso in der psychiatrischen Abteilung? Wovon reden Sie da?«

»Ich glaube, darüber sollten wir hier jetzt nicht diskutieren«, erwiderte er. Ein wenig spürte man, daß auch er verwirrt und angespannt war. »Wenn Sie mir etwas sagen möchten, dann können wir den Gang hinuntergehen.«

Ich folgte ihm den Gang hinunter in unseren Besprechungsraum. Ich war blind vor Tränen. Als wir uns gesetzt hatten, sagte ich: »Ich werde in keine psychiatrische Abteilung gehen.«

»Das müssen Sie aber, wenn ich es anordne«, entgegnete er.

»Und trotzdem werde ich es nicht tun«, erwiderte ich. Meine Gefühle schwankten zwischen Entsetzen und Unglauben.

»Es gibt nur eine Möglichkeit für Sie hierzubleiben; Sie müssen das Thorazin wieder nehmen«, sagte er heftig.

Ich versuchte mich zu beruhigen, damit ich wieder einen klaren Gedanken fassen konnte. »Ich habe schon Ihre Eltern angerufen«, fügte Dr. Kamari hinzu.

»Was haben Sie meinen Eltern gesagt? Oder ist das nur eine weitere Drohung?« entgegnete ich.

»Ich habe Ihrer Mutter gesagt, daß Sie die Einnahme Ihrer Medikamente verweigerten und daß ich Sie daher zurück ins Krankenhaus schicken würde«, erklärte er.

Ich schaute ihn voller Qual an. Er hatte alle Macht der Welt, und ich war völlig hilflos. »Sie Scheißkerl!« murmelte ich vor mich hin. Dann begann ich zu schluchzen und sagte mit letzter Kraft: »Wenn Sie meine Mutter anrufen, ihr sagen, daß alles in Ordnung ist und sie nicht zu kommen braucht, dann werde ich das Thorazin wieder nehmen.«

»Versprechen Sie es mir?« fragte er.

»Ich verspreche es«, sagte ich. »Rufen Sie sie an.«

In meinem Beisein rief er sie an. Dann erhob er sich. Als er mir die Hand gab, bemerkte ich das Funkeln des Triumphes in seinen Augen. »Sie bekommen das Thorazin schon heute abend.«

Mit hängenden Schultern und gesenktem Kopf ging ich zur geschlossenen Station. Ich war besiegt worden. An der Tür traf ich auf Schwester Sam, die schon einen Becher mit Thorazin für mich bereithielt.

»Kann ich das Thorazin nicht als Tabletten nehmen? Mein Magen verträgt die Flüssigkeit nicht«, sagte ich und versuchte, auf Zeit zu spielen.

»Nein, Dr. Kamari hat angeordnet, daß Sie das Thorazin in flüssiger Form bekommen sollen«, erwiderte Sam.

»Bitte rufen Sie ihn an und fragen Sie, ob ich nicht die Tabletten nehmen kann. Sagen Sie ihm auch den Grund dafür«, bat ich. Die Schwester nickte und ging davon. Ein paar Minuten später kehrte sie mit dem Thorazin in Form von Tabletten zurück. Ich nahm die Tablette, tat so, als würde ich sie schlucken und verbarg sie statt dessen unter der Zunge.

Mit meinem Verstand ist alles in Ordnung, sagte ich mir selbst.

»Dr. Kamari sagte, ich solle nachschauen, ob Sie die Tablette wirklich geschluckt haben. Bitte öffnen Sie den Mund«, sagte die Schwester.

»Ich werde meinen Mund nicht öffnen. Ich habe Ihnen gesagt, daß ich die Tablette nehme, also habe ich sie auch genommen«, erwiderte ich, dann drehte ich mich hastig um und lief in mein Zimmer.

Ich begab mich unverzüglich ins Bad und spuckte die Tablette in die Toilette, dann betätigte ich die Spülung. Dann zog ich meine Trainingshose an und legte mich auf das Bett. Wenig später klopfte es an der Tür, und Dr. Keogan steckte den Kopf herein. »Kann ich einen Moment mit Ihnen reden, Fran?« fragte er.

»Aber gewiß, kommen Sie herein«, erwiderte ich. Er ging zu dem anderen Bett hinüber und ließ sich darauf fallen. Dann lagen wir beide auf dem Rücken da und starrten zur Decke.

»Es ist eine hübsche Decke mit all den kleinen Fliesen«, sagte Dr. Keogan. Ich schwieg. »Dr. Kamari wollte, daß ich mit Ihnen spreche.«

»Darauf wäre ich jede Wette eingegangen«, erwiderte ich sarkastisch.

»Sie wissen, daß Sie ernsthaft erkrankt sind und Ihre Medizin benötigen«, sagte er.

Tränen liefen mir über die Wangen, als ich mich Dr. Keogan zuwandte. »Vielleicht bin ich ja krank, aber es ist für mich auch nicht besser, drogenabhängig zu werden. Ich kann das Zeug nicht mehr nehmen.«

»Sie haben eine Menge Dinge, die für Sie sprechen, Fran; wir alle wissen das sehr genau, und doch sind Sie krank. Sie brauchen die Medikamente, um sich zu beruhigen.«

Ich bedeckte mein Gesicht mit den Händen und begann, heftiger zu weinen. »Die Drogen und die Menschen versuchen, mich umzubringen.«

»Nancy ist für das, was sie getan hat, bestraft worden«, erwiderte er. »Und nun möchte sie wieder Ihre Freundin sein. Sie mag Sie, und ich mag Sie auch.« Er stand auf, kam zu meinem Bett und strich mir über die Wange. Dann verließ er das Zimmer.

»Er streichelt mich wie einen Hund«, murmelte ich, als er verschwunden war.

Später ging ich in den Aufenthaltsraum. Ich war noch immer wütend, daß sie mich gezwungen hatten, das Thorazin zu nehmen, und ich hatte Schmerzen und Ekelgefühle.

Tränen rannen mir über die Wangen. *Ich will raus. Nicht nur hier raus, sondern raus aus meinem Leben!* Wie ich dasaß und aus dem Fenster starrte, überwältigte mich das Gefühl, eingesperrt zu sein. Ich ging zum Fenster und preßte mein Gesicht gegen die Scheibe. Ich war in meiner eigenen Welt verloren.

Am nächsten Morgen wurde mir als erstes das Thorazin verabreicht. Ich nahm es genauso wie am Abend zuvor ein und ging hinaus. Im Aufenthaltsraum spuckte ich die Tablette in den Papierkorb. Dann kam Schwester Lydia herein, um meine Temperatur zu messen.

Dr. Mahar hatte angeordnet, daß viermal am Tag meine Temperatur gemessen werden sollte, und da *er* die Anweisung erteilt hatte, konnte ich ihr ohne Schwierigkeiten Folge leisten. Aber ich schaute Lydia niemals an, während sie meine Temperatur maß. Ich wußte, sie bedachte mich mit einem kühlen Blick, doch es kümmerte mich nicht.

Nachdem sie wieder gegangen war, fühlte ich mich sehr allein. Unwillkürlich trat ich erneut ans Fenster. Ich verschränkte die Arme vor der Brust, während ich dastand und das Leben draußen beobachtete. *Werde ich jemals wieder dazugehören? Wird das Leben irgendwann einmal wieder lebenswert sein?*

Alle Fortschritte, die ich gemacht hatte, mein Selbstwertgefühl wiederzufinden, waren von den Ärzten zunichte gemacht worden, indem sie mich zwangen, Thorazin zu nehmen. Ich hatte gesehen, was es mit den Menschen anrichtete – vielleicht beruhigte es sie zwar, aber es nahm ihnen auch ihr Selbstwertgefühl und machte sie zu gehorsamen Sklaven. *Warum wollten sie, daß ich genauso wurde?*

Dann legte sich mir langsam und zärtlich eine Hand auf die Schulter. Es war Timmy. Ich warf ihm einen flüchtigen Blick zu, dann starrte ich wieder aus dem Fenster. Ich wollte mit niemandem etwas zu tun haben.

»Fran«, sagte er leise. »Ich bin heute morgen Ihr Begleiter, und ich bin gleich soweit. Holen Sie sich doch schon Ihren Mantel und kommen Sie dann wieder her.« Ohne ihn anzuschauen oder ein Wort zu sagen, gehorchte ich.

Mit gesenktem Kopf stand ich in der Tür zum Aufenthaltsraum und wartete. Als Timmy kam, machten wir uns schweigend auf den Weg. Im Röntgeninstitut suchte ich mir eine stille Ecke, um zu warten. Ich grüßte die Frau am Empfang nicht, ich konnte ihr nicht einmal sagen, wie elend ich mich fühlte.

Als die Behandlung vorüber war, ging ich hinaus, als wäre ich gar nicht dagewesen. Nicht einmal Dr. Perrine konnte mich aufheitern. Ich konnte die Dinge, die mir widerfuhren, einfach nicht glauben, geschweige denn verstehen.

In Brookhollow legte ich mich in dem kleinen, ruhigeren Aufenthaltsraum auf die Couch. Dann schlief ich ein. Irgendwann später erwachte ich, weil Jack sich über mich beugte.

»Stehen Sie von der Couch auf! Sie dürfen da nicht liegen. Es gibt auch noch andere Patienten«, sagte er.

Ich hatte die Augen noch nicht richtig geöffnet, als ich erwiderte: »Ich habe viele Leute gesehen, die sich hier hingelegt haben.«

»Nun, ich aber nicht.«

Jack ging, und ich schloß wieder die Augen. Ein paar Minuten später kehrte Jack mit Schwester Lydia zurück. »Stehen Sie von der Couch auf!« sagte sie. Ich öffnete zwar die Augen, aber ich rührte mich nicht vom Fleck. Ich konnte auch nichts mehr entgegnen oder tun, denn Jack und Lydia packten mich an den Armen und zerrten mich von der Couch.

Ich lief in mein Zimmer und blieb dort einige Stunden auf dem Bett liegen, bis Dr. Kamari auftauchte.

»Ich will meine Akten sehen«, sagte ich.

»Ihre Akte ist im Schwesternzimmer. Wenn Sie mit mir kommen, will ich sehen, was ich für Sie tun kann«, sagte er. Widerwillig erhob ich mich. Obschon mir das Bett wie eine Zuflucht erschien, wollte ich endlich lesen, was sie über mich sagten. Als wir auf der Hauptstation waren, machte Dr. Kamari Anstalten, an dem Schwesternzimmer vorbeizugehen.

»Was ist mit meiner Akte?« fragte ich. Er bedachte mich mit einem sonderbaren Blick. Ich blieb stehen und lehnte mich gegen die Wand. »Ich gehe nirgendwohin, bevor ich nicht meine Akte gesehen habe.« Wieder warf er mir einen sonderbaren Blick zu. »Also gut«, meinte er und ging ins Schwesternzimmer.

Als er herauskam, wedelte er mit der Akte vor meinem Gesicht herum. Ich folgte ihm den Gang hinunter zu unserem Besprechungszimmer. Ich blickte ihm aufmerksam ins Gesicht, als er die Akte auf seinen Schreibtisch legte. Dann griff ich hastig nach der Akte und blätterte sie langsam durch. Ich versuchte herauszufinden, was die Ärzte über mich aussagten. Im Raum war es vollkommen still.

Dann beugte sich Dr. Keogan vor und nahm mir die Akte aus der Hand. »Ich bin hier, um mit Ihnen zu reden, nicht um Ihnen zuzuschauen.«

»Aber ich habe noch nicht die Zeit gehabt, mir alles durchzulesen«, wandte ich ein.

»Da steht nichts drin, was Sie nicht längst wissen. Vielleicht gestatte ich Ihnen später, die Akte zu lesen, wenn Sie Ihre Medizin genommen haben und sich ordentlich benehmen. Nun muß ich wieder gehen.« Er erhob sich. *Da steht etwas in der Akte, das ich nicht lesen soll.*

Zurück in meinem Zimmer verspürte ich ein solch seltsames Gefühl wie nie zuvor. In meinem Inneren war ich vollkommen leer. Gedanken an den Tod, an Untergang und Verderben kamen mir in den Sinn. Ich schaltete jedes verfügbare Licht an und riß die Vorhänge so weit wie möglich auf. Doch das Mondlicht verdüsterte meine dunkle Stimmung nur noch mehr. Also zog ich die Vorhänge wieder zu.

Im Bett versuchte ich alle Gedanken beiseite zu schieben. Ich lauschte auf meinen eigenen Herzschlag und versuchte, mich zu beruhigen. Doch Gedanken irrten durch meinen Kopf und erinnerten mich daran, wer ich war und wie das Schicksal mir mitgespielt hatte. Ich wußte nicht, wie ich diesen Gedanken entgehen konnte. Ich wünschte mir nur eines: Ich wollte auf der Stelle sterben – was für ein Leben führte ich denn? Irgendwie ging die Nacht vorüber.

Wie jeden Morgen zwang ich mich aufzustehen, zu duschen und mich für die Strahlenbehandlung fertig zu machen. Dann kam Schwester Sue mit meiner Medizin. Niemand von uns sagte ein Wort, als ich die Medizin nahm und mich dann abwandte.

»Ich kann hier nicht länger bleiben«, murmelte ich.

Auf dem Weg zur Tür drehte sich Sue um und sagte: »Ich werde Sie heute morgen begleiten.« Ein paar Minuten später kehrte sie mit einem Tablett zurück, das sie am Fuß des Bettes abstellte. »Frühstück«, sagte sie und ging wieder.

Ich hatte keinen Durst oder Appetit, dennoch trank ich den Kaffee und aß ein wenig von den Getreideflocken. Langsam schritt ich dann zum Schwesternzimmer und verkündete: »Ich bin soweit.«

»Sie bleiben die ganze Zeit in meiner Nähe, okay, Fran?« sagte Sue.

Ihr herrischer Tonfall, so als wäre sie meine Gebieterin, ärgerte mich, und ich schrie: »Ich werde sowieso nicht mehr zurückkommen.«

»So ist das also«, erwiderte sie und zog sich den Mantel aus. »Ich werde Dr. Keogan rufen müssen.«

»Wozu?« fragte ich.

»Um zu hören, was ich tun soll«, lautete die Antwort.

»Was tun?« fragte ich.

Sie erwiderte nichts, sondern schlenderte zum Telefon.

Wenig später kehrte sie zurück und erklärte: »Ihr Termin ist auf Anordnung von Dr. Keogan abgesagt worden. Das heißt, an ihre vorgesehene Behandlungszeit wird ein Tag angehängt werden.«

»Das ist nicht fair«, widersprach ich.

»Sie haben gesagt, daß Sie nicht zurückkommen werden, daher möchte Dr. Keogan das Risiko nicht eingehen«, meinte Schwester Sue und ließ mich stehen.

Ich lief zum Telefon und suchte Dr. Kamaris Nummer; ich wollte ihn unbedingt anrufen. Doch in seiner Praxis meldete sich niemand. Dann versuchte ich es in dem Krankenhaus, an dem er praktizierte. Man sagte mir, daß er den ganzen Morgen am Gericht zu tun habe. Dann rief ich das Röntgeninstitut an und machte mir einen Termin für den späten Vormittag. *Ich werde auf jeden Fall gehen. Um keinen Tag werde ich diese Behandlung verlängern.*

Ich verließ die Telefonzelle und kehrte zum Schwesternzimmer zurück. »Bitte rufen Sie Dr. Keogan an. Ich habe mir einen Termin für elf Uhr gemacht, und ich erwarte, daß ich dann am Röntgeninstitut bin«, sagte ich.

»Ich werde ihn anrufen, aber erwarten Sie besser nichts«, entgegnete Schwester Sue. Sie wählte seine Nummer, hängte dann aber schnell ein, ohne abzuwarten, ob sich jemand meldete. »Ich kann ihn nicht erreichen. Sie werden am Röntgeninstitut anrufen und den Termin absagen müssen. Sie können nirgendwo hingehen«, bemerkte Sue und blickte mich eisig an.

»Ich werde auf jeden Fall gehen. Es muß eine Möglichkeit geben, hier herauszukommen«, entgegnete ich. Ich lehnte mich gegen die Wand und kämpfte gegen die Tränen an. Ein paar Minuten später kam Schwester Sue heraus, um die Tür für eine der Schwesternhelferinnen zu öffnen.

Ich ergriff die Gelegenheit, und bevor ich wußte, was geschah, war ich schon durch die Tür gelaufen und eilte den Gang hinunter. Die beiden waren mir dicht auf den Fersen. *Lauf zu Dr. Keogan. Er wird nicht zulassen, daß sie dir etwas tun, und dann kannst du mit ihm darüber reden, daß er dich gehen läßt.* Auf der Treppe nahm ich zwei Stufen auf einmal. Sue und die Schwesternhelferin waren hinter mir.

»Fran, wenn Sie jetzt stehen bleiben, dann vergessen wir die ganze Angelegenheit. Wenn Sie aber weiterlaufen, bekommen Sie ernsthafte Schwierigkeiten«, rief Sue. Ich lief weiter.

Ich rannte um die Ecke zu Dr. Keogans Büro. »Hilfe!« schrie ich. Er saß mit einem anderen Mann an seinem Schreibtisch und blickte auf. Schwester Sue kam herein und versuchte mich am Arm zu packen.

Ich zog meinen Arm zurück und sagte: »Dr. Keogan, ich muß zu der Bestrahlung gehen. Aber Schwester Sue läßt mich nicht.« Dr. Keogan blieb sitzen und sagte kein Wort.

Schwester Lydia kam herein und ergriff mich am Arm. »Kommen Sie mit, Fran«, sagte sie. Halb zerrten, halb schoben sie mich aus dem Büro.

Zurück in meinem Zimmer lag ich auf dem Bett und schluchzte vor mich hin. Schließlich trat Timmy ein. »Ich bin heimlich hierher gekommen, um Sie zur Bestrahlung zu bringen«, sagte er in seinem wie gewöhnlich freundlichen Tonfall. Ich mußte noch heftiger weinen, als ich seine Stimme hörte. »He, so übel bin ich doch gar nicht, oder?« Ich schüttelte den Kopf und begab mich ins Bad, um meine rot geschwollenen Augen zu waschen.

Später, als wir in Dr. Mahars Wartezimmer saßen, blieb ich stumm; ich versuchte, mein Gleichgewicht zurückzugewinnen. Dr. Mahars tröstende, sanfte Art half mir und beruhigte mich. »Fran, könnten Sie in das Behandlungszimmer gehen? Ich möchte sehen, ob es irgendwelche Fortschritte gibt.« Ohne nachzudenken, nickte ich.

Meine Gedanken kreisten um das Leben in Brookhollow, als Dr. Mahar mit seiner routinemäßigen Untersuchung begann. Aber dann machte er eine Bemerkung, die sofort meine Aufmerksamkeit erregte. »Fran«, sagte er lächelnd. »Der Tumor ist bedeutend kleiner geworden.«

»Das meinen Sie doch nicht im Ernst«, stammelte ich ungläubig.

»Ich habe es Ihnen doch gesagt, Fran, wir tun unser Bestes, um dieses Ungetüm zu vernichten.«

»Ja, ich weiß«, sagte ich mit Tränen in den Augen. »Aber es ist verdammt schwer gewesen.«

Mit sanfter Stimme entgegnete Dr. Mahar: »Niemand weiß das besser als ich.«

Ein paar Minuten schauten wir uns schweigend an. Dann sagte er: »Sie wissen, Sie hätten niemals in eine psychiatrische Klinik eingewiesen werden dürfen. Alle Ihre Probleme haben eine physische Ursache, ein Gliom, ein sehr seltener Tumor. Doch es ist nicht ungewöhnlich, daß Gehirntumore Halluzinationen und die anderen Symptome hervorrufen, die Sie beschrieben haben.« Ich setzte mich auf. Tränen flossen über meine Wangen.

»Dr. Mahar«, sagte ich. »Ich weiß gar nicht, wie ich Ihnen danken soll. Sie sind der einzige, der auf meiner Seite steht. Sie sind der einzige, der sich für meine geistige Gesundheit eingesetzt hat. Sie haben mir geholfen, meinen Lebenswillen zurückzugewinnen.« Ich schluchzte. Ich versuchte mich zu beruhigen und atmete tief durch, dann fuhr ich fort: »Werde ich Brookhollow verlassen können?«

Er nickte. »In zwei Tagen. Am Mittwoch werden wir die letzte Bestrahlung durchführen. Am Nachmittag oder am nächsten Morgen dürfen Sie dann nach Hause zurückkehren.«

»Am Nachmittag«, sagte ich entschieden.

»Überhaupt nicht scharf darauf, nach Hause zu gehen, wie?« kicherte Dr. Mahar.

Ich erwiderte sein Lachen voller Herzlichkeit. Auf der Fahrt zurück war ich in Hochstimmung. Ich erzählte Timmy, was Dr. Mahar mir mitgeteilt hatte. Timmy streckte mir anerkennend den Daumen entgegen, dann drückte er mir die Hand.

Es war Essenszeit, als wir Brookhollow erreicht hatten. Timmy ging auf die Station hinauf, und ich begab mich in den Speisesaal, um mich an meinen angestammten Tisch zu setzen.

Wenig später kam Dr. Kamari auf mich zu. Ich konnte an seinem finsteren Gesicht erkennen, daß er bereits Bescheid wußte. »Nun, Fran«, sagte er und errötete, »ich habe gehört, daß Ihre Strahlentherapie beendet ist und daß Sie uns verlassen wollen.«

»Da haben Sie verdammt recht«, erwiderte ich verärgert. All die Gefühle, die ich solange zurückgedrängt hatte, brachen nun aus mir hervor. »Ihr Personal hat mich geistig und körperlich gequält, und ich habe nicht vor, das einen Tag länger mitzumachen, als ich unbedingt muß. Man sollte meinen, daß jemand in meinem Zustand eine bessere Behandlung bekommen würde. Wenigstens sollte es gewisse Vorschriften für das Personal geben. Aber hier in dieser Klinik kann sich das Personal wie der Herrgott persönlich aufführen.«

Dr. Kamari räusperte sich. »Die Vorschriften werden hier in der Klinik gemacht, damit haben Sie also nichts zu tun. Wir wissen, was bei uns vor sich geht, und wir werden damit fertig.«

»Aber Sie machen es nicht gut genug«, entgegnete ich.

Er zog eine Grimasse. »Wir glauben nicht, daß Sie in einem solch guten Zustand sind, daß Sie nach Hause gehen können. Sie brauchen Hilfe und gewisse Medikamente, die Sie beruhigen«, begann er mit seiner üblichen Rede. »Ich werde mit Ihren Eltern sprechen müssen …«

Diesmal fiel ich ihm ins Wort. »Rufen Sie an, wen Sie wollen. Mein Arzt sind Sie jedenfalls nicht mehr.« Die letzten Worte sprach ich so laut aus, daß jeder im Raum sie hören konnte.

Durch meine Worte wurde er unvorsichtig. Er stammelte: »Sie brauchen einen Arzt, solange Sie hier sind. Welcher Arzt soll Sie behandeln?«

»Keiner. Ich passe auf mich selbst auf«, entgegnete ich. Er verließ das Zimmer und ging in die Räume des Personals.

Ich mußte jetzt nur noch warten, bis die letzten paar Tage in Brookhollow vorbei waren. Die Zeit verging langsam, Stunde für Stunde, doch sie verging. Während ich wartete, kam ich zu dem Entschluß, mich von niemanden mehr so erniedrigen zu lassen. Ich wußte, daß ich es mit dieser Ansicht ein wenig übertrieb, aber ich brauchte diese anmaßende Haltung eine Weile, um ins Leben zurückzufinden.

Dr. Kamari besuchte mich in diesen letzten Tagen nicht mehr; ich nahm auch an keinen Gruppensitzungen mehr teil. Und mir gefiel es so. Ich gewann meine Selbstbeherrschung zurück und vertraute meinen eigenen Gedanken und Empfindungen und nicht den äußeren Einflüssen. Dennoch mußte ich in Brookhollow zumindest noch einige räumliche Beschränkungen hinnehmen. Nachts wurde ich immer noch auf die geschlossene Station gesperrt. Am Tag vor meiner Entlassung hielt mich Dr. Keogan auf dem Gang an. Wütend erklärte ich ihm: »Auch Sie sind nicht mehr mein Arzt«, bevor er die Chance hatte, ein Wort an mich zu richten.

»Ich weiß, daß Sie die Dinge so sehen, Fran. Warum kommen Sie nicht zu unserer Gruppenstunde, um sich alles von der Seele zu reden?«

»Ich will mit der Gruppe nichts mehr zu tun haben«, entgegnete ich und ließ ihn stehen.

Schließlich kam der Tag meiner Entlassung: Es war Mittwoch, der 23. März 1988. Ich hatte geglaubt, nach meiner letzten Strahlenbehandlung würde ich vor Freude tanzen, doch ich war bar jeden Gefühls. Schweigsam kehrte ich nach Brookhollow zurück – wie so oft zuvor.

Ich begann sofort meine Sachen zu packen, auch wenn meine Eltern mich erst in vier Stunden abholen würden. Dann ging ich in den Aufenthaltsraum. An der Tür der geschlossenen Station stand ich und wartete, daß jemand für mich öffnete. »Es ist das letzte Mal, daß ich hier so stehe«, murmelte ich vor mich hin.

Im großen Aufenthaltsraum machte ich es mir auf dem Sofa bequem. Jede Krankenschwester kam, um mir Glück zu wünschen und mir zu sagen, wie sehr sie mich gemocht hatte. Alf, Timmy und Vince kamen herein und umarmten mich. Jeder grinste und streckte mir den erhoben Daumen entgegen, unser Zeichen; es war, als hätten sie sich abgesprochen. Ich erwiderte diese Geste und lächelte triumphierend. Dann unterhielten wir uns noch eine Weile.

Wenig später traten meine Eltern in den Raum. Meine Augen funkelten vor Freude, als ich auf sie zu lief, sie küßte und umarmte. Binnen weniger Minuten hatte ich alle meine Sachen geholt, und wir gingen. Heraus aus Brookhollow – Gott sei Dank!

Das schreckliche Summen erklang, als die Eingangstür sich öffnete. Ich war plötzlich *frei!* Ich blickte mich nicht einmal um.

Nachwort

Fast drei Jahre sind vergangen, seit ich nach Hause gekommen bin, um meine Kraft und meinen Lebenswillen zurückzugewinnen.

Während der ersten Wochen tat ich kaum etwas anderes, als die wunderbaren, nahrhaften Speisen meiner Mutter zu essen und zu lesen. Ich fühlte mich noch immer schwach und ermüdete schnell, aber allmählich mißfiel mir der Gedanke, nicht zu arbeiten, und ich sah mir die Stellenanzeigen in der Tageszeitung an.

Schließlich fand ich etwas für Berufsanfänger, das etwas für mich sein mochte, und rief dort an. Nach einer Weile kam ein Mann mit einer dunklen Stimme an den Apparat. Er beschrieb mir ohne Umschweife die Stelle und fragte dann nach meinen Zeugnissen und Referenzen.

Er schien von dem, was ich erwiderte, beeindruckt zu sein, bis ich erwähnte, daß ich einen Gehirntumor hatte und in Brookhollow gewesen war. Plötzlich wurde er durch einen merkwürdigen Zufall irgendwo verlangt und ließ mich mit dem Hörer in der Hand stehen. Ich wurde zum Narren gehalten! Ich hatte keine Lust, nur vor verschlossenen Türen zu stehen. Ich hatte soviel, was den Leuten nutzen konnte.

Natürlich wußte ich, daß es die Leute verängstigte, wenn man von seinem Gehirntumor sprach, ganz zu schweigen von psychischen Krankheiten. Aber ich mußte wieder an mich selbst glauben, oder ich würde scheitern, ehe ich richtig angefangen hatte, mein neues Leben in die Hand zu nehmen.

Eine Stunde später hatte ich die Lösung für mein Problem gefunden. Ich rief einen Bekannten meines Vaters an, der Richter war. Wir verabredeten uns für den Nachmittag.

Um Punkt zwei Uhr war ich im Arbeitszimmer des Richters.

Wir sprachen über mein Problem, und dann sagte ich ihm, ich wünschte, daß mein Aufenthalt in Brookhollow komplett aus meinen Gerichtsakten gestrichen werden sollte.

Der Richter empfahl mir eine Alternative zu dem üblichen Gerichtsweg, die aber eintausend Dollar kosten würde. Er schlug vor, daß mein Arzt einen Brief abfassen sollte, in dem er darlegte, daß ich niemals in eine psychiatrische Klinik hätte eingewiesen werden dürfen und daß bei mir überhaupt kein psychisches Problem zugrunde gelegen hätte. Das klang alles so wunderbar!

Von Zuhause rief ich dann Dr. Mahar an und erklärte ihm mein Vorhaben. Er bot mir sofort an, diesen Brief zu schreiben. Nach dem Telefonat lief ich von Zimmer zu Zimmer und beschloß, wie mein zukünftiges Leben aussehen sollte. Ich mußte mir Zeit nehmen. Ich fühlte mich noch nicht gut genug, um eine Vollzeittätigkeit anzunehmen.

Außerdem wollte ich mehr, als nur überleben. Größere Veränderungen würden stattfinden müssen. Ich war entschlossen, alles zu tun, um auf den richtigen Weg zu kommen und meine Ziele zu erreichen. Nichts und niemand würde mich wieder von meinem Weg abbringen können.

Auch wenn ich mich noch erholen mußte, so war es doch notwendig, etwas Sinnvolles zu tun; nur zu Hause herumzusitzen, das war nichts für mich. Da ich im Krankenhaus recht viel zugenommen hatte, wollte ich mit ein wenig sportlicher Betätigung beginnen.

Ich lieh mir von meiner Schwester ihren Home-Trainer und fuhr Rad. So wollte ich langsam wieder zu Kräften kommen. Und es gelang mir. Am Ende des Sommers fuhr ich zwanzig Meilen auf dem Home-Trainer. Ich mochte wieder wie die alte Fran aussehen, aber ich war eine andere. Ich war ruhiger, nachdenklicher und entschlossener.

Vor allem hatte ich mir Steve aus dem Kopf geschlagen. Es fiel mir zwar schwer, aber ich verschaffte mir Beschäftigung, um mich davon abzuhalten, ihn anzurufen. Und das war die beste

Entscheidung, die ich für mich treffen konnte. Ich begann, mich besser kennenzulernen, meine eigenen Gefühle und meine Stärke.

Als ich wieder zu Kräften gekommen war, begann ich auf freiwilliger Basis, mit geistig Behinderten zu arbeiten. Es war eine lohnende Tätigkeit, und ich konnte mir meine Zeit selbst einteilen.

Weihnachten saßen wir alle zusammen und amüsierten uns über meine »Eskapaden«. Ich ließ für meine Mutter eine Karikatur zeichnen, die mich mit zwei vollgepackten Einkaufstüten in den Armen zeigte. Die Dinge verbesserten sich zusehends. Auch während einer kurzen Chemotherapie erkrankte ich nicht und verlor auch keine Haare. Ich machte ständig Fortschritte.

Mittlerweile arbeitete ich ganztägig als Sachverständige bei einer Versicherung. Als ich meinem zukünftigen Chef beim Einstellungsgespräch sagte, daß ich einen Gehirntumor gehabt hatte, lächelte er und sagte: »Sieht aus, als hätten Sie nun alles unter Kontrolle.« Und genauso ist es. Obschon es für die Art von Gehirntumor, an dem ich leide, keine völlige Heilung gibt, so ist er doch in den letzten zwei Jahren nicht größer geworden. Dr. Mahar meinte lakonisch: »Sie haben dem Schicksal ein Schnippchen geschlagen; Sie haben sich Ihre eigene Statistik geschaffen.«

So soll es sein!

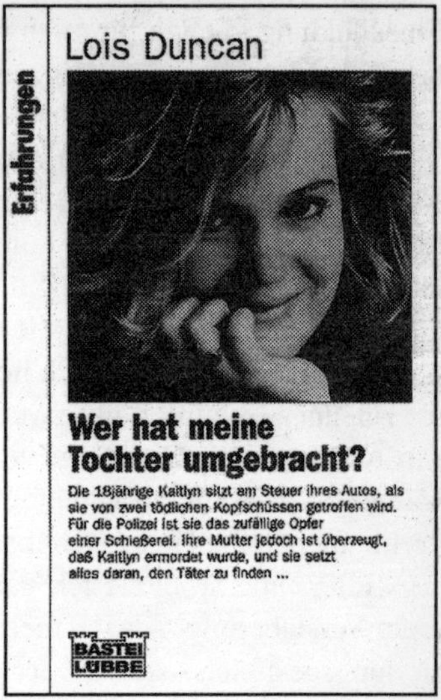

Band 61359

Lois Duncan

Wer hat meine Tochter umgebracht?

Albuquerque, New Mexiko: Kaitlyn, die gerade ihren High-School-Abschluß gemacht hat, hat eine Freundin besucht und ist auf dem Weg nach Hause, als plötzlich auf ihren Wagen geschossen wird und zwei Kugeln sie tödlich am Kopf treffen.

Der tragische Verlust ihrer Tochter wird für Lois Duncan vollends untragbar, als die Polizei ihr sagt: »Sie werden die Tatsache akzeptieren müssen, daß Kaitlyn nur deshalb sterben mußte, weil sie zur falschen Zeit am falschen Ort war.« Doch an einen Zufall kann und will Lois nicht glauben. Sie und ihre Familie lassen nichts unversucht, um herauszufinden, wer Kaitlyn umgebracht hat und warum.

BASTEI LÜBBE